www.bakterien.com

Bedeutung von Mikrobiomen für Ernährung und Gesundheit

www.bakterien.com

Bedeutung von Mikrobiomen für Ernährung und Gesundheit

Dr. Roland Werk
BABENDE Institut, Würzburg

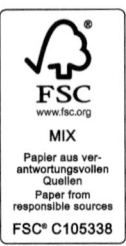

Dr. Roland Werk, BABENDE Institut
Haugerkirchgasse 6, 97070 Würzburg

Lektorat: Andrea Wagner
Umschlaggestaltung: Monika Schlier
Umschlagfoto: peterschreiber.media/stock.adobe.com,
alex/stock.adobe.com

Bibliografische Information der Deutschen Bibliothek
Die Deutsche Bibliothek verzeichnet diese Publikation in der deutschen Nationalbibliografie; detaillierte bibliografische Daten sind im Internet über http://dnb.ddb.de abrufbar.
TWENTISIX – Der Self-Publishing-Verlag
Eine Kooperation zwischen der Verlagsgruppe Random House und BoD - Books on Demand

ISBN 9783740712679

Herstellung und Verlag: BoD - Books on Demand, Norderstedt
©Dr. Roland Werk, BABENDE Institut, Würzburg 2019

Die Verwendung der Texte und Bilder, auch auszugsweise, ist ohne Zustimmung des BABENDE Institutes urheberrechtswidrig und strafbar. Dies gilt für Vervielfältigungen, Übersetzungen, Mikroverfilmung und für die Verarbeitung mit elektronischen Systemen. Die Empfehlungen, Darstellungen und Vorschläge in dem vorliegenden Buch sind von dem Autor sorgfältig erwogen und geprüft worden. Dennoch kann eine Garantie nicht übernommen werden. Eine Haftung des Autors bzw. seiner Beauftragten für Personen-, Sach- und Vermögensschäden ist ausgeschlossen.

Wie alles sich zum Ganzen webt,

Eins in dem andern wirkt und lebt!

Goethe Faust

INHALT

VORWORT 9
EINLEITUNG 12
1 WAS WÄRE WENN 17
   1-1 Was wäre, wenn es keine Bakterien gäbe 18
   1-2 Was wäre, wenn wir jetzt alle Bakterien abtöten würden 20
   1-3 Was wäre, wenn es keine Bakterienfloren gäbe 24
2 BIOLOGISCHE GRUNDREGELN 27
   2-1 Welche Regeln gelten in der Biologie 28
   2-2 Wie hat sich Leben entwickelt 38
   2-3 Wie haben sich Bakterien entwickelt 44
   2-4 Endosymbionten – Bakterien, die in Zellen leben 50
   2-5 Exkurs: Entwicklung der Organsysteme 54
3 BAKTERIELLE GESELLSCHAFTEN 58
   3-1 Was sind Mikrobiota 61
   3-2 Wo gibt es Mikrobiota 68
   3-3 Was leisten Mikrobiota 71
   3-4 Wie funktionieren Mikrobiota 82
   3-5 Was ist eine Dysbiose 95
   3-6 Besondere Formen des Zusammenlebens von Bakterien mit höheren Lebewesen 104
4 MENSCH UND BAKTERIELLE GESELLSCHAFTEN 116
   4-1 Bakterielle Gesellschaften und das zweite genetische System 119
   4-2 Exkurs: Epigenetik 129
   4-3 Programmierung von Krankheit und Gesundheit (DPHD) 132
   4-4 Exkurs: DPHD 136
   4-5 Schleimhäute: Vermittler zwischen mikrobiellen Floren und dem Körper 141
   4-6 Leben mit Bakterien: Immunsystem 153

4-7 Exkurs: Bildung von sIgA 164
4-8 Entzündungs- und Stresssystem 165
4-9 Sprachrohr Hormone für die Darmflora und den Körper 173
4-10 Die Darmflora-/Darm-Hirn-Achse 178

5 BAKTERIELLE GESELLSCHAFTEN UND KRANKHEIT 189

5-1 Bakterielle Gesellschaften verändern
das Krankheitsverständnis 194

5-2 Darmschleimhaut: Vermittler von Krankheiten 199

5-3 Exkurs: Fallbeispiel Neurodermitis 208

5-4 Dysbiose bei Krankheiten immer dabei 210

5-5 Exkurs: Schwangerschaftsvergiftung 225

5-6 Endotoxine: Wichtige Bindeglieder zwischen Ge-sundheit
und Welt der Bakterien 227

6 ERNÄHRUNG – TRIEBFEDER DER EVOLUTION UND
GESUNDHEIT 244

6-1 Ernährung und Evolution 249

6-2 Nahrung und der 2te genetische Code 252

6-3 Bakterielle Gesellschaften als Mittler zwischen Nahrung und
Gesundheit 260

6-4 Ein TOR zur Gesundheit 265

6-5 Ernährung, Immunsystem und Darmflora 271

6-6 Exkurs: Muttermilch 276

7 ERNÄHRUNGSLÖSUNGEN VON GESTERN –
GESUNDHEITSPROBLEME VON HEUTE 283

7-1 Nahrungsmittelmassenproduktion: Quelle von Krankheit 286

7-2 Exkurs: Die Rolle der Darmflora des Menschen beim
Austausch von Antibiotikaresistenzen 301

7-3 Ausblick: Experimente an den menschlichen Mikrofloren –
Experimente am Menschen 304

STICHWORTVERZEICHNIS 309

VORWORT

Als ich mein Studium aufnahm, gab es weder Internet noch Informationen vom Arbeitsamt. Ja manche Studienfächer wie Molekularbiologie oder Mikrobiologie waren wenig bekannt und wurden nicht an vielen Universitäten gelehrt. So stand ich wie viele andere in der Schlange, um mich, wie geplant, für das Chemiestudium einzuschreiben. Um mir die Zeit zu verkürzen, blätterte ich das Vorlesungsverzeichnis durch. Dabei entdeckte ich das Fach Mikrobiologie. Ich beschloss nach erfolgter Einschreibung, mir die Mikrobiologie näher anzuschauen. Diese Inspektion endete in einem Beratungsgespräch durch den Leiter des Institutes. Damals schon ein Glücksfall, heute undenkbar. Die Beratung überzeugte mich und so schrieb ich mich als erster von damals insgesamt 6 Studenten des Semesters in das Fach Mikrobiologie ein.

Seitdem hat mich die Faszination von Leben und natürlich von Bakterien nicht losgelassen. Damals wurde meine Sichtweise von Bakterien als Leistungsträger und von der enormen Vielfalt ihrer Fähigkeiten geprägt. Das nachfolgende Medizinstudium brachte mir den Aspekt der Schädlichkeit mancher Bakterien für den Menschen. Bakterien wurden und werden immer noch fast ausschließlich aus dem Blickwinkel der Infektionen betrachtet. Die positiven Beziehungen zwischen Bakterien und Menschen wurden bis vor wenigen Jahren ausgeblendet wie z.B. der Einfluss des bakteriellen Stoffwechsels auf uns.

Dabei hatten Mikrobiologen schon 1910 den Zusammenhang zwischen Immunsystem und Darmflora erkannt. Untersuchungen der normalen Darmflora zu therapeutischen Zwecken wurden lange als Hirngespinst abgetan. Erst als vor 10 bis 15 Jahren die modernen Gentechniken wie „next generation sequencing" auf den Markt kamen, war das universitäre Interesse geweckt. Die Ergebnisse überschlugen und überschlagen sich noch immer. Eine immense Menge an Geld wurde/wird in diesen Forschungszweig gepumpt. Viele Wissenschaftler wittern hier ihre Karrierechancen. Heute werden Überlegungen bestätigt, die schon vorher mit biologischem Verständnis erkennbar waren und erkannt worden sind. Lediglich in der Medizinwelt haben sie die Anerkennung nicht bekommen. Das ändert sich erst langsam.

Vor ca. 20 Jahren bauten wir in unserem Institut eine funktionelle Diagnostik der Darmflora und des Darmes auf. Erkenntnisse der naturwissenschaftlichen Mikrobiologie und der Zellbiologie sowie systembiologische Modelle bildeten die Basis. Sehr schnell wurde deutlich, dass die meisten Patienten eine Funktionsstörung der Darmflora hatten. Gelang es die Funktion der Darmflora wieder herzustellen, trat rasch eine Besserung der Beschwerden ein. Auch waren die positiven Auswirkungen bei schweren Erkrankungen wie Depression oder Krebs beeindruckend. Die Auseinandersetzung mit dieser Thematik hat meine bereits erwähnte Faszination von Leben und Bakterien nur bestärkt. Gleichzeitig wurde mir die Bedenklichkeit des modernen Lebensstils für unsere Gesundheit und die unserer Nachkommen deutlich.

Dabei braucht der Mensch in seiner Entwicklung neue Ideen. Eine Reihe bekannter Wissenschaftler glaubt, dass wir am Scheideweg unserer biologischen und menschlichen Evolution stehen. Die Art, wie wir mit unseren Bakterienfloren in und auf uns umgehen, wird ein entscheidender Faktor sein. Um die Bedeutung dieses Themas zu unterstreichen, habe ich die Idee für den Titel des Buches von dem berühmten Mikrobiologen und Nobelpreisträger Joshua Lederberg „gestohlen" (Lederberg 2000). Er sprach von einem weltweiten Netz der Bakterien und von dem Menschen als Superorganismus aus Bakterien und menschlichen Zellen.

Literatur

1. Lederberg J.. Infectious History. Science 288 (2000), S. 287-293.

EINLEITUNG

SEIT ÜBER 800 MILLIONEN Jahren gibt es höheres Leben auf der Erde. Seitdem haben Tiere, Pflanzen und letztendlich auch der Mensch Ärger mit einigen kriminellen Elementen aus der Viren- und Bakterienbranche. Zwar machen diese unter den Viren und Bakterien nur einen verschwindend kleinen Teil aus, dennoch ist der Ärger mit ihnen gigantisch. Bis vor 150 Jahren waren Infektionskrankheiten die Todesursache Nummer 1. Allein die Pest soll im Mittelalter 21 Millionen Menschen in Europa das Leben gekostet haben. Noch immer kann sie in bestimmten Gegenden der Welt zuschlagen. Und das, obwohl weltweit intensive Anstrengungen unternommen wurden, die Pest auszulöschen.

Infektionen haben über die Jahrtausende menschlicher Geschichte ihren kulturellen Niederschlag in der Sprache, Baudenkmäler und der Geschichte gefunden. Auch heute noch titulieren wir unseren Lieblingsfeind mit der Bezeichnung „Du Pestbeule". In der Literatur finden sich genügend Geschichten zum „schwarzen Tod". Hauptsächlich in Süddeutschland und Österreich errichteten Menschen „Pestsäulen" in ihren Städten und Gemeinden. Es war ein Dank der Pestüberlebenden an Gott.

Die Katastrophen waren immens, wenn Infektionserreger in Teile der Welt eingebracht wurden, wo sie bis dahin nicht bekannt waren. So führte die Globalisierung im Mittelalter dazu, dass die Spanier bei der Eroberung

Amerikas Masern eingeschleppt und damit Epidemien ausgelöst haben. Die Folge war, dass ganze indianische Völker in Amerika ausgelöscht wurden. Als „Dank" dafür überließen diese den Spaniern die Syphilis. Diese war bis dahin in Europa nicht aufgetreten. Der „Erfolg" ist bis heute grandios.

Sehr innovativ war die biologische Kriegsführung durch die goldenen Horden. Im frühen Mittelalter hatten die Mongolen auf ihrem Weg, Russland und Mitteleuropa zu erobern, die Pest mitgenommen. Die Stadt Kaffa widersetzte sich der Eroberung. Um ihren Widerstand zu brechen, schleuderten die Mongolen ihre Pesttoten in die Stadt.

Die Bedeutung von Virus- und Bakterienseuchen in der Vergangenheit ließe sich beliebig fortführen. Unsere Urangst vor Seuchen ist nach wie vor nicht ganz unbegründet. Eine dichte Bevölkerung und ein starker globaler Reiseverkehr würden heute Seuchen dieser Art noch katastrophaler werden lassen. Mit der Ebolavirusepidemie sind wir nur knapp an einem solchen Szenarium vorbeigeschrammt. In der Zwischenzeit ist die Botschaft wohl auch in der Politik angekommen. Immerhin stand die weltweite Gefährdung durch Seuchen als Thema auf dem G-20 Gipfel in Hamburg von 2017 (Beerheide et al. 2017).

Aus dieser zugegeben kritischen Gefährdungssituation hat sich nach Entdeckung von Viren und Bakterien als Erreger von Seuchen ein allgemeines Vorurteil entwickelt. Das ist das Vorurteil von den bösen Bakterien. Sie sind hinterhältig, da sie winzig, mikroskopisch klein, sind. Sie sind gefährlich, weil sie Infektionen verursachen können. Zudem sind sie Killer, da Medikamente zunehmend bei einigen Infektionen nicht mehr wirken. Darum brauchen wir immer mehr Desinfektionsmittel und noch mehr Antibiotika. Das ist der allgemeine Glaube und die Medizin- und Pharmaindustrie hat auch nichts dagegen.

Gerne, wenn überhaupt richtig bekannt, werden einige wesentliche Eckdaten der Mikrowelt und des Lebens übersehen oder nicht wahrgenommen. Bakterien gibt es seit über drei Milliarden Jahren auf der Welt. Viren sogar etwas länger. Das sind 3 Milliarden Jahre Überleben und 3 Milliarden Jahre Entwickeln. Der abgewandelte Songtitel von Harry Belafonte bringt es auf Punkt:

„Man smart – bacteria smarter" (Der Mensch ist smart – die Bakterien sind smarter)

(Originaltitel: Man smart – woman smarter; Männer sind smart – Frauen sind smarter)

Dagegen sind 3 bis 6 Millionen Jahre, je nachdem inwieweit man menschenähnliche Vorläufer einbezieht, ein Klacks.

Zudem wird durch die Forschung über bakterielle Floren des Menschen und auch der Tiere deutlich, wie sehr wir mit den Bakterien in einem Boot sitzen. Denn eines ist definitiv klar, Bakterien brauchen keine Menschen, aber Menschen brauchen Bakterien. Das ist auch der Grund, warum manche Biologen spotten, dass es längst noch Bakterien geben wird, nachdem der letzte Mensch bereits gestorben ist.

Wir profitieren von biologischer Correctness. Der biologisch richtige Umgang mit Bakterien bringt uns weiter. In der Vergangenheit wurden biologische Fakten in der Regel nicht beachtet. Es ist wenig hilfreich, kleine Probleme so zu lösen, dass wir größere schaffen. Dann kann es sein, dass die menschliche Zukunft düster aussehen wird. Für alle, die es etwas boshafter haben wollen, gibt es das Zitat des bekannten Entwicklungsbiologen Wuketits: *„Zum Aussterben ist es nie zu spät"* (Wuketits 2012).

In den letzten Jahren ist allerdings Bewegung in die Denkmuster der Wissenschaft gekommen. Zunehmend werden Bakterien positiver bewertet und ihre immense Bedeutung für die Menschen anerkannt. Vor kurzem erschien ein Artikel in der renommierten wissenschaftlichen Zeitschrift Proceedings of the National Academy of Science mit dem Titel „Anthropology of microbes" (Benezra et al. 2012). Übertragen bedeutet dies in etwa: Die Wissenschaft vom Einfluss der Mikroorganismen auf den Menschen und seine Entwicklung.

Dementsprechend ist die Idee des Buches, Einblicke in die Welt der Beziehungen zwischen Bakterien und Mensch und deren Bedeutung für unsere Gesundheit zu geben. Dabei möchte ich keine Lanze für die Bakterien sondern für die Menschen brechen.

Literatur

1. Beerheide R., Maibach-Nagel E., Richter-Kuhlmann E.. Die Welt ist noch nicht ausreichend auf Gesundheitsgefahren vorbereitet. Interview mit Bundesgesundheitsminister Herman Gröhe. Deutsches Ärzteblatt 114 (2017), S. A979-A980.
2. Benezra A., DeStefano J., Gordon J. I.. Anthropology of microbes. Proceedings of the National Academy of Science 109 (2012), S. 6378-6381.
3. Wuketits F. M.. Zivilisation in der Sackgasse. Mankau Verlag GmbH, Murnau. 2012.

1 WAS WÄRE WENN

1-1 Was wäre, wenn es keine Bakterien gäbe
1-2 Was wäre, wenn wir jetzt alle Bakterien abtöten würden
1-3 Was wäre, wenn es keine Bakterienfloren gäbe

1 WAS WÄRE WENN

1-1 Was wäre, wenn es keine Bakterien gäbe

DIE FRAGE WAS PASSIERT WÄRE, wenn es keine Bakterien gegeben hätte, ist rein hypothetisch und unwirklich. Die Antwort ist: Dann hätte es nie jemand gegeben, der diese Frage hätte stellen können. Im allgemeinen und weniger allgemeinen Gedankengut geht man davon aus, dass Bakterien ein Schattendasein in sogenannten ökologischen Nischen führen. Das ist vollkommen falsch.

Vor 4 Milliarden Jahren glich die Welt einem Weltuntergangsszenario. Die Umwelt zu der Zeit entsprach den mittelalterlichen Höllendarstellungen niederländischer Maler. Auch in Urzeiten gab es das Höllenfeuer mit Saunatemperaturen von über 100°C. Die riesigen Kochtöpfe für die Sünder entsprechen den Geysiren mit Schwefelgestank gratis. Keiner von uns hätte in solch einer Welt leben mögen, geschweige denn, dass er sehr lange ohne Sauerstoff hätte überleben können. Und hier kommen die Bakterien ins Spiel. Sie waren nicht nur neben den Viren die ersten Lebewesen, sondern sie formten die Urwelt in das um, was heute der blaue Planet, unsere Erde, ist. Sie schufen nicht nur eine sauerstoffhaltige Atmosphäre, die uns heute noch ermöglicht zu leben, sondern sie sind auch gleichzeitig das Fundament, auf dem sich höhere Lebewesen einschließlich des Menschen entwickeln konnten. Und nach wie vor schützt uns das damals aufgenommene Projekt Ozonschicht.

Um den Sauerstoffgehalt von 0 % auf 22 % zu bekommen, mussten die Bakterien fast über 1 Milliarde Jahre heftig schuften. Ähnliche Gedanken dürften die Wissenschaftler vielleicht beflügelt haben, als sie eine wissenschaftliche Arbeit mit dem Titel „animals in a bacterial world" – „Tiere (und einschließlich Menschen) in einer Bakterienwelt" in einer sehr angesehenen Wissenschaftszeitschrift veröffentlichten (McFall-Ngai et al. 2013).

Somit müsste der Satz „Was wäre, wenn es keine Bakterien gegeben hätte?" mit – dann hätte es, wenn überhaupt, kein Leben in der uns bekannten Form gegeben – ergänzt werden. Ganz sicherlich hätte es dann auch nicht den heutigen Menschen gegeben. Über die Erde würden vielleicht irgendwann in ferner Zukunft extraterrestrische Wissenschaftler feststellen, dass sich Leben auf der Erde hätte entwickeln können. Ähnlich wie heute Wissenschaftler auf der Erde davon ausgehen, dass sich Leben auf dem Mars hätte entwickeln können. Somit dürfte auch klar geworden sein, dass Bakterien die wahren Herrscher auf unserer Welt sind und alle anderen Lebewesen, auch wir Menschen, eine ökologische Nische besiedeln. Dies belegt nicht zuletzt ihre Vielfalt mit weit über einer Million Bakterienarten. Ein Teil von ihnen wird in einem fünfbändigen Standardwerk der Mikrobiologie dem Bergey Manual of Systematic Bacteriology auf über 5.000 Seiten beschrieben.

1 WAS WÄRE WENN

1-2 Was wäre, wenn wir jetzt alle Bakterien abtöten würden

STELLEN WIR UNS FOLGENDES SZENARIO VOR. An einem geheimen Ort forscht ein genialer Wissenschaftler mit seinem Team. Sein Ziel ist das Superantibiotikum. Das soll alles, was mit Bakterien zu tun hat, vernichten. Da Geld keine Rolle spielt, kann er die kostspieligsten Methoden einsetzen.

Zu diesem Zeitpunkt finden viele diese Idee überwiegend gut. Keine Infektionskrankheiten mehr! Nur wenige halten diese Vorstellung alles andere als supertoll. Nun, die Geschichte geht weiter. Tatsächlich gelingt es dem Wissenschaftler nach mühseliger, langwieriger Arbeit das Superantibiotikum zu entwickeln. Die Testergebnisse zeigen, dass es jede Bakterienspezies ruckzuck abtötet und das schon in homöopathischen Dosen, d.h. super verdünnt. Die Labordaten ergeben auch Bakterien, bei denen kein übliches Antibiotikum mehr wirkt, sterben rasch ab. Sogar Resistenzentwicklungen, also ein unwirksam werden, lässt sich nicht nachweisen. Unglücklicherweise gerät zu diesem Zeitpunkt das Superantibiotikum durch einen Fehler in die Umwelt.

Was erwarten Sie, was dann alles passiert? Meinen Sie, dass die Menschen das überhaupt bemerken würden? Und gibt es überhaupt Nachteile?

Aus mikrobiologischer Sicht müssen wir mit einer enormen Menge an Problemen rechnen, ähnlich einem Supergau. Manche kann man wohlwollend als unangenehm bezeichnen. Die Mehrzahl dürfte eher unter dem Begriff „katastrophal" fallen. Nur wenige Auswirkungen können wir dann noch positiv bewerten.

Eine wesentliche Aufgabe der Bakterien ist es, den Kreislauf der organischen Materialien in Schwung zu halten (Schlegel 1972). Bakterien bauen in Gemeinschaft abgestorbene Blätter oder tote Tiere ab. Sie kompostieren organisches Material. Bananenschalen ebenso wie Müslireste oder kalte Pommes frites werden zu Humus, zu Muttererde. Ihr Ausfall hätte riesige biologische Abfälle zufolge, in denen die Welt ersticken würde. Auch Schimmelpilze ebenso wie Würmer könnten nicht ausreichend helfen. Falls es tröstlich ist, der Biomüll würde nicht so sehr stinken, da er ja nicht bakteriell zersetzt wird. Gleichzeitig wären auch der Kohlendioxid-, der Stickstoffkreislauf usw. gestört. Pflanzen brauchen neben Kohlendioxid auch Stickstoff und viele andere Elemente zum Wachsen. Einige Pflanzen bedienen sich sogenannter Knöllchenbakterien an den Haarwurzeln, die Stickstoff aus der Luft binden. Viele andere aber leben von anorganischen Stickstoffverbindungen, die fleißige Bakterien bereitgestellt haben. Ohne Kompost ist also für Pflanzenwachstum nichts los.

Eine ganze Riege von Bakterien hilft Tieren und auch Menschen zu verdauen. Tierische Lebewesen, die andere Tiere auf ihren Speiseplan gesetzt haben, würden nach dem Superantibiotikumgau noch eine Weile Nahrung finden. Schlecht steht es allerdings um die Vegetarier unter den Tieren. Kühe z. B. können Gras nur verwerten, weil eine immense Zahl an Bakterien bei der Verdauung mithilft. Diese Tiere wären also bald verhungert. Die Fleischfresser, denen die Vegetarier als Mittagessen dienen, würden dann auch sehr bald mit knurrendem Magen nach nicht vorhandenem Nachschub Ausschau halten.

Wie später noch ausführlicher (Kap. 2-3) beschrieben wird, leben in allen höheren Zellen so eine Art Rumpfbakterien. Sie sind als Kraftwerke der Zelle, Mitochondrien, für die Energiebereitstellung zuständig. In Pflanzen ist eine weitere Rumpfbakterienart, die Chloroplasten, für die Bildung von Zucker aus Kohlendioxid, Wasser und Lichtenergie verantwortlich. Das Superantibiotikum würde auch diese Rumpfbakterien zerstören. Weder tierische noch pflanzliche Zellen könnten Energie produzieren. Wir stünden dann vor dem energetischen „black out".

Nach den vorgestellten katastrophalen Auswirkungen wäre der Ausfall von bakteriell produzierten Lebensmitteln zwar traurig aber nicht gravierend. Dummerweise würden allerdings Lieblingsspeisen wie Joghurt und Kefir auch betroffen sein. Bei ihrer Entstehung ist eine Reihe von Bakterien beteiligt. Auch auf die vielgeliebte luftgetrocknete Wurst müssten wir aus den gleichen Gründen verzichten. Dagegen würde es wohl für manchen nicht so sehr ins Gewicht fallen, wenn es kein Sauerkraut oder scharfes Kim-chi mehr gäbe. Wir hätten mit dem

Superantibiotikum, um es bildlich auszudrücken, den Ast für jegliches höhere Leben auf der Welt abgesägt.

1 WAS WÄRE WENN

1-3 Was wäre, wenn es keine Bakterienfloren gäbe

DIESE FRAGE VON DER BEDEUTUNG der Bakterienfloren, wissenschaftlich Mikrobiota, für den Menschen ist das Thema dieses Buches. Aus der Anzahl der folgenden Seiten lässt sich abschätzen, wie erheblich ihre Bedeutung ist. Bakterien sind in der Regel ausgesprochene Sozialwesen. Sie schließen sich auch mit anderen gerne zusammen, um große Aufgaben zu bewältigen, die ein einzelnes kleines Bakterium nicht schafft. Oft bilden sie auch aus arbeitsökonomischen Gründen große Konsortien, d.h. Gesellschaften. Die Devise: „Gemeinsam sind wir stark!", ist von einem unbekannten Bakterium erfunden worden.

Solche Konsortien finden wir fast überall in und auf uns. Das Aha-Erlebnis gewannen Wissenschaftler als sie Tiere keimfrei aufzogen (Tannock 2001). Das geht natürlich nicht so einfach und mit jedem Tier. Wie immer mussten die Mäuse daran glauben. Als man dann die keimfreien Mäuse mit den normal aufgezogenen verglich, waren die Ergebnisse verblüffend. Tatsächlich können Mäuse keimfrei leben und alt werden. Sie bekommen auch keinen Schnupfen oder Blasenentzündung. Der Preis für ein schnupfenfreies Leben wird z. B. mit kleinerem Körpergewicht bezahlt. Zusätzlich müssen viele weitere positive Errungenschaften in die Waagschale geworfen werden. Darunter gehört auch ein handlungsfähiges Immunsystem. Dieses hält sich nämlich durch tägliches Sparring mit Bakterien fit. Regelmäßig steigt es mit

Bakterien in den Ring, um sich mit diesen zu klopfen. Ebenso regelmäßig geht es als Sieger hervor. Und jeder weiß, wie angenehm es ist zu gewinnen.

Wo wir schon beim gutfühlen sind: Das friedliche Zusammenleben mit Bakterien fördert unsere Stimmung. Also ein nettes entspanntes Frühstück zusammen mit unseren Bakterien versüßt uns den Tag und lässt vieles einschließlich des Essens angenehmer überstehen. Längst hat die Wissenschaft auch die Vorstellung, dass wir mit Bakterien schlauer werden. Kein Wunder, wenn ein ziemlich bekannter amerikanischer Mikrobiologe (Xu und Gordon 2001) daher anregte: *„Honor thy symbionts"*. Übersetzt bedeutet dies in etwa: *„Pflege und ehre deine bakteriellen Mitarbeiter"*.

Das wirkt wie bei einem Staat, der seine Bürger schätzt. Mit unseren Bakterienfloren leben wir also besser, als wir ohne sie auskommen würden.

Literatur

1. McFall-Ngai M., et al.. Animals in a bacterial world, a new imperative for the life sciences. Proceedings of the National Academy of Science 110 (2013), S. 3229-3236.
2. Schlegel, H. G.. Allgemeine Mikrobiologie. Georg Thieme Verlag, Stuttgart. 1972.
3. Tannock G. W.. Molecular assessment of intestinal microflora. American Journal of Clinical Nutrition 73S (2001), S. 410-4.
4. Xu J., Gordon J.I.. Honor thy symbionts. Proceedings of the National Academy of Science 100 (2003), S. 10452-10459.

2 BIOLOGISCHE GRUNDREGELN

2-1 Welche Regeln gelten in der Biologie
2-2 Wie hat sich Leben entwickelt
2-3 Wie haben sich Bakterien entwickelt
2-4 Endosymbionten – Bakterien, die in Zellen leben
2-5 Exkurs: Entwicklung der Organsysteme

2 BIOLOGISCHE GRUNDREGELN

2-1 Welche Regeln gelten in der Biologie

VOR CA. 4 MILLIARDEN JAHREN startete das Großprojekt „Leben". Diese immense Leistung fußt darauf, dass sich die Natur an grundlegende Regeln hielt und noch immer hält. Ordnung ist nach dem Physiknobelpreisträger Erwin Schrödinger ein Grundmerkmal des Lebens. Nur was passiert, wenn Regeln bei vielschichtigen Projekten schwammig gehandhabt werden, zeigt ein Beitrag, über den ich vor Jahren gestolpert bin (vgl. www. telemax.at).

Bill Gates' Vorwürfe – und die Antwort von General Motors
*Bei der Computermesse Com-Dex hat Microsoft-Chef Bill Gates die Computer-Industrie mit der Auto-Industrie verglichen. Dabei stellte er fest: **„Wenn General Motors mit der Technologie so mitgehalten hätte wie die Computer-Industrie, dann würden wir heute alle 25-Dollar-Autos fahren, die auf 1000 Meilen nur eine Gallone Sprit verbrauchen."***
Daraufhin hat General Motors eine witzige Presse-Entgegnung veröffentlicht:
Wenn General Motors eine Technologie wie Microsoft und Windows 95 entwickelt hätte, dann würden wir heute alle Autos mit folgenden Eigenschaften fahren:
   1. Ihr Auto würde ohne erkennbaren Grund zweimal am Tag einen Unfall haben.

2. *Jedes Mal, wenn die Mittellinien auf der Straße neu gemalt werden, müsste man ein neues Auto kaufen.*
3. *Gelegentlich würde ein Auto ohne erkennbaren Grund auf der Autobahn einfach ausgehen.*
4. *Auch bei Linkskurven würde das Auto einfach ausgehen. Man müsste dann den Motor neu installieren.*
5. *Die Öl-Kontrollleuchte, die Warnlampen für Temperatur und Batterie würden durch eine Anzeige „Schwerwiegender, genereller Autofehler" ersetzt werden.*
6. *Das Airbag-System würde fragen „Sind Sie sicher?" bevor es auslöst.*
7. *Immer dann, wenn von General Motors ein neues Auto vorgestellt würde, müssten alle Autofahrer das Autofahren neu erlernen, weil keiner der Bedienhebel so funktionieren würde wie in den alten Autos.*
8. *Man müsste den „Start"-Knopf drücken, um den Motor auszuschalten. (him)*

Der Vergleich mit der Informationstechnologie mag dem einen oder anderen an den Haaren herbeigezogen sein. Dem ist so mitnichten. Leben beruht auf dem Prinzip (Oltvai und Barabasi 2002):
Informationsspeicherung – Verarbeitung der Information – Ausführung. Und der ganze Ablauf wird mit hoher Genauigkeit abgewickelt jeden Tag, jede Minute, jede Sekunde – jederzeit. Das Erbmaterial bzw. die darin enthaltene Information ist die Blaupause für unseren Organismus. Je nach Bedarf wird ein Teil des Planes,

Gene, in eine Arbeitsanleitung abgeschrieben, wissenschaftlich Transkription. Die Informationsspeicherung wird mit dem Erbmaterial, dem Genom, erreicht. Die Verarbeitung der Information entspricht der Umsetzung der Gene in Eiweiße, wissenschaftlich Translation. Diese werden für den Aufbau der Strukturen und Formen benötigt bzw. stellen die Automaten für den Stoffwechsel, wissenschaftlich Enzyme.

In seinem Belfaster Exil hat sich der Physiknobelpreisträger Erwin Schrödinger mit der Frage auseinandergesetzt: Was ist Leben? (Schrödinger 1989). Seine prägnante Schlussfolgerung, die die moderne Biologie maßgeblich beeinflusst hat, war: Leben ist Ordnung aus Ordnung.

Die Informationsspeicherung ist recht zuverlässig, sonst würde, um beim obigen Beispiel zu bleiben, bei jeder Zellteilung, z.B. um neue rote Blutkörperchen zu bilden, ein Neustart des Körpers erforderlich sein. Bei außergewöhnlichen Ereignissen wie Wunden oder Knochenbrüchen würde ein fataler Fehler gemeldet gefolgt von einem Systemabsturz, der nur von dem Systemadministrator behoben werden kann. Auch die Übersetzung, Translation, ist ein sehr genauer Prozess, der die Herstellung von Eiweißen wie am Fließband mit hoher Qualität garantiert. Erst bei gravierenden Problemen wie Beschädigung oder fehlerhafter Ablesung der Festplatte, der Erbinformation, zum Beispiel durch Alterung oder Gifte, sinkt die Genauigkeit der Verarbeitung. Dies hat dann auch Auswirkung auf die Ausführung, den Stoffwechsel. Der Stoffwechsel kann mit einer Fabrik verglichen werden. Zum einen werden Substanzen zur

Energiegewinnung abgebaut. Zum anderen werden Ausgangssubstanzen für Eiweiße, Zucker, Fette und Nukleinsäuren produziert.

Kommen wir noch einmal zur Informationsspeicherung zurück. Der deutsche Nobelpreisträger Manfred Eigen gab zu bedenken, dass man zur Umsetzung eines Bauplanes exakte Anweisungen braucht (Eigen und Winkler 1975). Um festzulegen, was, wo und wie oft zu tun ist, wäre eine enorme Anzahl von Instruktionen erforderlich. Die Menge an Informationen würde um ein vielfaches die Speicherkapazität unseres Informationsspeichers, der DNA, überschreiten. Hier greift die Natur auf zwei Prinzipien zurück. Schon einfache chemische Moleküle haben die Eigenschaft sich selbst zu organisieren (Haken 1991). Ein berühmtes Beispiel ist die Belousov-Shabotinsky-Reaktion. Zwei zusammengeschüttete Farben (Rot und Blau) führen zu einem periodischen Farbumschlag. Dieser Vorgang verläuft rhythmisch in Form von Schwingungen ab. Dieses Prinzip der Selbstorganisation ist typisch für die Biologie. Diese Selbstorganisation finden wir z. B. beim Aufbau der Zellmembrane, der Zellhülle, aus Fettsäureverbindungen. Die Moleküle organisieren sich zu einer doppelschichtigen Membrane mit den Fettsäureresten nach innen. Die Selbstorganisation ermöglicht es, mit weniger Anweisungen auszukommen.

Unterstützt wird sie durch das Vorgehen, wie wir es von der Bauindustrie kennen. Hier wie dort wird mit Standardbauteilen gearbeitet, so dass Strukturen und Funktionen rasch aufgebaut werden können (Riedl 1975). Der Einsatz von Standardbauteilen bzw. Standardmodulen hat einige erhebliche Vorteile. Einmal entwickelt und getestet können sie beliebig eingesetzt werden. Zudem läuft die Produktion bei Bedarf auf Hochtouren wie an einem automatischen Fließband. Fehlerquellen sind minimiert. Daher ist es nicht erstaunlich, wenn sich manche Bakterien wie Escherichia coli unter optimalen Bedingungen alle zwanzig Minuten vermehren. Dazu muss das Bakterium im Vorfeld praktisch jedes Bauteil von der Erbinformation bis zur Zellwand für die Tochterzelle bereitstellen. Ein weiterer Vorteil dieses Prinzips ist der Aufbau sich gleichender, ähnlicher Formen. Dieses ist phantastisch beim Romanescokohl zu sehen. Er ist ein anschauliches Bild sich selbstähnlicher Formen, die wissenschaftlich als Fraktale bezeichnet werden (Strogatz 2005). Fraktale haben die Kunst beflügelt und bei bizarren filigranen Kunstwerken Pate gestanden. Darauf ist jedoch die Bedeutung sich selbstähnlicher Formen in der Biologie nicht beschränkt. Die Aufteilung der Atemwege in der Lunge folgt diesem Prinzip ebenso wie die Aufteilung der Gefäße bis hin zu den Haargefäßen.

Im Darm ist die Aufnahme von Nahrungsstoffen nicht ein konstanter Prozess. Auch hier verwirklicht sich ein selbstähnelndes Muster. Eine große Bedeutung haben fraktale Muster bei den rhythmischen Veränderungen des Herzschlages (Goldberg et al. 2002). Wissenschaftler beschreiben diese Schwingungen als Herzschlag–variabilität, im Englischen heart rate variability. Sie entspricht dem körperlichen Zustand von Anspannung, Belastbarkeit und Erholungsfähigkeit. Bei gesunden Menschen „tanzt" das Herz in einem beschwingten Rhythmus, der nicht exakt gleich sondern ähnlich ist. Erst wenn das Herz überhaupt nicht mehr reguliert, z. B. vor dem Tod, dann „marschiert" es, die Abstände von Herzschlag zu Herzschlag sind gleich. Sogar bei dem Aufbau und der Veränderung genetischen Materials scheint sich die Natur der Fraktalen zu bedienen (Fujihara und Furusawa 2016). Noch viele weitere Beispiele lassen sich finden.

Ebenso wie die Autohersteller unterliegt die Natur dem Problem, dass Entwicklung und Testung neuer Bauteile teuer ist und viel Zeit kostet (Riedl 1975). Da die Natur sich eher wie ein penetranter penibler Buchhalter kostensparend verhält, gibt es eben nicht jedes Jahr ein neues Modell wie bei den Autoherstellern. Zudem sind die Module sorgfältig geprüft und haben sich im Alltagsleben bewährt. Diese Module sind gereift, so dass sie nicht wie bei unseren Standardcomputerprogrammen ein fast tägliches „update" benötigen. Dementsprechend finden wir diese Standardbauteile nicht nur in einem Modell, also Lebewesen, sondern sie ziehen sich mit gewissen Modifikationen in fast allen Lebewesen durch. Insekten haben genauso wie Mäuse, Affen und Menschen ähnliche Atmungsenzyme oder Enzyme zum Abbau von Eiweißen. Zum nicht unerheblichen Anteil sind Prozesse in den Lebensabläufen z. B. Alterungsprozessen vergleichbar. In der Wissenschaft wird diese Konstanz für Standardbauteile als konservativ bezeichnet. Eine solche Kompatibilität würde man sich für die Computertechnologie wünschen und nicht, dass man sich alle paar Jahre einen neuen Rechner kaufen muss, weil der alte Rechner Neuentwicklungen nicht unterstützt. Die Natur hat ihr Prinzip der Konstanz so weit vorangetrieben, dass sie keine Module mehr von Grund auf neu entwickelt. Sie nutzt vorhandene Standardmodule, um sie für andere Aufgaben umzuwidmen. Sie verändert einfach ihre Erfolgsmodelle. Aus den Atmungsenzymen sind Enzyme für die Entgiftung hervorgegangen. Ein anderes sehr wichtiges Modul sind die sogenannten Protein G-gekoppelten Rezeptoren. Ursprünglich aus einem Signalweiterleitungseiweiß der Zellwand hervorgegangen, erfüllen über 2000 Varianten verschiedenste Aufgaben. Sie regulieren den Blutdruck und helfen uns beim Sehen, Hören und Schmecken. Chemisch ist die Grundstruktur im Wesentlichen dabei gleich geblieben. Wissenschaftlich spricht man von Eiweißfamilien.

Da die G-Proteine ebenso eine wichtige Rolle bei einigen Krankheiten spielen, wurden Medikamente entwickelt, die z. B. die Rezeptoren ansprechen, die den Blutdruck regulieren. Allerdings beinhalten diese Medikamente den Nachteil, dass sie auch auf verwandte Module aus der Familie mit anderen Aufgaben wirken. In der Medizin bezeichnet man diese Wirkungen als Nebenwirkungen oder unerwünschte Wirkungen.

Somit können ganze Netzwerke von Wirkungen entstehen. Das Verständnis solcher Zusammenhänge, die die Regel und nicht die Ausnahme sind, ist für die Biologie und damit auch Medizin hilfreich. Zumindest braucht man dann nicht verwundert zu sein, wenn man an einer Stelle in der Biologie etwas flickt, dass es an einer ganz anderen Stelle zwickt. Der ungarisch-amerikanische Wissen-schaftler Barabasi ist Mathematiker und Physiker, der sich insbesondere mit Netzwerken beschäftigt. Zusammen mit seiner Arbeitsgruppe hat er Netzwerke bei Menschen untersucht (Barabasi 2007). Dabei ist er auf Krankheitsnetzwerke gestoßen. Sie wurden als Diseasome im Englischen, in etwa als Familien von Krankheiten, die miteinander verflochten sind, bezeichnet. Ein solches Beispiel ist das der Zuckerkrankheit. In ihrem Netzwerk sind die Blutdruckerkrankungen, Übergewicht und gewisse Krebserkrankungen verknüpft. Dem Krankheitsnetzwerk entspricht ein typisches Netzwerk von Genen.

Das Konzept der Standardbauteile war jedoch erst durch ein rigoroses Qualitätsmanagement, wissenschaftlich in der Biologie als Selektion bezeichnet, so erfolgreich. Anders als bei der Entwicklung von Software ist die Qualitätskontrolle in der Biologie ein kontinuierlicher Prozess. Der Sparringpartner ist hier die Umwelt und nicht der Programmierer selbst. Der amerikanische Biologe George Gaylord Simpson hat dies überspitzt und witzig in etwa ausgedrückt:
Ein Affe, der nicht ganz klar den Abstand zum Ast, zu dem er springen will, abgeschätzt hat, stürzt ab. Er gehört daher nicht zu unseren Vorfahren.

Die Natur übt immer erst mit einer beta-Version, bevor sie eine funktionierende alte alpha-Version ersetzt. Die Produktion und Verwendung von Standardbauteilen, ihre zeitweise Veränderung und Umwidmung ihrer Aufgaben aus verschiedenen Gründen, nicht zuletzt der Aufbau immer größerer Einheiten, sind für die ungeheure Komplexität von Lebewesen verantwortlich. Aus verschiedenen Modulen werden Zellen. Zellen schließen sich zu Organen zusammen. Organe schließen sich zu

Einheiten, zu Lebewesen zusammen und ermöglichen ihnen als solches zu funktionieren.

Ich möchte noch ein weiteres nach meinen Vorstellungen wichtiges Prinzip der Natur darstellen. Die Natur hat ihre Geschöpfe mit der Fähigkeit zur Anpassung an Veränderungen in der Umwelt ausgestattet. Ohne eine solche gäbe es kein Lebewesen auch keine Menschen. Seitdem die Erde existiert, verändert sie sich kontinuierlich. Damit verändern sich die Lebensbedingungen für die Lebewesen auf der Welt. Hitze, Kälte, Austrocknung, UV-Strahlen, Versalzung, Chemikalien sind nur ein Teil der Umweltverschiebungen. Zur Aufrechterhaltung des Lebens und zum Schutz der Erbinformation mussten geeignete Mechanismen entwickelt werden. Diese Tür zur Erbinformation wurde durch ein „zweites genetisches" System, die Epigenetik, geschaffen (Jablonka und Lamb 1995). Dieses System legt fest, wie das Musikstück bei den vorgegebenen Noten der Erbinformation klingt. Es kann durch chemische Modifikation festlegen, welche Gene umgesetzt werden und welche Gene stumm geschalten werden. So navigiert uns das epigenetische System durch die natürlichen Veränderungen in unserem Leben. Im Wachstum müssen viele andere Gene als im Erwachsenenalter aktiv sein. Während der Pubertät müssen Gene an die Arbeit gescheucht werden, die für die Geschlechtsreife und Bildung von Sexualhormonen gebraucht werden. Eine besondere kritische Phase ist hier die Zeitspanne oder besser das epigenetische Fenster von der Geburt bis hin zum 3. Lebensjahr. Hier werden die Weichen gestellt, die für unsere Gesundheit im späteren Leben entscheidend sind. Dies betrifft auch, wie viele Studien zeigen, die seelische Stabilität, psychische und soziale Reife. Darum haben unsere Großmütter immer wieder gesagt, die ersten drei Lebensjahre sind die wichtigsten und was das Hänschen nicht lernt, lernt der Hans nimmer mehr. Neben diesem epigenetischen Fenster gibt es weitere. In dieser Hinsicht sind die Zeitspannen von der Eibefruchtung bis zur Geburt, der Pubertät und der Zeit des Übergangs zum Erwachsenenalter wichtig. In der Zwischenzeit vermutet man, dass es auch epigenetische Zeitfenster bei der Frau gibt, die zu einer späteren Veranlagung zu Brustkrebs führen können. Darüber hinaus lässt sich an vielen Beispielen zeigen, wie die Epigenetik unser Befinden und unsere Gesundheit beeinflusst.

Das kritische an dem System ist, dass manche Veränderungen an die Kinder, Enkel und Urenkel weitergereicht werden können. Auch hier sind wir in Verantwortung für zukünftige Generationen. Denn: Die Evolution hat nicht mit dem ersten Menschen aufgehört. Die Evolution ist ein laufender Prozess, dem alle Lebewesen auch der Mensch unterworfen sind. Die Folgen unseres individuellen Umgangs mit biologischen Regeln reichen wir auch über solche Systeme wie Epigenetik an die nächsten Generationen weiter und beeinflussen deren zukünftige biologische Entwicklung einschließlich der seelischen und sozialen.

2 BIOLOGISCHE GRUNDREGELN

2-2 Wie hat sich Leben entwickelt

VOR CA. 4.5 MILLIARDEN JAHREN war die Welt ein ungemütlicher Ort und in keinster Weise mit dem zu vergleichen, was sie heute ist. Die Luft war zum Atmen nicht geeignet. Anstatt Sauerstoff gab es dafür Stickstoff, Blausäure und Methan. Alles Gase, die nicht für uns zum erfrischenden Durchatmen geeignet sind. Das Wetter zu der Zeit würde man eher als schmuddelig bezeichnen. Schwere Gewitter und Stürme waren die Regel und das bei einer Sonnenscheindauer unter einer Stunde am Tag. Zudem wackelte der Boden aufgrund unzähliger Erdbeben und Vulkanausbrüche. Meteoriten bombardierten die Welt heftig.

Dennoch entschlossen sich ein paar Moleküle ihr langweiliges Dasein aufzugeben. Sie entschieden sich, etwas völlig Neues, Revolutionäres und noch nicht Dagewesenes anzufangen. Sie begannen sich mit Leben zu beschäftigen. Genau weiß man nicht, wo und wie es begann. Vielleicht entstanden die ersten komplexeren Biomoleküle bei einem der Meteoriteneinschläge (Lossau 2014) oder aber im Bereich heißer unterseeischer Geysire, den „black smokers" (Martin und Russell 2002). Schritt für Schritt bildeten sich immer mehr Biomoleküle so z. B. die Nukleotide. Sie wurden und sind noch immer die Buchstaben, mit denen die Erbinformation geschrieben wird. Weiterhin traten Aminosäuren auf. Aus ihnen setzen sich unsere Eiweiße zusammen sowie Zucker und Fette, die z. B. beim Aufbau von Zellhüllen, den Zellmembranen, gebraucht werden.

Und irgendwann war es dann soweit, die erste Informationseinheit, die sich selbst vermehren konnte, war entstanden. Sie läutete das Zeitalter der RNA-Welt ein. RNA ist eine Form der Erbinformationsträger, die Ribonukleinsäure. Hiermit war der erste von sieben Großübergängen in der Entwicklung des Lebens geschafft (Smith und Szathmáry 1995). RNA-Moleküle sind reaktionsfähige Bausteine, die auch „Stoffwechselschritte" durchführen können. Im Laufe der Entwicklung wurde diese Funktion durch Enzyme, hocheffektive Stoffwechselmaschinen, ersetzt. Diese RNA-Moleküle mit der Fähigkeit von Enzymen werden als Ribozyme bezeichnet. Gleichzeitig können sie auch Information speichern, die Grundvoraussetzung für Leben. Die Zahl der Kombinationsmöglichkeiten eines einfachen Ribozymes mit 170 Bausteinen lassen jeden Computerfreak vor Neid erblassen. Bei dieser Größenordnung gibt es mehr Kombinationsmöglichkeiten als Elektronen im Universum. Somit war das grundlegende Problem des Lebens Informationsspeicherung und Informationsweitergabe gelöst. Wissenschaftlich wird dieser Schritt als erster Großübergang in der Evolution, der Entwicklung von Leben, gewürdigt. In dem Moment, in dem es der Natur gelang die RNA-Moleküle, die durch die Umwelt in ihrer Stabilität gefährdet waren, in eine Hülle von Eiweiß zu verpacken, war der Weg frei zu stabilen infektiösen Einheiten. RNA-Viren sind auch heute noch stabil und erfolgreich, zumindest aus ihrer Sicht. Ein Beispiel für RNA-Viren ist der Auslöser einer höchst aggressiven tödlichen Epidemie, der Ebola-Epidemie, die 2015 in Afrika innerhalb kürzester Zeit eine Vielzahl von Todesopfern forderte und das Krisenmanagement der WHO nicht glücklich aussehen ließ. Ein anderes Beispiel ist der HIV-Virus der AIDS auslöst.

RNA-Viren wie auch ihre Kollegen, die DNA-Viren, können in die verschiedensten Zellen eindringen. Die DNA-Viren haben die chemisch verwandten Nukleotide, Desoxyribonukleotide, als Informationsträger. Einmal in einer Zelle angelangt, hacken sie das Vermehrungssystem, das replikative System, wie ein Computer-Hacker und manipulieren es für ihre eigenen Zwecke. Das kann bedeuten, dass die Wirtszelle lauter Virennachkommen herstellt und in ihr virales Erwachsenenleben, Virusleben, entlässt. Dabei opfert sich die Wirtszelle und stirbt.

Allerdings sind die meisten Viren bei der Auswahl, wo sie sich einladen, recht heikel. Nicht jede Zelle entspricht dem Gusto der einzelnen Virusarten. Eine ganze Reihe von Viren fühlt sich in Pflanzenzellen gut aufgehoben. Andere Viren wiederum bevorzugen tierische Zellen, von Insekten bis hin zum Menschen. Eine besondere Gruppe sind die Bakteriophagen, übersetzt die Bakterienfresser. Wie der Name schon ahnen lässt, haben sich diese Zeitgenossen auf Bakterien versteift. Für unser Thema „Die Bakterien und wir" spielen sie eine bedeutende Rolle. Sie sind keine Statisten sondern eher global player. Weltweit dienen sie der Regulierung von Bakterienfloren sowohl in Seewasser, in der Erde als auch auf dem Menschen. Zudem agieren sie als Waffenlieferant für Bakterien. So übertragen sie Resistenzen gegen Antibiotika oder rüsten Bakterien mit

Giftstoffen auf. Nachdem sie sich an ihrem Bakterienwirt gütlich getan und ihn ausgelutscht haben, bleibt noch eine leere Hülle übrig. Nur ein Geist, englisch „ghost", lässt noch ahnen, dass es einmal ein Bakterium war. Nicht alle Bakteriophagen arbeiten sofort zerstörerisch, wissenschaftlich lytisch. Sie können sich auch in die Erbinformation des Wirtes einschleusen. So können sie viele Vermehrungszyklen dieser Zelle als Schläfer überdauern, lysogen zu sein. Sie verlieren jedoch nicht ihre Fähigkeit zu zerstören. In dieser Lebensform werden sie auf jeden Nachkommen der ursprünglich infizierten Zelle übertragen. Diese Fähigkeit, als Schläfer in die Erbinformation integriert zu werden, haben RNA-Viren auch. Dabei handelt es sich nicht um Einzeltäter. Vielmehr kann man hier von organisierter Virenkriminalität sprechen. Einiges spricht auch dafür, dass sich Viren in das menschliche Genom integrieren können. Sie haben ihre Virusherkunft weitgehend vergessen. Nur manchmal werden sie aktiv und springen an andere Stellen des Genoms und führen zur Veränderung der Erbinformation. Dann werden sie als springende Gene oder Transposone bezeichnet. Für viele dieser Transposone ist eine virale Herkunft auch von RNA-Viren wahrscheinlich (McClintock 1984). Immerhin zeigt die Analyse des menschlichen Genoms, dass 45 % des menschlichen Erbmaterials Transposone sind. Da dies aus Sicht des menschlichen Erbgutes, Genom, unerwünscht ist, gibt es spezielle Vorrichtungen, um parasitisches Verhalten zu verhindern. Andererseits besteht auch der positive Aspekt einer Verbesserung für das menschliche genetische Erbe. Ähnliches gilt auch für die Bakteriophagen. In der terroristischen, d.h. lytischen, Variante können sie

Bakterien, die auf ihrem Speiseplan stehen, dezimieren. In der Regel sind das Bakterien, die sich in einer Bakteriengemeinschaft übermäßig durchgesetzt haben und diese in ihren Abläufen stören. In der wissenschaftlichen Literatur wird dieses Vorgehen witziger Weise als „kill the winner" - töte den Gewinner – bezeichnet.

Die Bakteriophagen arbeiten derart effektiv, dass bereits zu Beginn des 20ten Jahrhunderts Mediziner wie der französische Arzt d'Herelle sie zur Behandlung von Infektionen einsetzte (Zürndorf und Dingermann 2016). Im ersten Weltkrieg war Ruhr eine schwerwiegende Erkrankung, da es noch keine Antibiotika gab. Bakteriophagenpräparationen retteten viele an Ruhr erkrankte Soldaten. Auch bei Cholera und Hauterkrankungen durch den Eitererreger Staphylococcus aureus leisteten Bakterienviren Hilfe und zeigten, was in ihnen steckt. Mit Aufkommen der Antibiotika vergaß die Medizinwelt erfolgreich die nützlichen Helfer. Erst in der jüngsten Zeit überlegt man sich in der Tierzucht, wo es bekanntlich um viel Geld geht, ob man Bakteriophagen in Amt und Brot nimmt. Zufriedenstellende Versuche dazu gibt es schon.

Daneben kommt es auch gelegentlich für Bakterien zu erfreulichen Bakteriophagen-Bakterienbeziehungen. Ab und zu nehmen Bakteriophagen eine Mitgift ihres ehemaligen Gastgebers mit. Diese Mitgift in Form von Erbinformation für Stoffwechselprozesse oder, was die Medizinwelt weniger freut, von Antibiotikaresistenzen wird dem neuen Gastgeberbakterium überlassen und in dessen Erbinformation eingebaut. So etwas kann durchaus dem Bakterium eine neue Lebensqualität bescheren. Spätestens dann, wenn es unerfreulicherweise mit Antibiotika bombardiert wird. Wirkt die Resistenzmitgift gegen dieses Antibiotikum, überlebt dieses Bakterium als Stammvater einer ganzen Linie von resistenten Bakterien. Hingegen sterben die weniger glücklichen Bakterien ab. Leider ist das Szenario nicht das einzige, was für den Menschen unangenehm ist. Etliche Bakterienarten werden erst so richtig fies, wenn sie mit Bakteriophagen infiziert sind. Streptokokken des Typs A werden zu Scharlacherregern, wenn sie durch einen bestimmten Bakteriophagentyp bewohnt werden. Erst dann bilden sie das Scharlach-Toxin, das den Scharlachausschlag usw. produziert.

Ein ähnliches Beispiel sind Choleraerreger. Wenn sie einen bestimmten Bakteriophagen als Sozius haben, nimmt ihre Gefährlichkeit deutlich zu. Die Beispielliste ließe sich beliebig verändern.

2 BIOLOGISCHE GRUNDREGELN

2-3 Wie haben sich Bakterien entwickelt

MIT DER ENTWICKLUNG und Erprobung vom einfachen Informationsspeichermolekül zu den Viren hatte die Natur die ersten Schritte auf dem Parkett der Evolution eingeleitet. Das Experiment war so gut gelungen, dass wir bis heute immer wieder die erfreulichen wie auch die unerfreulichen Aspekte genießen dürfen. Schon hier können wir die Doppelköpfigkeit der Natur erkennen. Vorteile in der Natur werden immer, wirklich immer, mit einem Quäntchen, eher einer ordentlichen Portion Nachteile erkauft.

Nun ja, die Natur hatte mehrere 100 Millionen Jahre Zeit gehabt, jede Menge an Erfahrung zu sammeln. So konnte sie sich gestärkt an den nächsten Evolutionsschritt, dem Design, einer unabhängigen sich selbst vermehrenden Einheit machen. Das Ergebnis zeigt, es war ein voller Erfolg. Die Natur entwickelte gleich zwei neue Typen von Lebewesen. Zuerst kamen die Archaebakterien und wohl wenig später die Bakterien, die das Karussell des Lebens formten. Gerade die Archaebakterien oder Urbakterien waren und sind an unwirtliche Bedingungen angepasst. Einige Arten fühlen sich bei Saunatemperaturen wohl. Manche baden gerne in starken Säuren oder Basen. Für andere sind die enormen Drücke der Tiefsee unproblematisch. Andere wiederum leben in Bereichen mit hohem Salzgehalt wie im toten Meer. Nur im Labor tun sie sich schwer. Ich kann mich an die Frustration eines Studienkollegen, der Archaebakterien aus den Geysiren des Yellowstone Parks anzüchten sollte, erinnern. Allein einen Versuchsaufbau zu gestalten, der sowohl 80°C aushielt und zum anderen gasdicht war, führte zu manchen Schimpftiraden und Wutausbrüchen.

Dahingegen sind Bakterien eine andere Liga. Bakterien und Archaebakterien unterscheiden sich in vielerlei Beziehungen. Der für uns Menschen angenehmste Unterschied ist, dass sich Archaebakterien bisher ihren Ruf nicht durch Erregen von Krankheiten verdorben haben. Zudem weisen sie auf ihrer Aktivaseite einige für uns Menschen nützliche Fähigkeiten auf. So sind sie unter anderem an der Produktion von Biogas in Biogasanlagen und im Darm von Menschen und Kühen usw. mitbeteiligt. Auch sonst trennt sie etliches von den Bakterien, obwohl sie mit diesen in vielen Bereichen „joint ventures", Kooperationsprojekte, wie den Stoffwechsel im menschlichen Darm, schließen. Dennoch sind sie anders. Ihre Zellwände und Zellmembranen vertragen konstruktionsmäßig Hitze, Druck sowie Säuren und Basen als auch Salz. Den besonderen Lebensumständen trug die Natur auch bei der Ablesung der Erbinformation und ihrer Verarbeitung in Eiweiße Rechnung.

Dazu entwickelte die Natur neue Standardbauteile. Als erstes gehörte dazu eine Abgrenzung, um zu verhindern, dass die molekulare Suppe, in der die Erbinformation und die Grundbausteine wie Aminosäuren, Bausteine für Eiweiße, etc. sich befanden, davonschwimmen konnte. Zugleich sollte sie als eine Art flexible Werkbank, ein Gerüst für die Fließbandarbeit des Stoffwechsels darstellen. Damit nicht genug hat diese Hülle die Aufgabe übertragen bekommen, Nahrung aufzunehmen und Abfallprodukte zu entsorgen. Die Idee der Zellmembrane war geboren. Weiterhin benötigte das Projekt Zelle eine Maschinerie, um Erbinformation in Eiweiße und damit in Struktur umzusetzen. Die Maschinen werden in der Wissenschaft als Ribosome bezeichnet. Diese „high tech"-Produkte koppeln extrem schnell und sehr fehlerfrei anhand einer Matrix der Erbinformation eine Aminosäure an die andere. Dabei bestimmt die Matrix, Boten-RNA, die Reihenfolge und Art der Aminosäure. Die Natur hat zwei verschiedene Ribosomentypen entwickelt. Ein kleineres Modell, die 70S-Ribosomen und die etwas größeren 80S-Ribosomen. Diese Unterscheidung ist wichtig. Die 70S-Ribosomen hat die Natur in Ökozellen, die Bakterien und Archaebakterien, eingebaut. Die S-Klasse von Zellen, die echtkernigen Zellen, wissenschaftlich Eukaryoten, wurden im Gegensatz zu den Bakterien, wie die größeren Motoren bei den Luxusautos, mit dem größeren 80S-Ribosomen ausgestattet. Dieser Unterschied hat sich als zeitweiser Segen für die Behandlung von bakteriellen Infektionen erwiesen. Antibiotika wie das bei Kindern gerne gegebene Erythromycin bindet nur an 70S-Ribosome nicht aber an 80S-Ribosome. Hierdurch wird die Bildung von Eiweißen in den Bakterien behindert und die Bakterien können sich nicht mehr vermehren.

Ähnlich wie in unserer Gesellschaft ist in Zellen „ohne Moos nichts los". Zellen brauchen Energiewährung, um ihr Leben am Laufen zu halten. Nun konnten die ersten Zellen nicht einfach ans Stromnetz gehen und den Stecker in die Steckdose stecken. Sie mussten andere Wege finden, um an Energie zu kommen. In den unwirtlichen Zeiten war eine relativ einfache Lösung die reichlich vorhandene Lichtenergie zu nutzen. Die biologische Variante von Photovoltaikanlagen wird Photosynthese genannt. Eine Variante nutzte den in der Uratmosphäre massig vorhandenen Schwefelwasserstoff sowie Lichtenergie. Hierdurch gewannen die Zellen genügend Energie und Wasserstoff. Damit können sie aus Kohlendioxid und Wasserstoff Zuckerverbindungen aufbauen. Nebenprodukt ist hier Schwefel. In dieser Zeitspanne, also vor ca. 3.5 bis 3.4 Milliarden Jahren, kam es zu massenhaften Ausfällen von Schwefel, die dicke Bänder im Sediment der Urmeere bildeten.

Später, vor etwa 3.1 Milliarden Jahren nahmen Bakterien mit der Bezeichnung Cyanobakterien oder umgangs-sprachlich Blaualgen ihre Arbeit auf. Sie waren eine Weiterentwicklung in Sachen Photovoltaik, also Photovoltaik 2.0. Mit Hilfe der Lichtenergie spalten sie Wasser in Wasserstoff und Sauerstoff auf (McFall-Ngai et al. 2013). Der Sauerstoff, der im Rahmen der Photosynthese als Nebenprodukt anfiel, veränderte die Welt und nicht nur auf der Oberfläche. Im Wasser gelöster Sauerstoff reagierte mit dem ebenfalls gelösten Eisen zu unlöslichen Eisensauerstoffverbindungen, Eisenoxide, die wie der Schwefel geologische Ablagerungen über etwas mehr als eine Milliarde Jahre bildeten.

Für die Cyanobakterien war die Aufgabe Sauerstoff-anreicherung in der Luft gigantisch. Erst vor ca. 2.3 Milliarden Jahren war die Löslichkeit des gebildeten Sauerstoffes in den Urmeeren überschritten und reicherte sich langsam in der Atmosphäre an. Schließlich war vor ca. 800 Millionen Jahren 100 % der heutigen Sauerstoffkonzentration in der Luft erreicht.

Ganz nebenbei haben die Cyanobakterien auch die Uhr erfunden (Dvornyk et al. 2003). Die modernen biologischen Uhren, z. B. beim Mensch, dürften auf diesen Prototypen zurückzuführen sein. In der Biologie werden Uhren eingesetzt, um entgegenlaufende Vorgänge zu regeln. Einer der wichtigsten Biorhythmen ist der Tag-/Nacht-Rhythmus. Dieser wird durch eine zentrale Uhr im Gehirn gesteuert. Sie schaltet den Organismus von Aktivität auf Regeneration also Hausputz um und umgekehrt.

Nachdem nun immer mehr Sauerstoff in der Atmosphäre vorhanden war, ließ sich die Natur einen neuen gigantischen Trick einfallen. Sie erfand die Energiegewinnung mit Sauerstoff. Dazu musste die Entwicklungsabteilung der Natur Überstunden schieben. Die Energiegewinnung über Sauerstoff, wenn sie über mehrere Schritte kaskadenförmig in der Atmungskette verläuft, ist um etliches effektiver als der Abbau z. B. von Zuckermolekülen durch die Vergärung. Allerdings war es dazu erforderlich, Sauerstoff in eine reaktive Form zu überführen. In dieser Variante ist Sauerstoff hoch aggressiv und reagiert mit allem und jedem. Damit nicht genug, kann diese Form, die auch als Sauerstoffradikal bezeichnet wird, schneeballartig reagieren und Biomoleküle dadurch zerstören. In der Wissenschaft wird dies als oxidativer Stress bezeichnet. Bei vielen Alterungsprozessen und Krankheiten spielen diese Mechanismen eine große Rolle. Daher mussten mit der

Entwicklung der Sauerstoffatmung von der Natur gleichzeitig Vorsichtsmaßnahmen ergriffen werden, die oxidativem Stress entgegenwirken. Daraus entwickelte sich für die Zellen eine große und vielschichtige Entgiftungsabteilung.

Viele Bakterienarten, insbesondere die Archaebakterien, hatten bei dieser Entwicklung nicht mitgemacht. Entsprechend war und ist Sauerstoff für sie hochgiftig. Sie müssen sich in ihren Aktivitäten auf sauerstofffreie Lebensbereiche beschränken. Oft bekommen sie Hilfe von Bakterien, die sowohl mit als auch ohne Sauerstoff leben können, wissenschaftlich fakultativ anaerob. Zu ihnen gehört auch das bekannte Darmbakterium Escherichia coli. Sie verzehren den vorhandenen Sauerstoff und bereiten so Lebensbedingungen für Bakterien vor, für die Sauerstoff giftig ist.

Über 2 Milliarden Jahre waren Bakterien die unumstrittenen Herrscher unserer Erde. In dieser Zeit formten sie unsere Welt. Gleichzeitig waren nahezu alle biologischen Prozesse vorbereitet und ausgereift, auf die sich die Lebewesen mit echtkernigen Zellen beziehen konnten und können.

2 BIOLOGISCHE GRUNDREGELN

2-4 Endosymbionten – Bakterien, die in Zellen leben

DIE VORANGEGANGENEN KAPITEL HABEN GEZEIGT, dass Bakterien zwar einfach strukturiert aber hocheffizient sind. Vor ca. 1.5 Milliarden Jahren war die Natur so weit, dass sie Knowhow aus der Entwicklung der Bakterien in ein neues Projekt, der Entwicklung „echter Zellen" stecken konnte (McFall-Ngai et al. 2013). Trotz ihrer Leistungsfähigkeit war die Ausbaufähigkeit von Bakterien an ihre Grenzen gestoßen. In ersten Schritten wurden die Zellen vergrößert. Zudem wurde das Erbinformationsmaterial von dem Rest der Zelle durch eine Membrane abgetrennt. Der Weg für die nächste biologische Revolution war frei. Die Bildung von Echtzellern, Eukaryoten, mit sexueller Vermehrung stellen den zweiten Großübergang in der Evolution dar. Heute vermuten Wissenschaftler, dass Bakterien maßgeblich an der Evolution von Tieren und Pflanzen beteiligt waren (Rosenberg und Zilber-Rosenberg 2016). Die Kernverschmelzung und die darauf folgende Trennung der neugemischten Erbinformation und Verteilung auf zwei neue Zellen, den Tochterzellen, werden als Meiose bezeichnet. Diese Form der Erbinformationsaufteilung bietet eine Reihe neuer innovativer Möglichkeiten. Allerdings waren diese ursprünglichen Einzeller in ihrer Energiegewinnung noch recht ältlich. Sie gewannen Energie durch Vergärung. Eine Sauerstoffatmung war noch nicht eingerichtet. Auch heute gibt es solche Einzeller. Daher war die biologische Leistungsfähigkeit dieser Ureinzeller noch nicht mit der von modernen

Eukaryoten vergleichbar. Der entscheidende Schritt war die Gewinnung von Partnern, die über eine Turboenergiegewinnung verfügten. Derartige Spezialisten gab es genügend. Sie hatten bereits für die Sauerstoffanreicherung in der Welt gesorgt. Nun, die Urzellen waren darauf aus, diese Spezialisten für sich zu gewinnen. Heraus kam eine innere Zusammenarbeit, Endosymbiose, zu gegenseitigem Vorteil. Vor nahezu 200 Jahren hatte bereits ein deutscher Biologe, Andreas Franz Wilhelm Schimper, auf dieses Prinzip hingewiesen. Er ging davon aus, dass die Mitochondrien, in denen die Zellatmung abläuft, integrierte, endosymbiontische Bakterien sind. 20 Jahre später kartete der russische Evolutionsbiologe Konstantin Mereskovskij nach und forderte, dass die Photosynthese durch eingemeindete photosynthetische Bakterien durchgeführt wird. Erst durch die Veröffentlichung der amerikanischen Wissen-schaftlerin Lynn Margulis 1967 nahm ein größerer Kreis von Wissenschaftlern diese so bedeutsamen Überlegungen wahr (Margulis 1996).

Die eingewanderten Bakterien gaben zwar wichtige Aspekte ihres vormaligen selbständigen Lebens auf, aber sie behielten sich einige wichtige Rechte vor. Man kann sich das wie bei einem föderalen Bundesstaat vorstellen. Die einzelnen Länder haben ihre Selbständigkeit weitgehend und viele Aufgaben ganz an die Zentralregierung, den Zellkern, abgegeben. Dennoch bleiben etliche Rechte und Aufgaben bei den Länderregierungen, Organellen wie die Mitochondrien. Rebelliert ein Teil und fordert seine Autonomie zurück, kann dieses zur Auflösung der gesamten Einheit führen. Mitochondrien sind nicht nur für die Energiegewinnung zuständig. Sie haben eine Reihe weiterer Aufgabenbereiche übernommen. Bei überalterten Zellen steuern Mitochondrien den programmierten Zelltod, wissenschaftlich Apoptose (Meyer 2013). Die Zellen werden von innen her aufgelöst und verschwinden komplett, ohne Spuren zu hinterlassen und ohne dass das körpereigene Immunsystem reagiert. Auch die Auswahl und Eliminierung von Immunzellen, die schädliche Information tragen, erfolgen durch dieses Prinzip. Das Mitochondrien gesteuerte Suizidprogramm spielt auch bei der Verjüngung von Geweben einschließlich des Gehirns eine bedeutsame Rolle.

Das Haar in der Suppe der Turboenergiegewinnung sind über 50 Krankheiten, für die Mediziner heute eine Mitwirkung der Mitochondrien annehmen. So werden neurologische Krankheiten wie der Morbus Parkinson oder die Friedreich-Ataxie in diesen Zusammenhang gebracht. Doch damit nicht genug. Des Mediziners Lieblings–medikamente, die Antibiotika, greifen nicht nur böse Killerbakterien an, sondern schädigen bei längerer Gabe die Mitochondrien (Gröber 2012, Mende 2013). Das ist sicherlich kein Freibrief für die vielgeübte Praxis bei jedem Schnupfen ein Antibiotikum zu geben. Nebenbei, bei einer Reihe von anderen Medikamenten wie dem Zuckermittel Metformin, Cholesterinsenker oder dem Parkisonmittel Tolcapon konnte wissenschaftlich eine Schädigung der Mitochondrien nachgewiesen werden. Die daraus resultierenden Gesundheitsprobleme reichen von Leber- über Nieren-, Herz-, Muskel- bis hin zu Nerven- und Gehirnstörungen.

Ein Aspekt der Entwicklung von bakteriellen und dann zu eukaryotischen Zellen sollte nicht außer Acht gelassen werden. Die gigantischen Entwicklungssprünge sind einigen Individuen sowohl Bakterien als auch Eukaryoten zu Kopfe gestiegen. Es kam, wie es kommen musste, zum Sündenfall. Trotz der Tatsache, dass Bakterien und dann auch Eukaryoten über Milliarden Jahre weitgehend friedlich und ehrlich miteinander umgingen und es noch heute tun, hat dies nicht verhindert, dass einige asoziale Individuen beider Gruppen gelernt haben zu betrügen (Travisano und Velicer 2004). Diese machen sich breit und verdrängen die wohlmeinenden, kooperativen Gemeindemitglieder. Wissenschaftler vom Max-Planck-Institut für Entwicklungsbiologie in Tübingen beobachten dieses Verhalten sowohl an Bakterien als auch an Schleimpilzen. Die nicht wohlmeinenderen Individuen bezeichneten sie als „cheater", als Betrüger (Velicer 2003).

Der nächste Schritt nach Bildung echtkerniger Zellen war die Entwicklung von mehrzelligen Lebewesen. Sogar an diesem Schritt, vermuten Wissenschaftler, waren Bakterien beteiligt. Einige stellen besondere Signal–moleküle her. Die helfen einzelnen eukaryotischen Zellen auf die Sprünge, eine Gemeinschaft zu bilden (Alegado et al. 2012). Sie waren die Vorläufer von vielzelligen Organismen wie Pflanzen und Tieren. Damit können sich Bakterien auf die Schulter klopfen. Als Motor der biologischen Entwicklung haben sie enormes geleistet. Als Mitbewohner und Arbeitnehmer in Form von bakteriellen Gesellschaften führen sie auch heute ihre Aufgabe weiter durch.

2 BIOLOGISCHE GRUNDREGELN

2-5 Exkurs: Entwicklung der Organsysteme

DIE BILDUNG DER ERSTEN ECHTKERNIGEN ZELLEN, d.h. von Protisten, markiert den Abschluss der Mehrzahl der wichtigen Schritte der evolutionären Großübergänge (Smith und Szathmáry 1995). Zwei weitere Großübergänge, die Bildung mehrzelliger Organismen und die der sozialen Gruppen erfolgte in den folgenden 700 bis 800 Millionen Jahren Entwicklung. In dieser Zeitspanne bildeten sich die Organe bzw. Organsysteme (McFall-Ngai et al. 2013). Das natürliche Immunsystem, d.h. die zelluläre Immunität, trat bei den ersten tierischen Protisten auf. Wie bereits zuvor beschrieben induzierten möglicherweise bakterielle Metabolite wie Sulfonolipide den Zellzusammenschluss zu vielzelligen Organismen (Alegado 2012). Gleichzeitig trat eine Differenzierung in Epithelien auf. Auf der Entwicklungsstufe der Hohltiere (Knidaria) wie Seeanemonen, Hydren und Quallen lassen sich eine Bauchhöhle sowie ein erstes Nervensystem nachweisen. Die nächste Organentwicklung findet sich mit den sogenannten Eumetazoa, den echten vielzelligen Organismen. Sie weisen spiegelbildlich aufgebaute Körperhälften auf und werden daher als Bilateralia bezeichnet. Bei ihnen treten erste Organe wie die Verdauungs- und Kreislauforgane auf. Auf Höhe der Wirbeltiere ist der Schutz vor Viren und Bakterien sowie zusätzlich gegenüber dem Befall von Bilateralia wie Würmern essentiell. Damit wurde die Ausbildung eines effektiven, adaptiven Immunsystems, d.h. eines

Immunsystems, das spezifische Antworten auf Infektionserreger bilden konnte, induziert.

Literatur

1. Alegado R. A. et al.. A bacterial sulfonolipid triggers multicellular development in the closest living relatives of animals. eLIFE (2012), DOI: 10.7554/eLIFE.00013.
2. Barabasi A.-L.. Network medicine – from obesity to the "diseasome". The New England Journal of Medicine 357 (2007), S. 404-407.
3. Dvornyk V., Vinogradova O., Nevo E.. Origin and evolution of circadian clock genes in prokaryotes. Proceedings of the National Academy of Science 100 (2003), S. 2495-2500.
4. Eigen M., Winkler R.. Das Spiel. Piper & Co. Verlag, München. 1975.
5. Fujihara I., Furusawa M.. Disparity mutagenesis model possesses the ability to realize both stable and rapid evolution in response to changing environments without altering mutation rates. Heliyon 2 (2016), S. 1-25, e00141.
6. Goldberger A. L. et al.. Fractal dynamics in physiology: Alterations with disease and aging. Proceedings of the National Academy of Science 99 (2002), S. 2466-2472.
7. Gröber U.. Mitochondriale Toxizität von Arzneimitteln. Medizinische Monatszeitschrift für Pharmazeuten 35 (2012), S. 445-456.
8. Haken H.. Synergetik: Die Lehre vom Zusammenwirken. Verlag Ullstein GmbH, Frankfurt/M, Berlin, 1991.
9. Jablonka E., Lamb M. J.. Epigenetic inheritance and evolution. Oxford University Press, Oxford, 1995.
10. Lossau N.. Wie das Leben auf der Erde begonnen hat. Welt N24 (2014), https://www.welt.de/wissenschaft/weltraum/article135221297/Wie ...
11. Margulis L.. Archael-eubacterial mergers in the origin of Eukarya: Phylogenetic classification of life. Proceedings of the National Academy of Science 93 (1996), S. 1071-1076.
12. Martin W., Russell M. J.. On the origins of cells: a hypothesis for the evolutionary transitions from abiotic geochemistry to chemoautotrophic prokaryotes, and from prokaryotes to nucleated cells. Philosophical Transaction of

the Royal Society London. B. (2002), DOI: 10.1098/rstb.2002.1183.
13. Mende A.. Antibiotika schaden Mitochondrien. Pharmazeutische Zeitung online Ausgabe 28/2013.
14. Meyer, R.. Antibiotika: Langzeitschäden durch oxidative Schädigung von Mitochondrien. aerzteblatt.de (05.07.2013).
15. McClintock B.. The significance of responses of the genome to challenge. Science 226 (1984), S.792-801.
16. McFall-Ngai M. et al.. Animals in a bacterial world, a new imperative for the life sciences. Proceedings of the National Academy of Science 110 (2013), S. 3229-3236.
17. Oltvai Z. N., Barabasi A.-L.. Life's complexity pyramid. Science 298 (2002), S. 763-764.
18. Riedl R.. Die Ordnung des Lebendigen. Verlag Paul Parey, Hamburg und Berlin, 1975.
19. Rosenberg E., Zilber-Rosenberg I.. Microbes drive evolution of animals and plants: The hologenome concept. mBio 7 (2016), S. e01395-e01415.
20. Schrödinger E.. Was ist Leben? Piper Verlag GmbH, München, 1989.
21. Smith J. M., Szathmáry E.. The major transitions in evolution. Oxford University Press, Oxford, 1995.
22. Strogatz S. H.. Romanesque networks. Nature 433 (2005), S. 365-366.
23. Travisano M., Velicer G. J.. Strategies of microbial cheater control. Trends in Microbiology 12 (2004), S. 72-78.
24. Velicer G. J.. Social strife in the microbial world. Trends in Microbiology 11 (2003), S. 293-344.
25. www.telemax.at/Kurioses/BG_gegen_GM.htm. Bill Gates' Vorwürfe – und die Antwort von General Motors.
26. Zündorf I., Dingermann Th.. Bakteriophagen: Biologische Waffen gegen Bakterien. Pharmazeutische Zeitung online (2016), http://www.pharmazeutische-zeitung.de/index.php?id=64855.

3 BAKTERIELLE GESELLSCHAFTEN

3-1 Was sind Mikrobiota
3-2 Wo gibt es Mikrobiota
3-3 Was leisten Mikrobiota
3-4 Wie funktionieren Mikrobiota
3-5 Was ist eine Dysbiose
3-6 Besondere Formen des Zusammenlebens von Bakterien mit höheren Lebewesen

3 BAKTERIELLE GESELLSCHAFTEN

WIE SCHON ZUVOR BESCHRIEBEN, müssen wir uns von dem Irrglauben verabschieden, dass Menschen die beherrschende Lebensform auf der Welt sind. Zugegeben Bakterien können kein Auto fahren und keine Smartphones bedienen. Seien wir ehrlich, vor weniger als 100 Jahren konnte die Mehrzahl der Menschen so etwas auch nicht. Allerdings Informationen hacken, war sogar für die Bakteriophagen vor etlichen Milliarden Jahren eine einfache Sache.

Von Bakterien können wir uns bezüglich Leistung, Entwicklung, Sozialverhalten und Demokratie, wie jetzt dargestellt wird, etliche Scheiben abschneiden.

Kommen wir auf die ganz harten Mengenverhältnisse zurück. Wissenschaftlichen Schätzungen nach leben heute vier- bis sechsmal 10^{30} Bakterien auf der Welt; also eine 1 mit 30 Nullen (Whitman et al. 1998). Diese Angaben entstammen einer wissenschaftlichen Arbeit in der angesehenen Wissenschaftszeitschrift Proceedings of the National Academy of Science, USA, mit dem sinnigen Titel: „Prokaryotes: The unseen majority" (sinngemäß übersetzt: Bakterien: Die unsichtbare Mehrzahl). Das entspricht 10 Milliarden mal 10 Milliarden mal 10 Milliarden. Stellt man sich eine Bakterienräuberleiter vor entspricht dies bei einer Bakteriendurchschnittslänge von 5µm, also 5 Milliardsten Kilometer. So macht diese Räuberleiter ca. 2×10^{22} Kilometer aus. Die Entfernung zum Mond beträgt von der Erde aus nur 384.400 Kilometer. Ein Lichtjahr mit ca. 9.5 Billionen (10^{12}) Kilometer ist dagegen ebenfalls nur ein kleiner Bruchteil.

Die Räuberleiter insgesamt wäre ca. 100.000 Lichtjahre hoch. Das entspricht dem Durchmesser der Milchstraße. Ebenfalls galaktische Ausmaße hat die in Bakterien gebundene Menge an Kohlenstoff. Das entspricht 350 – 500 Milliarden Tonnen in Lebewesen gebundenem Kohlenstoff.

Von den Bakterien leben ca. 10.000 je Milliliter in den Meeren bis zu einer Tiefe von 200 Metern, selbst in den Polregionen. Im Sand der Negev-Wüste findet man Bakteriendichten von ca. 2 Millionen pro Kubikzentimeter. Im Vergleich dazu ist die Besiedlung von Pflanzenblättern mit über 10.000 bis 1 Million Keimen pro Quadratzentimeter vergleichsweise gering. Allerdings die dichteste Besiedlung weist der Verdauungstrakt von Säugetieren einschließlich des Menschen auf.

3 BAKTERIELLE GESELLSCHAFTEN

3-1 Was sind Mikrobiota

BAKTERIEN SIND ENTGEGEN EINER häufig geäußerten Meinung keine Einzelgänger. Im Gegenteil sie sind äußerst gesellige Kerlchen (Velicer 2003). Sie leben mit verschiedensten anderen Bakterien zusammen. So ein Zusammenleben bezeichnen Wissenschaftler als Bakterienkonsortien, Bakteriengesellschaften, oder hochwissenschaftlich Mikrobiota. Gerne sagt man auch Bakterienfloren dazu.

Man darf sich jetzt nicht vorstellen, dass sich Bakterien vollkommen regellos treffen, um zu werkeln und „Feuer" zu machen. Bei einigen 1000 Billionen Bakterien wie im Kuhmagen wäre das Chaos pur. Offensichtlich haben sie eine Methode gefunden, sich frei zu organisieren. Ihre Methode ist jedenfalls nicht mit der Organisationsmethode des Ferienverkehrs auf deutschen Autobahnen und das mit weniger Teilnehmern vergleichbar. Dazu später mehr.

Bakterien brauchen für solche Unternehmungen weder Managementkurse noch Planungsausschüsse, um solche Gemeinschaftsprojekte ins Leben zu rufen. Sie greifen schlicht und ergreifend auf ihre besondere Begabung zum Pragmatismus zurück. Lebewesen sind, vielleicht abgesehen von Wirtschaftsweisen bei den Menschen, Pragmatiker. Entsprechend den Gegebenheiten wie Milieu orientieren sie sich an dem, was es zu futtern gibt, ein Ergebnis von über 2 Milliarden Jahre Evolution.

Wie der Aufbau einer bakteriellen Gesellschaft funktioniert, zeigt sich bei der Geburt (König et al. 2011, Nuriel-Ohayon et al. 2016). Wenn es dem neuen Erdenbürger erlaubt wird, natürlich auf die Welt zu kommen, bauen sich bakterielle Floren, insbesondere die Darmflora, auf eine natürliche Art und Weise auf. Sehr zu seinem Vorteil. Während der Geburt schluckt es bzw. gerät es in Kontakt mit der Scheidenflora der Mutter (Penders et al. 2006). Innerhalb weniger Stunden haben sich Bakterien des Typus Escherichia coli breit gemacht. Sie verzehren den vorhandenen Sauerstoff im Darm. Damit schaffen sie Gegebenheiten für andere Bakterien, die Sauerstoff, aus den bereits berichteten Gründen, nicht schätzen. Der populäre Durchschnitt von probiotischen Bakterien wie Laktobazillen, bekannt von der Yoghurtherstellung, und Bifidobakterien passen sich zwanglos an. Unterstützt wird dieses bakterielle Konsortium durch die Zuckerzusammensetzung der Muttermilch, vorausgesetzt das Kindchen wird gestillt (Zivkovic et al. 2011). Über 3 Jahre hinweg organisiert sich und zwar von selbst eine Bakterienflora, die letztendlich dann unsere lebenslange Grunddarmflora bleibt. Auch die Hautflora, Mundflora usw. organisieren sich auf diesem Weg. Diese Floren sind die Mitgift unserer Mütter. Natürlich kommen immer wieder neue Aufgaben hinzu oder fallen im Lauf des Lebens weg. Gerade im Alter, wenn Menschen zunehmend zahnloser werden, verzichten sie auf Lebensmittel, die schwer kaubar sind. Das sind meist Lebensmittel mit viel Faser und Ballaststoffen wie Salat usw.. Dadurch werden eine Reihe Bakterien arbeitslos und suchen sich neue Arbeitsstellen.

Relativ konstant ist die Stammmannschaft. Wissenschaftler haben hierfür den wohlklingenden Begriff Kernmikrobiot entwickelt. Wie überall gibt es auch hier verschiedene Gruppen von Bakterien, die das Sagen haben. Je nach Gruppe formen sie im Darm Enterotypen: Die Prevotellagruppe (Eiweißspaltung), die Bacteroidesgruppe (Zuckerspaltung) und die Ruminococcusgruppe (Zucker- und Schleimstoffspaltung) (Arumugam et al. 2011). Welche dieser Gruppe sich nun bei uns im Darm breitmacht, hängt wahrscheinlich von der ererbten Darmflora, der eigenen genetischen Ausstattung sowie der Ernährung ab. Stehen mehr Früchte auf dem Speiseplan sowie Gemüse, stellen wir andere Bakteriengruppen an als beim Fleischverzehr. Neben der Stammmannschaft werden saisonal bestimmte Spezialisten zusätzlich verpflichtet. In der Rhabarberzeit gehört Oxalobacter zu den Saisonarbeitern. Oxalobacter sind auf die Verwertung von Oxalsäure, die reichlich in Rhabarber enthalten ist, eingefuchst.

Mit einer anderen Überraschung warten die Japaner auf. Die meisten Japaner sind Sushi-freaks, also roher Fisch oder Seetang mit gesäuertem Reis. Allerdings sind besondere Bestandteile der Algen bzw. Tang nur für den Japaner verdaubar (Hehemann et al. 2010). Bei den Japanern hat ein Darmbakterium, von dem im Meer lebenden Bakterium mit dem tollen Familiennamen Zobellia die entsprechenden Gene übernommen. So kommt es, dass Japaner ein Bacterium haben, das diese besonderen Bestandteile abbauen kann.

Seit etlichen Jahren machen neue Begriffe die Runde. Die meisten davon verdanken einer neuen Technologie ihre Existenz. Wollten Wissenschaftler gescheites über Bakterien von sich geben, waren sie darauf angewiesen, diese anzuzüchten. Dem widersetzte sich die eine oder andere widerspenstige Bakteriengruppe. Zu ihnen gehören Archaebakterien. Schon in Kapitel 1 hatten wir von den Archaebakterien gehört, die sehr mimosenhaft in Bezug auf Ernährung und Umwelt sind. So gelang es Wissenschaftler bis in die Mitte der neunziger Jahre und das nur mit großen Kopfständen 600 verschiedene Bakterienarten aus dem Darm anzuzüchten. Das änderte sich schlagartig mit der neuen Gentechnologie, der Sequenzierung des Erbinformationsmoleküls DNA. Heute kann z. B. die Darmflora mit modernster Technik (next generation sequencing) für unter 100,00 Euro in kurzer Zeit analysiert werden. Man hat dann die Erbinformation auf Höhe der vorhandenen Bakterienarten des gesamten Darmmikrobiots. Die Erbinformation aller Darmbakterien erhielt den wohlklingenden Namen Darmmikrobiom. Sie ist z. T. ein Quell unnützer Informationen, da derzeit keiner die Bedeutung der nahezu 2.000 verschiedenen Bakterientypen mit unterschiedlicher Erbinformation, Genotypen, kennt. Die neuen Sequenzierungstechnologien des Erbgutes ob als „next generation sequencing", nächste Generationsequenzierung, oder „nanopore sequencing", Sequenzierung über Nanoporentechnologie, als wegweisende Methoden der Zukunft liefern noch nicht standardisierte Ergebnisse. Sie können sich von Labor zu Labor erheblich unterscheiden. Wegen ihrer Fehleranfälligkeit bedürfen sie eines hohen methodischen als auch personellen Aufwandes. Ohne sehr gute

Biostatistiker sind viele Ergebnisse nicht das Papier wert, auf dem sie stehen.

Wahrscheinlich wird es eine Weile dauern, zu wissen, welche Hilfe uns nun die einzelnen Vertragspartner bieten. Eines ist jetzt schon klar. Der Mensch mit nur schlappen 20.000 Genen nimmt mit seiner Darmflora bis zu 3 Millionen bakterieller Gene in Dienst und erweitert so sein Stoffwechselrepertoire erheblich (Brüls und Weissenbach 2011). Die Neigung der Bakterien weitgehend sesshaft zu sein, hat zu einem weiteren Phänomen geführt. Die Mikrobiota bzw. Mikrobiome in einem Lebensraum verbinden Ähnlichkeiten, als ob sie Verwandte wären. Wissenschaftler, nie um Begriffe verlegen, haben hierfür die Bezeichnung Metagenom gewählt. Damit wollten sie andeuten, dass das Metagenom über das individuelle Mikrobiom eine gewisse Einheit darstellt, eben auf einer höheren Ebene. Der Vorteil dürfte offensichtlich in der Anpassung an die Umweltbedingungen des Lebensraums sein. Aufwändige Anpassungen und Neuverträge mit neuen Arbeitnehmern, sprich Bakterien, entfallen. Leider geht es nicht so einfach, ein neues Bakterium in Dienst zu stellen. Erst wenn Keime in die Gesamtmannschaft integriert sind und sich an den Körper des Bosses angenabelt haben, sind sie ein vollwertiges, stimmberechtigtes Mitglied des Mikrobiots (-bioms). Wir kennen das von probiotischen Bakterien. Sie können sich nicht dauerhaft integrieren. Nach wenigen Wochen sind sie ausgeschieden, obwohl sie in ihrer Phase als Gastarbeiter hilfreich sind.

Der Vorteil für den eukaryotischen Partner z. B. Mensch ist relativ klar. Er profitiert von einem stabilen Mikrobiot, auch seine Nachkommen (Blaser und Falkow 2009). Mit jeder Generation verstärken sich die Stabilität der Bakterienmannschaft und damit die individuelle Fitness. Unter Umständen geht sie für den Menschen mit geringerer Krankheitshäufigkeit durch Infektionserreger und einer längeren Lebenszeit einher (Dethlefsen et al. 2007). Solche Beziehungen bleiben auch in der Ferne erhalten. Auf Grund dieses Aspektes können Molekularbiologen die Herkunft eines Individuums relativ genau ermitteln.

Wie immer werden gerne die Kleinsten vergessen, das sind hier die Viren. Die Gesamtheit der Viren in einem Mikrobiot heißt Virom (Breitbart et al. 2003). Da Viren nicht von selbst wachsen, sondern eine Wirtszelle benötigen, spricht man nicht von „Virus-biota" sondern eben vom Virom. Der Anteil von hauptsächlich Bakteriophagen ist sowohl mengenmäßig als auch von der Anzahl der Virusarten nicht zu unterschätzen.

Dass es Viren z. B. in den Mikrobiota von Flüssen oder im Meer gibt, ist schon etwa 100 Jahre bekannt. Erst in den achtziger Jahren des 20ten Jahrhunderts erkannte man in Japan die medizinische Bedeutung dieser Zwerge (Furuse et al. 1983). Mit der kurzen Popularitätsspritze ebbte auch bald das Interesse ab. Auch einige wenige wissenschaftliche Arbeiten zur Bedeutung der Bakteriophagen z. B. in der menschlichen Darmflora haben keine Interessensstürme geweckt. Bleibt also nur für die Bakteriophagen und Menschen auf bessere Zeiten zu hoffen und zu warten.

Solange brauchen sich Bakteriophagen in Insekten nicht zu gedulden. Hier hat man schon festgestellt, dass sie eine Schlüsselrolle bei einigen biologischen Vorgängen wie Fruchtbarkeit spielen können (Bordenstein und Wernegreen 2004).

Einen besonderen Einfall hatten Termiten. Sie luden einen eukaryotischen Einzeller, Protist, als Gast zum Essen ein (Odelson und Breznak 1985). Das geschah nicht uneigennützig. Der Protist kann nämlich Zellulose abbauen. Damit macht er für Termiten Blätter zum Mittagessen verdaubar. Darüber hinaus verdienen Termiten und Protist einen Eintrag ins Guinness Buch der Rekorde. Sie bilden die älteste wissenschaftlich dokumentierte Kooperation auf diesem Gebiet.

3 BAKTERIELLE GESELLSCHAFTEN

3-2 Wo gibt es Mikrobiota

MIKROBIOTA GIBT ES EIGENTLICH überall dort, wo Archaebakterien oder Bakterien leben können. Allerdings gibt es Situationen, die mit einem Schlaraffenland für Bakterien vergleichbar sind. Hier können sie sich richtig austoben und immens vermehren. Im Kuhpansen bringen sie es auch auf eine Bevölkerungsdichte von zehntausend Billionen pro Gramm Panseninhalt. Mikrobiota im Meeresschlick unterscheiden sich in der Zusammensetzung ihrer Mitglieder von den Mikrofloren in der Erde. Wie wir schon gesehen haben, schreckt auch das heiße Wasser von Geysiren Bakterien nicht ab, ein beschauliches Gemeindeleben aufzubauen. In der Antarktis leben nicht nur Eisbären und Eskimos. Selbst im eiskalten Meerwasser fühlen sich Mikrofloren wohl (Winter et al. 2004).

Pflanzen stellen nicht nur an ihren Wurzeln Arbeitsplätze für Bakterien bereit sondern auch am Stamm und auf den Blättern (Ramirez-Puebla 2013). Tierische Lebewesen haben Kooperationsverträge mit bakteriellen Heinzelmännchen abgeschlossen. Somit sind körpereigene Mikrofloren keine Intelligenzleistung des Menschen. Selbst die „dümmste" Hummel hat welche. Allerdings während die anderen Lebewesen einschließlich der „dümmsten" Hummel ihre Heinzelmännchen schätzen und pflegen, trifft eher das Gegenteil für den modernen Menschen zu.

Dabei ist bei uns Menschen jedes Fleckchen Haut oder innere Schleimhäute mit einer speziellen Bakterienflora ausgestattet (Bouslimani et al. 2015). Die bekannteste und wohl am besten studierteste Flora ist die des Darms gefolgt von anderen wie die Scheidenflora und die Mundflora (Werk 2013). Natürlich kann man wissenschaftlich die Hautflora, als ein Beispiel, aufteilen. Dann findet man unterschiedlich zusammengesetzte Floren der linken und der rechten Hand (Bouslimani et al. 2015). Da wir uns mit rechts begrüßen, kommen wir in Kontakt mit den Hautfloren anderer Menschen. Fazit die rechte Hand weist in der Regel eine andere Flora als die linke auf.

Genauso findet man eine unterschiedliche Zusammensetzung der Hautflora in den verschiedensten Bereichen zwischen Mann und Frau. Hier nimmt man an, dass unterschiedliches Pflegeverhalten (Waschverhalten, Tattoos, Kosmetika und ihre Zusammensetzung) hauptsächlich dafür verantwortlich ist. Diese Thematik mag auf den ersten Blick banal und belanglos sein. Dennoch, die Bakterienfloren tragen zum Körpergeruch bei. Und von dem weiß man seit Jahren, dass er für die Partnerschaftswahl eine erhebliche Rolle spielt. Außerdem ist er, der Körpergeruch und damit die Hautflora, für das Sprichwort „ich kann ihn nicht riechen" verantwortlich, um seine Abneigung gegenüber dem einen oder anderen Mitmenschen auszudrücken.

Neue molekularbiologische Methoden haben darüber unseren Horizont erweitert. Mit ihnen kann man die DNA, also das Erbinformationsmolekül z. B. von Bakterien nachweisen. Wissenschaftler haben diese Methoden bei Körpergeweben angewandt, von denen wir geglaubt haben, dass sie bakterienfrei also steril sind. Umso erstaunlicher war es, dass sie in der Lunge und dem Mutterkuchen fündig wurden (Aagaard et al. 2014). Da die Bakterien nicht angezüchtet wurden bzw. anzüchtbar waren, spricht man hier von Lungenmikrobiom und Plazenta (Mutterkuchen)mikrobiom (Nuriel-Ohayon et al. 2016). Es liegen sogar Berichte für ein Augenmikrobiom vor. Auch auf den Herzklappen von Patienten mit Endokarditis, Herzklappenentzündung, hat man Mikrobiome nachweisen können (Werk 2013).

3 BAKTERIELLE GESELLSCHAFTEN

3-3 Was leisten Mikrobiota

WENN WIR ÜBER LEISTUNGSFÄHIGKEIT sprechen wollen, sind wir bei Bakterien richtig, ohne den Bienchen, den Ameisen usw. auf die Füße treten zu wollen. Ihre Stoffwechselleistung ist gigantisch, insbesondere, wenn sie als Gesellschaften auftreten. Wissenschaftler schätzen, dass unsere fleißigen Darmbakterien ca. 400.000 verschiedene Verbindungen bilden können. 40 % aller Stoffwechselprodukte in unserem Blut stammen aus bakterieller Werkstatt. Hiervon dienen einige der Energiebereitstellung für den Körper oder als Ausgang für körpereigene Moleküle. Wiederum andere haben regulierende Funktion. So wird der Eiweißbaustein Tryptophan zu Kynurein und Kynureinsäure abgebaut. Das Verhältnis dieser beiden Moleküle hat eine erhebliche Bedeutung für die Regulation und Funktion des Immunsystems. Eine umfassende Beschreibung der einzelnen Aspekte würde Bände füllen. Deshalb beschränken wir uns hier, nicht zuletzt aus Eigeninteresse, auf die Stoffwechselleistung der Darmflora und auch das nur ausschnittweise. Allein der Stoffwechsel im Darm ist schon ein erhebliches Unterfangen.

Was Pflanzen und Tiere mühselig zu großen Strukturen aus vielen Bausteinen, den Polymeren, aufgebaut haben, zerlegen die Darmbakterien in genauso mühseliger Art und Weise. Diese Polymere stellen die Hauptbestandteile unserer Nahrung dar: Eiweiße (z. B. aus tierischen Muskeln), Fette (z. B. aus Fettgewebe) und Kohlehydrate

(z. B. Pflanzenspeicherstoffe wie Stärke oder Pflanzenzellwände wie Zellulose). Obwohl der Abbau im Einzelnen sehr vielfältig ablaufen kann, lässt er sich schematisch in drei Phasen einordnen (Bender 1970). Dieser Vorschlag stammt von den berühmten britisch-amerikanischen Wissenschaftlern Hans Adolf Krebs und Hans Leo Kornberg, die sich intensiv mit dem bakteriellen Stoffwechsel auseinandergesetzt haben. Anzumerken ist, dass sowohl bei Bakterien als auch bei anderen Lebewesen der Stoffwechsel zwei wesentliche Aufgaben hat: Energie zu beschaffen und zweitens Grundsubstanzen für die Aufbauarbeiten des Organismus bereitzustellen. In einer ersten Abbauphase werden die Polymere in kleinere Einheiten mit nur wenigen Bausteinen durch spezielle Enzymwerkzeuge heruntergebrochen. In der Phase II werden diese in Einzelmoleküle abgebaut und teilweise unter Energiegewinnung verändert. Schließlich fließen diese Substanzen in Phase III in den zentralen Stoffwechsel, auch intermediärer Stoffwechsel genannt, ein. Der zentrale Stoffwechsel verknüpft Abbaureaktionen mit Energiegewinnung und Bildung kleiner Grundbausteine. Diese dienen als Ausgangssubstanzen für den Aufbau von Fetten, Eiweißen, genetischen Materialien usw. Bei der Energiegewinnung bildet sich die universelle Energiewährung ATP, Adenosintriphosphat. Mit ihr werden sämtliche Lebensprozesse eines Organismus unterhalten.

Bei Menschen ist der Dickdarm der Darmabschnitt, der am dichtesten mit unseren bakteriellen Heinzelmännchen besiedelt ist. Hier landet jede Menge an Nahrung für die Bakterien an. Zum ersten sind es die Nährstoffe, die im

Dünndarm nicht verwertet werden konnten. Allen voran sind es Ballaststoffe, die in Körnern, Salat, Chicorée, Topinambur, Haferflocken usw. enthalten sind. Chemisch gehören sie zu den Vielfachzuckern. Der Mensch kann sie primär nicht alle verwerten. Im Laufe unserer Aufrüstung zum Homo sapiens haben wir uns auf die Verwertung von Stärke als Vielfachzucker beschränkt. Das können wir allerdings hervorragend dank unseres genetischen Nachrüstpaketes, das Biologen als „human accelerated regions" bezeichnen. Diese Genregionen stehen für Gene, die die menschliche Entwicklung beschleunigt haben. Statt eines Gens für Amylase, die Stärke abbaut, haben wir davon vier Gene. Das erfreut uns mit raschem, effektivem Abbau von Stärke z. B. in Getreidemehl. Andererseits beschert uns das bei reichlichem Backteilchenverzehr mit wonnigen Hüft- und Bauchrundungen. Allerdings dürfte das das Karma des modernen Menschen sein. Leider war die Natur nicht so rücksichtsvoll eine Speckbremse einzubauen. Gott sei Dank konnten die Schuldigen schon identifiziert werden, die Firmicutes. Firmicutes, die „Zuckerbakterien-Mafia", sind eine Gruppe von Bakterien, die für besonders überschwengliche Bereitstellung von Energieträgern u.a. aus den Ballaststoffen zuständig sind. Abhängig von der individuellen Zusammensetzung der Darmflora ist entweder die Gruppe der Bacteroides-Bakterien oder die Gruppe der Ruminococcus-Bakterien, federführend beim Abbau von Polysacchariden wie Zellulose (Chassard et al. 2010). Ruminococcus gehört zur Gruppe der Firmicutes. Die meisten anderen Bakterienarten im Darm wie die berühmten probiotischen Bifidobakterien tun sich hier mit den ersten Abbauschritten schwer. Bacteroides wurde viel wissenschaftliches Interesse entgegengebracht. Diese Burschen sind perfekt für den Abbau von Vielfachzuckern ausgestattet (Rakoff-Nahoum et al. 2013). Sie besitzen 15 verschiedene Enzyme, die Polysaccharide abbauen können. Der Mensch ist leider oder erfreulicherweise leer ausgegangen. Sind Polysaccharide erst einmal etwas zerkleinert worden, kommt in Phase II des Abbaus die Feinarbeit. Dazu steht Bacteroides ein Repertoire an 226 Werkzeugen, sprich Enzymen, zur Verfügung (Sonnenburg et al. 2006). Bei der weiteren Verarbeitung sind unterschiedliche Bakteriengruppen einschließlich der Firmicutes und sogar Archaebakterien eingebunden (Bäkhed et al. 2005). Sie arbeiten wie Fließbandarbeiter Hand in Hand. Jeder macht seine Arbeit und das gut. Am Ende dieses Stoffwechselfließbandes kommen sogenannte kurzkettige Fettsäuren heraus. Die gebildete Menge pro Tag wird auf bis zu 1.000 kJ bzw. 240 kcal berechnet. Das entspricht 5 – 10 % des täglichen Energiebedarfes (Walker und Dai 1999). Im Vergleich dazu bringt es ein gestandener Gorilla auf satte 50 – 60 % (Frost et al. 2014). Zusätzlich werden Gase wie Kohlendioxid, Stickstoff, Wasserstoff und Methan gebildet. Letzteres liegt im Zuständigkeitsbereich der Archaebakterien z. B. Methanobacterium. Manchmal zur Betroffenheit der menschlichen Umwelt wird durch Spezialisten Schwefelwasserstoff, erkennbar am faulen Eiergeruch, produziert (Deplancke et al. 2000, Rey et al. 2013).

Kommen wir auf die kurzkettigen Fettsäuren zurück (Roy et al. 2006). Dabei fällt der absolute Löwenanteil auf Acetat (Essigsäure), Propionat (Propionsäure) und Butyrat (Buttersäure, nicht verwandt mit Butter). Diese drei

Substanzen haben es in sich. Sie üben tausenderlei Aufgaben im Körper aus. Wahrscheinlich decken wir über 10 % unseres gesamten Energiebedarfs über die Essigsäure. Propionsäure und Buttersäure haben mehr regulierende Funktionen. Insbesondere Buttersäure wirkt auf unser zweites genetisches System (Werk und Heinrich 2006). Damit bringt sie sich vielleicht nicht als erste zumindest jedoch als zweite Geige ein. Später werden wir uns ausführlicher mit ihrer Bedeutung auseinandersetzen (Kap. 4-1). Soviel sei jetzt schon verraten: Die Wirkungen auf unseren Körper sind krass. Nicht ganz zu Unrecht wird den Bakterien unterstellt, dass sie in unserem Körper mitregieren.

Jedoch begnügen sich unsere Heinzelmännchen nicht damit. Sie verstoffwechseln so ziemlich alles, was sie in die Hände bekommen. Polysaccharide sind zwar die Hauptquelle für kurzkettige Fettsäuren aber nicht die einzige (Werk und Heinrich 2006). Durch tägliche Zellmauser im Dünndarm, eine Dünndarmzelle wird nach 3 Tagen ausgetauscht, fluten eine Menge Zellen an. Die Menge entspricht fast einem kleinen Steak. Mit den Zellen landen auch Schleime (Mucopolysaccharide), die der Körper zum Schutz der Darmschleimhautzellen bildet, im Dickdarm. Unsere Dickdarmbakterien haben sich als Hauptaufgabe darauf spezialisiert, Nährstoffe, die im Dünndarm nicht aufgenommen werden, abzubauen. Also Eiweiße und Fette, die entweder aus Arbeitsüberlastung oder mangels Aufnahmemöglichkeiten weitergeschickt wurden. Gerade ein deftiger fetter Schweinebraten ist eine richtige Herausforderung für den Dünndarm und die Verdauungssäfte. Nach dem Motto: Wofür haben wir denn

Bakterien, landet das Zeug im Dickdarm. Leider ist irgendwann auch bei der Bakterien-Crew die Kapazität überschritten.

Jeder weiß, dass Überforderungen ein richtiger Quell für Unfug sind. Der berühmte Badearzt F. X. Mayr sah in der Störung des Darmflorastoffwechsels die Ursache für eine Selbstvergiftung, Autointoxikation. Diese ist seiner Meinung nach der Auslöser für eine Vielzahl von Krankheiten. Unter ungünstigen Bedingungen werden aus Eiweißen zu viele Substanzen wie Indol und Skatol gebildet. Skatol macht den typischen Stuhlgeruch. Beide Substanzen, es gibt noch viele mehr, schädigen Zellen. Eine üble Geschichte ist die Bildung von Schwefelwasserstoff (Rey et al. 2013). Schwefel-wasserstoff riecht wie faule Eier. Nicht nur der unangenehme Duft nach faulen Eiern macht diese Verbindung unsympathisch sondern auch ihre Wirkung auf den Körper. Schwefelwasserstoff ist ein Zellgift, das Darmschleimhautzellen schwer schädigen kann (Pitcher und Cummings 1996). Man vermutet, dass eine langfristige Belastung mit Schwefelwasserstoff Krebs auslösen kann. Zudem konkurriert die Schwefelwasserstoffbildung mit der Bildung von Methan und kann dadurch das Milieu für die fleißigen Bakterien erheblich belasten. Typisch ist auch die Herstellung von biogenen Aminen. Biogene Amine sind Abbauprodukte von Eiweißen. Charakteristische Amine sind z. B. Histamin aus dem Eiweißbaustein Histidin oder Tryptamin aus der Aminosäure Tryptophan. Somit nehmen wir Histamin nicht nur durch die Nahrung oder Wein auf, sondern unsere Bakterien im Darm können selbst genügend dieser Amine produzieren. Bakterien sind wie bereits gesagt Alleskönner.

Seit einigen Jahren sprechen Wissenschaftler über die Beteiligung von Stoffwechselprodukten an der Entstehung von Arteriosklerose oder seelischen Erkrankungen. Bakterien nehmen den Eiweißbaustein Tyrosin auseinander und bauen ihn zu einer Substanz mit unaussprechlichem Namen um. 3-(3-Hydroxyphenyl)-3 Hydroxypropionsäure, auch kurz und aussprechlich HPHPA genannt, scheint seelische Krankheiten wie Schizophrenie anzuheizen (Werk 2013). Möglicherweise besteht auch ein Zusammenhang mit Autismus-erkrankungen. Ein anderes Beispiel aus der Büchse der Pandora unerfreulicher Probleme ist die Entstehung von Arteriosklerose, Gefäßverkalkung oder gar Herzinfarkt. Bakterielle Witzbolde haben einen Stoffwechselweg ausgeheckt. Sie wandeln das unkritische Produkt Cholin z. B. aus der Zellmembrane von menschlichen Zellen in einen Schadstoff namens Trimethylamin-N-Oxid um. Als ob dies nicht ausreicht, kann diese Substanz auch eine Fettleber bewirken (Werk 2013). Neben diesen unerfreulichen Verbindungen produzieren die Kerlchen auch hilfreiche wie Vitamine z. B. B-Vitamine und Vitamin K_2.

Eine lang bekannte Geschichte ist die Umwandlung von Gallensäuren durch unsere Dickdarmbakterien (Duboc et al. 2013). Gallensäuren sind gedacht um Fette zu verteilen und für die Aufnahme durch den Körper aufzubereiten. Unsere Dickdarmbakterien sind an dem Recycling der Gallensäure wesentlich beteiligt. Ohne sie gingen erhebliche Mengen an Gallensäuren verloren. Wir müssten sie also teuer neu zusammenbauen. Mitbetroffen wäre möglicherweise auch ein Teil der Hormonregulation und der Ernährung. Hiervon betroffen wäre unter anderem Ghrelin, das für die Nahrungsaufnahme und Gewichtszunahme zuständig ist.

Wie immer gibt es jedoch auch welche, die aus der Reihe tanzen. Spezielle Clostridienstämme machen aus der harmlosen Gallensäure eine giftige Verbindung, die mit Dickdarmkrebs in Verbindung gebracht wird. Damit ist jedoch das Stoffwechselpotential der Bakterien im Darm noch lange nicht ausgeschöpft. Uns sollte besonders die Bakterienabteilung für die Verarbeitung von sogenannten sekundären Pflanzeninhaltsstoffen interessieren, als da wären Polyphenole, Anthocyane, Saponine und Tannine. Die chemischen Namen stehen für ganz reale und hilfreiche Stoffe, die uns einen hohen Gesundheitswert schenken. Das reicht von „Pflanzenöstrogenen", die in den Wechseljahren der Frau positiv unterstützen bis zur Vorbeugung von übermäßigem Prostatawachstum. Der Weininhaltsstoff Resveratrol schützt z. B. Gefäße und Herz.

Viele Substanzen haben darüber hinaus eine positive Wirkung auf Krebs. Allerdings helfen eine Reihe von Substanzen erst, wenn sie bei den Bakterien in der „Mache" waren (Cerda et al. 2005, Duynhoven et al. 2011). Diese basteln an den Molekülen herum, so dass sie dann ihre beobachtete Wirkung entfalten können. Heute liegt eine immense Menge wissenschaftlicher Untersuchungen über bioaktive Pflanzenstoffe und ihrer aktiven Abbauprodukte vor. Kaum ein Aspekt ist ausgespart. Entzündungen werden gemindert, Alterungsprozesse verlangsamt, ungesunde Zellvermehrung verhindert.

In der Menge der verschiedenen Bakterienarten der Darmflora findet sich immer ein Spezialist, der vor nichts zurückschreckt. Das geht soweit, dass Bakterienstämme das Chemotherapeutikum Methotrexat abbauen können (Zaharko et al. 1969). Entsprechend kommt weniger bei dem eigentlichen Ziel im Körper an und die Wirkung kann in Frage gestellt sein. Die Situation kann für den einen oder anderen Patienten unerfreulich werden. Vor über 30 Jahren beobachtete man mit dem Herzmittel Digitoxin immer wieder Überdosierungserscheinungen. Wenn das Medikament nicht ausreichend wirkte, wurde die Dosis langsam erhöht. Diese Form der Therapie bezeichnet man in der Medizin einschleichend. Was man zu Anfang nicht wusste: Bakterien aus der Darmflora haben sich z. T. an das Digitoxin angepirscht und es abgebaut (Linday et al. 1987). Da Digitoxin dann scheinbar nicht ausreichend wirkte, wurde die Dosis erhöht. Der Patient verzeichnete den Erfolg dieses Vorgehens mit den Symptomen einer Überdosierung.

Sehen wir von diesen Effekten ab und konzentrieren uns allein auf die Ernährung. Stellen wir uns vor, wir müssten also 10 bis 20 % der Energie durch zusätzliche Nahrungsaufnahme decken. Das mag auf den ersten Blick nicht besonders viel sein. Allerdings in der Praxis würde es uns eine ganze Menge an Zeit für Einkaufen, Essen kochen, Essen usw. kosten. Zeit, die uns für Fernsehen und mit Smartphone spielen, fehlen würde. Ganz davon zu schweigen, wie sich dies auf unsere Figur auswirken würde. Da hätten wir nämlich deutlich mehr zu verdauen, also nichts mit schlanker Taille.

Aber vergessen wir nicht die Stoffwechselleistungen anderer Bakterienfloren wie der Haut, der Scheidenschleimhaut oder des Mundes. Die Menge mag nicht so imponierend sein, aber ihre Bedeutung sollte nicht unterschätzt werden. Die Bedeutung der Hautflora für den Körpergeruch hatte ich bereits erwähnt. Hautbakterien machen sich zudem über die Farbstoffe, die bei der Tätowierung in die Haut eingebracht werden, her. Heute weiß man, dass sie diese Farbstoffe chemisch verändern können und damit z. T. giftiger machen. Das ist keine erfreuliche Nachricht für Tattoo-Freunde (Werk 2013).

Neben den Bakterienfloren von Tieren haben wir bereits über die schwer zu überschätzende Bedeutung des Stoffwechsels der Bakteriengesellschaften im Wasser und in der Erde gesprochen (McFall-Ngai et al. 2013). Sie sind an der Kompostierung und Mineralisierung von allem, was einmal ein Lebewesen war, beteiligt. Nicht immer erfreut uns der dabei gebildete Geruch. Ihre Arbeit ist jedoch unverzichtbar und derzeit ökologisch wünschenswert. Archaebakterien zusammen mit Bakterien haben in den letzten Jahren Anstellung in den Biogasanlagen gefunden, nachdem ihre Tätigkeit in den Silotürmen der Landwirtschaft nicht mehr so begehrt ist.

Eine seit Jahrtausenden von Menschen begrüßte bakterielle Arbeit ist die Stickstoffbindung zusammen mit einigen Pflanzen. Stickstoff ist trotz seiner Bedeutung für den Aufbau einiger wichtiger Biobausteine wie Aminosäuren nicht einfach erhältlich, da er üblicherweise nur in der Luft vorliegt. Hier helfen Bakterien in den Wurzelknöllchen von Pflanzen wie Lupinen, Stickstoff aus der Luft herauszuholen und organisch zu binden.

www.bakterien.com

3 BAKTERIELLE GESELLSCHAFTEN

3-4 Wie funktionieren Mikrobiota

IN DER EINLEITUNG ZU diesem Kapitel haben wir uns mit der Bevölkerungsdichte verschiedener bakterieller Gesellschaften beschäftigt. Bevölkerungsdichten unter zehntausend gibt es eher selten. Wie schaffen es Bakterien, dann innerhalb kurzer Zeit Organisations–strukturen und Informationswege aufzubauen, die für einen vielfältigen, geordneten Arbeitsablauf erforderlich sind? Das Ganze machen sie ohne Computer und Telefon. Stellen Sie sich vor, hundert Menschen würden willkürlich von der Straße geholt und müssten für sich innerhalb von einem Tag Notunterkünfte bauen. Das Ergebnis wäre trotz unseres Intelligenzfaktors mit großer Wahrscheinlichkeit bedrückend. Das würde auch nicht besser, wenn Organisation und Informationstechnologie vorhanden wären. Das lehren zumindest die Tiefbauämter in deutschen Städten. Kaum ist eine Straße hergerichtet, muss sie erneut aufgegraben werden, weil z. B. die Gasleitungen erneuert werden müssen. Wenig später nach Abschluss dieser Arbeiten müssen Telefonleitungen verlegt werden. Und das ganze Spiel beginnt von vorne. Würden Bakterien in den Frühzeiten der biologischen Entwicklung so unkoordiniert verfahren haben, wären sie ausgestorben und es gäbe keine Menschen.

Bakterielle Gesellschaften mit hunderttausend Milliarden Mitgliedern funktionieren so gut, weil sie sich an biologische Regeln halten, nach denen Leben funktioniert. Dies geschieht hier durch sich selbst ähnliche Strukturen und der Selbstorganisation. Das hört sich sehr theoretisch an, ist es aber nicht. Denken Sie an das Beispiel des Romanesco (vgl. 2-1). Tatsächlich haben amerikanische Wissenschaftler zeigen können, dass sich z. B. auf abgestorbenen Schleimhautzellen nacheinander ein Team aus verschiedenen Bakteriengruppen einstellt, die die Zelle als Arbeitsbühne benutzen und die Abbauschritte durchziehen (Bäckhed et al. 2005). Dieser Vorgang, wissenschaftlich Selbstorganisation genannt, ist ein grundlegendes Lebensprinzip. Entsprechend finden wir im Darm jede Menge von Plattformen, auf denen sich ähnlich zusammengesetzte Arbeitsteams in einer Lebens- und Arbeitsgemeinschaft friedlich selbst organisiert haben.

Da arbeiten die unterschiedlichen Gruppen wie Bacteriodetes (Bacteroides), Actinobakterien (wie Bifidobakterien) und Archaebakterien (wie Methano-bakterien) zusammen. Dieses Prinzip scheint erst einmal für die Bakteriengruppen zu gelten, die einen großen Anteil an der Bakterienbevölkerung einer Bakterien-gesellschaft ausmachen. Aber wie steht es mit denen, die nur ein kleiner Teil in der Bevölkerung sind? Haben sie eine Außenseiterfunktion? Die Antwort ist ein klares nein. Sie sind für die Gemeinschaft wichtig und unerlässlich. Schauen wir uns hierzu ein Beispiel an. Der berühmteste Darmkeim ist Escherichia coli. In der normalen Stuhlflora macht er gerade einmal ein Millionstel der häufigsten Keimgruppen aus. Man kann aufgrund seiner Häufigkeit wirklich nicht sagen, dass er äußerst wichtig ist. Dennoch ist er es. Für seine bakteriellen Mitbürger spielt er eine Art Feuerwehrfunktion. Die meisten sind solche, die Sauerstoff nicht vertragen. Er bringt sie ziemlich rasch um. Und hier kommt Escherichia coli als Feuerwehr ins Spiel. Er macht sich über den Sauerstoff her und verwertet ihn. Damit schafft er wieder die nötige Atmosphäre, so dass sich alle wohl fühlen und arbeiten können. Vorübergehend wird Escherichia coli zahlenmäßig bedeutsamer. Daher entsprechen hohe Keimzahlen von Escherichia coli oft Darmstörungen. Andere Bakterienarten haben die Aufgabe dafür zu sorgen, dass genügend Säure vorhanden ist. Weitere Bakterienarten sitzen auf der Reservebank. Sie werden aufgerufen, wenn Spezialistenarbeit wie der Abbau von Oxalsäure (enthalten in Rhabarber u.a.) auf der Tagesordnung steht. Um auf Änderungen und neue Anforderungen gleichsinnig reagieren zu können, bedarf es effektiver und rascher Informationswege. Ansonsten besteht die Gefahr, dass das harmonische Gefüge gestört wird. Die Nachteile für die Bakteriengemeinschaft und damit für den Gastgeber sind erheblich. Der geordnete Abbau der Nahrung wird gestört, so dass unerwünschte Substanzen mit potentiell schädlichen Eigenschaften vermehrt gebildet werden. Ein Beispiel hierfür ist das bereits erwähnte Trimethylamin. Entsprechend hat jede Bakteriengruppe Quorum sensing Moleküle. Quorum sensing Moleküle sind die Abstimmungszettel der bakteriellen Urdemokratie. Erst wenn sich genügend Bakterien zu Wort gemeldet haben, wird die Vermehrung beschleunigt oder bestimmte Eigenschaften aktiviert (Kaper und Sperandio 2005). Darunter zählt auch der Schutz vor ungünstigen Lebensbedingungen. Manche Bakterien überleben diese umso besser je mehr es von ihnen gibt. Ein solcher Umstand ist eine hohe Säurekonzentration im Arbeits- und Wohnbereich. Für den Menschen ist es eine pikante Sache, wenn sich Bakterien auf die Bedrohung durch Antibiotika hin Verstecke bauen (Kadam und Velicer 2006). In Biofilmen wohnen oft auch verschiedene Bakteriengruppen in einer Schleimumhüllung zusammen. Sie werden zwar nicht so optimal mit Nahrung versorgt, sind dafür aber weitgehend vor Antibiotika geschützt. Diese bleiben dann wie auf einem Klebestreifen auf der Filmoberfläche haften und werden nutzlos. Die cleveren Bakterien hingegen kommen ungeschoren davon. Ist die Gefahr, sprich die Antibiotikagabe, vorbei, geht es von neuem weiter. Auch Krankheitserreger nützen diese Stimmzettelmethode, leider für uns Menschen eine unfreundliche Angelegenheit. Der bekannteste Eiter- und Entzündungserreger Staphylococcus aureus bildet viele seiner sehr schädlichen Eigenschaften aus, wenn es eine ausreichende Anzahl von ihm gibt. Haben sich genügend Staphylokokken bereit erklärt, Krieg zu führen und eine entsprechend große Horde zusammengestellt, produzieren sie ihr aggressives Waffenpotential. Dazu gehören Enzyme, Stoffwechselautomaten, die das zu erobernde Gewebe zerstören und auch Giftstoffe, die die feindliche Abwehr schädigen.

Manchmal verteidigen sich Bakteriengesellschaften gegenüber bakteriellen Eindringlingen (Czárán und Hoekstra 2007). Um eine feindliche Übernahme zu verhindern, holen sie ihre Waffen aus der Waffenkammer. Dazu gehören Bakteriozine, Moleküle, die unerwünschte Bakterien schädigen oder gar abtöten. Diese Art der bakteriellen Selbstverteidigung erfolgt ebenfalls natürlich erst nach Abstimmung. Allerdings ist die Hürde für den

Einsatz dieser Verteidigung geringer als für andere Maßnahmen.

Ein weiteres Werkzeug, um bakterielle Gesellschaften zu regulieren, sind Antibiotika. Jetzt werden Sie sich überlegen, was sollen hier denn Antibiotika helfen. Man weiß doch, dass sie eher schädlich als hilfreich für Floren sind. Die Antwort ist ja und nein. Um ehrlich zu sein, es waren nicht die Menschen, die Antibiotika erfunden haben. Die Ehre gebührt den Bakterien. Jan Fleming war der Wissenschaftler, der verstand, was für ein wichtiges Phänomen er beobachtete und wie bedeutsam es war. Damit hat er die immensen Erfolge der modernen Infektiologie begründet. Allen war eine antibakterielle Medizin schon Jahrtausende bekannt. Die Wirkung von Propolis, einem Bienenprodukt, und verschiedenen Pflanzen war nicht nur der traditionell chinesischen Medizin klar sondern auch den Kräuterkundigen in aller Welt. Das ist beileibe keine besondere Leistung. Im Tierreich werden bestimmte Pflanzen bei Infektionen gegessen. Sogar die „dümmste" Hummel weiß sich aus der Apotheke der Natur zu helfen. Der Wissenschaftszweig, der sich hiermit beschäftigt, wird Zoopharmakognosie genannt; zu Deutsch: die Kenntnis von Heilmittel durch Tiere. Soziale Insekten wie Bienen oder Ameisen könnten ohne dieses Wissen nicht überleben. In ihren Bauten ist alles, was ein Bakterienherz begehrt: Wärme, Feuchtigkeit, reichlich Nahrung. Ohne antibiotische Substanzen fiel so ein Staat dem bakteriellen Abbau sofort anheim.

Auch in bakteriellen Gemeinschaften ist es gelegentlich erforderlich, sich zu aufdringliche Konkurrenten vom Leibe zu halten. Sogar von uns Menschen als gut, nützlich und lieb betitelte Bakterien wie Laktobazillen haben sich bewaffnet. Antibiotisch wirkende Substanzen wie Reuterin oder Acidophilin sind dabei ein echte Hilfe. Ebenso schützen sich Pflanzen vor Bakterien und Viren mit den sekundären Pflanzeninhaltsstoffen wie Thymol oder Geraniol. Diese Situation ist über Millionen Jahre im Gleichgewicht gewesen. Erst der übermotivierte Einsatz von chemisch veränderten und damit potenzierten Antibiotika hat Bakterien zu Gegenreaktionen geführt. Clever wie sie sind und mit freundlicher Unterstützung der Menschen haben sie sich die mannigfaltigsten Abwehrmechanismen einfallen lassen. Hier machten sich 3.5 Milliarden Jahre Erfahrung im Überleben bemerkbar.

Manchmal reicht jedoch die interne Regulierung nicht aus, um das soziale Gefüge von Bakteriengesellschaften stabil zu halten. Der soziale Frieden wird dadurch gestört, dass sich eine Bakteriengruppe der Gemeinschaft zu breit gemacht hat. Also keine Eindringlinge sondern richtige akzeptierte Mitglieder der Gesellschaft. Diese Aufgabe des Zurechtweisens wird durch die uns bereits bekannten Bakteriophagen ausgeführt (Winter et al. 2004). Die Bakteriophagen machen sich über die Profiteure her. Den Wachstumsvorteil durch Nahrung oder Milieuumstände haben sie erfolgreich umgesetzt. Nun wird er zu ihrem Verhängnis. Die Bakteriophagen schneiden diese unglücklichere Gruppe auf ihre angestammte Größe zurück. Wissenschaftler nennen dieses Prinzip unromantisch: „kill the winner – töte den Gewinner" (Barr et al. 2013).

Der Erfolg für die Stabilität und Funktionsfähigkeit der Gemeinschaft ist allerdings überzeugend. Entsprechend ist es wenig verwunderlich, dass es eine immense Zahl an verschiedenen Bakteriophagen gibt. Jede Bakteriophagenart steht nämlich nur auf ihre Bakterienart. Einem Escherichia coli-Bakteriophagen wird es nie in den Sinn kommen, sich mit einer anderen Bakterienart als mit Escherichia coli einzulassen. Das bedeutet letztendlich, in einer Bakteriengesellschaft gibt es für jede Bakterienart eine dazugehörige Bakteriophagenart. Erinnern wir uns daran, dass die Gesamtheit der Bakteriophagen in einem Mikrobiot als Virom bezeichnet wird. Derzeit wird in der Wissenschaft die Viromgeschichte noch nicht richtig berücksichtigt. Sehr zu unrecht. Japanische Wissenschaftler haben bereits 1980 beobachtet, dass sich Krankheiten wie Leukämie verschlimmern, wenn Bakteriophagen heftig an der Arbeit sind (Furuse et al. 1983).

Was wir bisher besprochen haben, war die Eigensteuerung des Mikrobiotes selber. Aber es sitzen auch noch andere Beteiligte am Tisch. Ein wichtiger ist natürlich der Arbeitgeber. Er hat verschiedene Telefonleitungen zu seinen Mitarbeitern verlegt. Darüber werden wir uns später ausführlich in Kapitel 4-3 unterhalten.

Zwei weitere Steuermänner sorgen für die Richtung, in die sich bakterielle Gemeinschaften bewegen. Der eine ist die Nahrung, das was auf den Mittagstisch der Bakterien kommt. Allgemein gehen Biologen davon aus, dass

Nahrung durch die gesamte Welt der Lebensformen die wichtigste Triebfeder für die biologische Entwicklung ist. Bis auf die Genebene hinunter kommt es zu Veränderungen. Erinnern Sie sich an das stärkespaltende Enzym Amylase. Der Mensch hat aufgrund seiner Vorliebe für stärkehaltige Lebensmittel darum Amylase gleich als mehrere Genkopien in seinen Chromosomen. Das ist allerdings keine Innovation. Das haben Bakterien auch drauf.

Ebenso wirkt sich die Nahrung auf die Zusammensetzung der bakteriellen Flora aus. Je vielfältiger sie zusammengesetzt ist, desto mehr bakterielle Arbeitsteams werden benötigt und auch eingestellt. Vielfältig bedeutet nicht Hühnchenfleisch, Rindfleisch, Schweinefleisch, Wurst und Schinken. Vielfältig bedeutet für Bakterien Früchte, verschiedene Sorten Gemüse, Getreide und etwas Fleisch. Interessanterweise finden wir derartige Zusammenstellungen der Ernährung besonders häufig dort, wo überdurchschnittlich viele Hochbetagte leben. Also in den „blue zones" wie Okinawa, Abchasien, Sardinien usw. (Werk 2017).

Bakterielle Gemeinschaften mit besonders vielen unterschiedlichen Arbeitsteams haben einen besonderen Vorteil: Sie bleiben langfristig stabiler. Bakterienfloren sind in der Vielfalt geeint und in der Gleichheit instabil. Die Stabilität der Mikrobiota zahlt sich auch für den Arbeitgeber aus. Seine biologische Fitness ist höher (Dethlefsen et al. 2007, Nicholson et al. 2005). Menschen mit einer relativ einfachen, instabilen Darmflora erkranken schneller und öfter als Menschen mit einer stabilen

Darmflora. Voraussetzung ist, dass die Bakterien ungestört und gut miteinander sprechen können. Aber das dürfte eigentlich für jeden Lebensbereich gelten.

Kommen wir zum zweiten Steuermann. Dieser wird im Fachjargon als Milieu bezeichnet. Ebenso wie Menschen wollen Bakterien für sie angenehme Lebensbedingungen. Das ist nicht nur die Atemluft oder der Wassergehalt usw.. Die Atemluft entspricht sicherlich nicht dem Geschmack eines Menschen. Für die absolut überwiegende Mehrheit der Darmbakterien sollte genügend Stickstoff, Wasserstoff und Kohlendioxid vorhanden sein, aber um Gotteswillen kein Sauerstoff. Dieser ist, wie wir bereits mehrfach gesehen haben, giftig für viele Bakterienarten.

Neben der Atemluft der Bakterien sollten weiterhin das Säure-Basenverhältnis, der Wassergehalt sowie die Salzkonzentration passen. Das Säure-Basenverhältnis wird fachlich mit dem pH-Wert der Konzentration der Wasserstoffionen, die im Milieu frei vorhanden sind, erfasst (Werk 2007). Der pH-Wert bestimmt die Richtung, in der Stoffwechselprozesse verlaufen und welche Produkte entstehen können. Auch die Geschwindigkeit, mit der solche Reaktionen vor sich gehen, wird dadurch bestimmt. Bei ungünstigem pH-Wert kann es passieren, dass lebenswichtige Reaktionen für einzelne Bakteriengruppen nicht ablaufen können und damit Produkte fehlen. Dann treten Versorgungsengpässe auf und führen im schlimmsten Fall zum Tod der betroffenen Bakterien. Gleichzeitig wird die Organisation und Funktion der Bakteriengesellschaft gestört. Ein Stabilitätsverlust ist nicht mehr vermeidbar.

Eng mit dem pH-Wert ist das Redoxpotential gekoppelt. Das Redoxpotential (rH-Wert) gilt als Maß für die elektrochemische Kraft, die chemische und biologische Reaktionen antreibt. Ein Beispiel hierfür ist die Energiegewinnung. Sie funktioniert nur, wenn ein genügend großes Gefälle zwischen dem Redoxpotential von A nach B besteht. Schließlich fließt Wasser von sich aus auch nicht den Berg hinauf. Gleichzeitig repräsentiert das Redoxpotential die biologische Qualität, das „Lebendige" in Lebensmittel (Hoffmann 1997). Die Aussagekraft geht jedoch darüber hinaus. Messungen bei Patienten mit Krankheiten wie Krebs oder Rheuma zeigen einen deutlich schlechteren rH-Wert als bei Gesunden. Auch Bakterien reagieren auf ein ungünstiges Redoxpotential. Sie drosseln ihren Stoffwechsel. Wenn das nicht hilft, sterben sie ab.

Jeder von uns weiß, dass Wasser ein Lebensspender ist. Daher wird die Regel mindestens eineinhalb Liter pro Tag zu trinken, weitgehend befolgt. Nun, Bakterien brauchen keine eineinhalb Liter aber eine angemessene Menge an Wasser. Daher setzt man schon seit Jahrtausenden die Trocknung von Lebensmitteln egal ob bei Weintrauben, Tomaten, Schinken oder Fisch ein, um sie haltbar zu machen. Die Regel ist einfach: zu wenig Wasser und Bakterien können nicht wachsen und sich vermehren.

Gase wie Kohlendioxid oder in Wasser gelöste Mineralien haben im Allgemeinen nicht die Gewohnheit hocken zu bleiben, wo sie sind. Festnageln kann man sie auch nicht. Hier hilft eine Begrenzung, die verhindert, dass benötigte Gase oder Mineralien sich aus dem Staub machen. Das ist mit dem Darm bei Tier und Mensch besonders gut gelungen. Daher dürfte die enorm große Bakterienbesiedlung im Darm nicht verwunderlich sein. Die Natur hat die tierischen Arbeitgeber mit optimalen Produktionsstätten für die bakteriellen Arbeitnehmer ausgestattet. Eine Darmwand zusammen mit einer einlagigen Schleimhautzellschicht sorgt für konstante Zusammensetzung der Atemluft für Bakterien (Whitman 1998). Auch die physikalisch-chemischen Steuerfaktoren wie pH-Wert und das Redoxpotential bleiben über die Zeit weitgehend konstant. Bei den Säugetieren kommt noch die Vollklimatisierung hinzu. Die konstante Wärme von ca. 37°C ist für die Bakterien eine Wohltat. Da läuft die Arbeit bei ihnen so richtig geschmiert und sie werden immer mehr. Zur Stabilität tragen ihre Organisation und ihr notorischer Hang Regeln einzuhalten bei. Sogar Eindringlinge in Form von Krankheitserregern haben dann einen schlechten Stand. Die bakteriellen Gesellschaften schmeißen solche unerwünschten Typen raus und lassen sich ihr Leben ungern vermasseln (Popat et al. 2008). Wissenschaftler bezeichnen dieses Vorgehen als Kolonisationsresistenz. Im Englischen Sprachgebrauch wird es etwas klarer. Hier heißt es infection resistance, zu Deutsch Infektionsresistenz. Wir Menschen sollten diesen Beitrag unserer Mitarbeiter sehr schätzen. Die Infektionsresistenz erspart uns etliche unerfreuliche Ereignisse.

Kommen wir noch einmal auf die Darmschleimhaut zurück (Chichlowki und Hale 2008). Die Natur hat sich hier eine high tech-Entwicklung einfallen lassen. Dagegen ist die chinesische Mauer technisch gesehen ältlich. Der

Schleimhaut steht eine immense Menge an Bakterien gegenüber. Bricht der Damm ist der Einstrom von Bakterien kaum aufhaltbar. Am falschen Ort zur falschen Zeit können unsere Heinzelmännchen dann viel Schaden anrichten. Auch ohne große Defekte der Darmschleimhaut bringt der Einstrom von Bakterien erhebliche Probleme mit sich. Nach meinen langjährigen Erfahrungen begleitet die meisten Krankheiten, angefangen von Zahnfleischentzündungen über Zuckererkrankung, Depression bis hin zu Krebs, eine funktionelle Störung der Darmschleimhaut. Daher ist es wenig verwunderlich, dass sich bei Störungen der Darmschleimhaut regelmäßig auch eine Störung der Darmflora nachweisen lässt. Deshalb kann die Darmflora nicht unabhängig von der Darmschleimhaut betrachtet werden. Ähnliche Regeln gelten sowohl für die Arbeits- und Lebensbedingungen in der Scheide und im Mund. Entsprechend versammeln sich auch hier enorm viele Bakterien. Bakterielle Gesellschaften, die nicht in klimatisierten Bereichen wie im Darm arbeiten können sondern z. B. auf der Haut unter freiem Himmel, sind in gewisser Weise benachteiligt. Solche bakteriellen Gemeinschaften haben eher eine geringere Anzahl an Mitarbeitern. Schließlich sind hier die Arbeits- und Lebensbedingungen nicht so komfortabel. Keine physikalische Begrenzung wie im Darm schützt das Milieu und hält es konstant. Schwankungen in Wasser- und Mineraliengehalt, pH-Wert usw. ziehen für die Mikrobiota unsichtbare aber wirksame Grenzen. Sie verändern sich rasch durch Schwankungen im Milieu. Auf unserer Haut leben an die unterschiedlichen Milieubedingungen angepasste Bakteriengesellschaften wie Staaten in einer föderalen Union. Sie haben alle eine eigene Zusammensetzung ihrer Mitglieder.

Bakterienfloren im Meer, Flüssen oder in der Erde leben ebenfalls innerhalb unsichtbarer Grenzen. Ohne die bereitgestellten komfortablen Arbeits- und Wohnstätten müssen sie mehr Energie in die Organisation und Konstanz des Milieus stecken.

Wir sehen also, dass das Leben von Bakterien und bakteriellen Gemeinschaften nicht so einfach ist. Sie müssen sich mit einer enormen Menge an Einflüssen herumschlagen. Umso erstaunlicher ist, wie hervorragend die kleinen Tausendsassa damit umgehen können. Ihre Gemeinschaft ist fair und lässt jedem Mitglied genügend Spielraum, um gut leben zu können. Sie haben sich zu einem Stabilitätspakt zusammengeschlossen.

3 BAKTERIELLE GESELLSCHAFTEN

3-5 Was ist eine Dysbiose

IN DER REGEL NEIGEN Wissenschaftler eher zu einer trockenen und wenig anschaulichen Ausdrucksweise. Erstaunlicherweise weichen sie gerade auf dem Wissenschaftsgebiet der bakteriellen Gesellschaften hiervon ab. So lautet der Titel einer wissenschaftlichen Veröffentlichung: „An alliance gone bad" (übersetzt „Eine Beziehung, die schief gegangen ist") (Chichlowki und Hale 2008). Dies ist eine sehr treffende Beschreibung einer Dysbiose, der Beziehungskrise einer bakteriellen Gemeinschaft.

Bakterielle Gemeinschaften oder Staaten leben in einer Basisdemokratie. Bakterien wählen keinen Kanzler oder Präsidenten. Auch gibt es keine herrschende Klasse. Jedes Bakterium und jede Bakteriengruppe leistet ihren Beitrag zum Gesamtbruttosozialprodukt des Bakterienstaates. Dafür dürfen sie sich auch in angemessener Weise von den Produkten der Gemeinschaft bedienen. Natürlich gibt es auch hier Betrüger („cheater"), die sich mehr nehmen als ihnen zusteht (Velicer 2003).

Der Hauptgrund, warum bakterielle Staaten gut funktionieren, liegt in ihrer Bereitschaft Gemeinschaftsregeln einzuhalten. Darüber hinaus kann jedes Bakterium einer Gemeinschaft bei Problemen abstimmen (Quorum sensing). Das Beste ist jedoch, dass jede Stimme zählt und erst gehandelt wird, wenn genügend Stimmen da sind. In anderen tierischen Gemeinschaften und Staaten bestimmt nur einer, wo es lang geht. Bei den Bienen ist es die Bienenkönigin und bei den Wölfen der alpha-Wolf. Nach den Ausführungen des Verhaltensforschers Konrad Lorenz hat man Glück, wenn man Pavian ist. Denn der Staat der Paviane ist der einzige, in dem der klügste regiert, so der Nobelpreisträger. Deshalb sind Krisen in bakteriellen Staaten nicht das Ergebnis von Fehlentscheidungen einzelner Bakterien oder Bakteriengruppen. In der Regel werden Krisen hier durch äußere unvorhersehbare Einflüsse ausgelöst. Bei Bakterienstaaten wie der Darmflora und nicht nur dort liegt der schwarze Peter in der Regel beim Arbeitgeber, z. B. dem Menschen.

Eine Dysbiose zeichnet sich durch verminderte Stabilität der Bakterienflora aus. Bakteriengruppen werden dezimiert oder verschwinden ganz. Die Gemeinschaft arbeitet und produziert auf Sparflamme oder gar Ausschuss. Wissenschaftler befürchten ein Zeitalter mit verschwindenden Mikrobiota (Blaser und Falkow 2009). Krisengebeutelte bakterielle Staaten finden wir unter anderem bei dem Bodenmikrobiot und bei der Darmflora des Menschen.

Wie fast bei jeder gemischten Gesellschaft gibt es bei den bakteriellen Mitgliedern, diejenigen, die einfach nur lieb und hilfreich und andere die kritisch zu beäugen sind. Hat eine bakterielle Gesellschaft eine Anstellung bei einem Lebewesen, z. B. Mensch, gefunden, bezeichnen Wissenschaftler die netten und hilfreichen als Symbionten (Matsen 2015). Von ihnen geht keine Gesundheitsgefährdung aus. Anders steht es mit der zweiten Gruppe. Wittern sie Morgenluft oder ist ihnen eine Laus über die Leber gekrabbelt, werden die normalerweise neutralen Kerle aggressiv. Sie fangen Streit mit den anderen im Staate und mit dem Arbeitgeber selber an. Sie kramern ihr Infektionserregerpotential aus der Mottenkiste hervor. Diese Bakterien heißen als Gruppe Pathobionten (Popat et al. 2008). Tatsache ist jedoch, dass sie im normalen Betrieb integriert sind. Sie gehören einfach dazu und erfüllen auch Aufgaben in der Gemeinschaft. Die Erreger der Lungenentzündung, die Pneumokokken, und die Erreger der Hirnhautentzündung, die Meningokokken, sind solche Pathobionten. Sie gehören der normalen bakteriellen Flora des Rachens an (Blaser und Falkow 2009). Über Jahrhunderte und viele Generationen hinweg hatte sich eine stabile Beziehung zwischen der bakteriellen Flora einschließlich der Pathobionten und dem Menschen ausgebildet. Ausbrüche der Krankheiten erfolgten in der Regel bei Störungen der Balance zwischen den Bakterien und dem Menschen.

Für den Immunfitten stellt dies ein überwindbares Problem dar. Wegen des Risikos insbesondere für Kinder und ältere Menschen wurden Impfungen gegen diese Erreger entwickelt und eingesetzt. Mit der Impfung wurden erwartungsgemäß die Pneumokokken und Meningokokken verdrängt. Allerdings führte die Impfung zu einer Dysbiose, einer Veränderung der Zusammensetzung der bakteriellen Rachenflora (Blaser und Falkow 2009). Dies ging leider mit einem Funktions- und Stabilitätsverlust einher. Da die Infektionsresistenz herabgesetzt wurde, konnten unangenehmere Zeitgenossen wie Staphylococcus aureus die frei gewordenen Plätze der Pathobionten einnehmen. Unerwarteter Weise ist es zur raschen und übermäßigen Verbreitung von Staphylococcus aureus gekommen. Einer bedenklichen Ausbreitung von hochresistenten Staphylokokken (MRSA-Stämme) kann damit Vorschub geleistet werden.

Seit über 60.000 Jahren leben der Magen des Menschen und ein Bakterium namens Helicobacter pylori in einer intimen Beziehung. Er war bis vor wenigen Jahrzehnten der unangefochtene Star der Magenflora (Blaser und Falkow 2009). Verwandte von ihm leben in den Mägen von Vögeln und Säugetieren. Helicobacter-Bakterien haben im Laufe dieser Jahre eine Reihe von Spezialdienstleistungen wie die Regulierung des Immunsystems übernommen. Vor über 30 Jahren entdeckten australische Wissenschaftler einen Zusammenhang zwischen Helicobacter pylori und Magen- und Zwölffingerdarmgeschwür sowie Magen- und Zwölffingerdarmkrebs. Mit zunehmender Akribie verfolgten Mediziner nun Helicobacter pylori und bombardierten ihn mit Antibiotika. Hatten 1900 noch über 80 % der Menschen Helicobacter pylori im Magen, so waren es 1995 nur noch 10 %. Durch diese Maßnahmen hatte die Magenflora ihre Stabilität und Funktion verloren und eine Dysbiose hatte die ursprüngliche natürliche Magenflora ersetzt.

Die Verdrängung von Helicobacter und seine angenommene Beteiligung an den Krankheitsgeschehen war mit einer veränderten Immunitätslage erkauft worden. Mit Verschwinden von Helicobacter und der sich daraus ergebenden Dysbiose der bakteriellen Magenflora nahm die Häufigkeit von Allergien zu. Die positive

Beeinflussung des Immunsystems, die über zigtausende von Jahren dem Menschen geholfen hatte, ist damit möglicherweise unwiderrufbar verloren. Leider wiederholt die Natur keine Entwicklung. Was verloren ist, bleibt verloren.

Beide Beispiele zeigen, wie effektiv wir unsere bakteriellen Gesellschaften verärgern und in eine Dysbiose drängen können. Antibiotika gehören entsprechend ihren Eigenschaften zu dem effektivsten Wege, eine Dysbiose zu etablieren (Nicholson et al. 2005). Bei unserer Haut erreichen wir das durch unseren Lebensstil. Übermäßiges Duschen, desinfizierende Seifen oder Körper-waschlotionen nerven die Hautflora ebenso wie Deosticks. Einfacher, billiger und gesünder verändert Hirschhornsalz den bakteriellen Stoffwechsel des Schweißes und verhindert unangenehmes Müpfeln. Ein Problem stellt der übermäßige Gebrauch von desinfizierenden Intimwaschlotionen dar. Eine Dysbiose der Scheidenflora mindert den Schutz der Scheide und der weiblichen Unterbauchorgane vor Infektionen wie durch Chlamydien. Im ungünstigsten Fall kann dies Unfruchtbarkeit nach sich ziehen.

Wesentlich vielfältiger sind die Möglichkeiten die Darmflora zu beeinflussen und eine Dysbiose zu provozieren. Das beginnt bereits mit der Geburt. Hier werden schon die ersten Weichen gestellt. Kinder sind im Mutterleib keimfrei, also nicht mit Bakterien besiedelt. Bei der natürlichen Geburt verlässt das Baby den Mutterbauch durch den Geburtskanal (Fachbegriff) also durch die Scheide. Dabei nimmt es unwillkürlich

Scheidenbakterien z. B. Laktobazillen auf. Diese zusammen mit Hautkeimen und Bakterien aus dem Darm wie Escherichia coli machen sozusagen die Starterkultur für das Neugeborene aus. Innerhalb kürzester Zeit ist der kleine Wicht auf der Haut, im Mund usw. mit Bakterien besiedelt. Auch die bakterielle Eroberung des Darms nimmt seinen Lauf. Schrittweise verändert sich die Zusammensetzung und Funktion der neugegründeten bakteriellen Staaten. Dabei helfen die Muttermilch und ihre Zuckerzusammensetzung. Diese unterstützt nämlich maßgeblich Bifidobakterien, renommierte Vertreter der Symbionten. Knuddeln und Herzen erweitern das Spektrum der Symbionten um Bakterien aus dem Familienbakterienpool.

Insgesamt kommt so ein munteres Völkchen zusammen. Die gegenseitige Verständigung zwischen den Bakterienfloren und dem Menschlein wird besser und stabiler. Gibt es neben der Muttermilch dann zusätzlich Brei wie Karottenbrei wird der Aufgabenbereich der bakteriellen Gesellschaft breiter. Sie muss eine Abteilung für den Abbau pflanzlicher Produkte aufbauen. Ebenfalls sind Abteilungen für den Abbau und die Entgiftung von Xenobiotika, Stoffe, die nicht in der Natur vorkommen wie Medikamente und Farbstoffe, erforderlich. Eine weitere Abteilung beschäftigt sich mit der Produktion von Vitaminen. Läuft alles gut, ist mit ca. drei Jahren die Darmflora stabil und mit der eines gesunden Erwachsenen vergleichbar.

Leider können viele Kinder nicht den geraden Weg zu einer optimalen Darmflora gehen. Für etliche nimmt die

Dysbiose schon früh ihren Lauf, d.h., zum Teil schon vor der Geburt. Bereits in einer gut verlaufenden Schwangerschaft verändert sich die Darmflora der Mutter, ohne dass es von Krankheitswert wäre (Nuriel-Ohayon et al. 2016). In den verschiedenen Phasen der Schwangerschaft reagiert die Darmflora auf die unterschiedlichen Bedürfnisse und die Schwangerschaftsphasen der werdenden Mutter. Allerdings zeigen Studien, dass Stoffwechselstörungen wie Übergewicht oder Diabetes zu ungünstigen Verschiebungen der mütterlichen Darmflora führen können. Vielen Schwangeren werden zudem vor der Entbindung Antibiotika verordnet. Die Scheidenflora wird gestört und das bakterielle Grundkapital des Neugeborenen ist alles andere als optimal. Noch ungünstiger läuft es für das Kind bei einer Kaiserschnittgeburt (Meyer 2015). Hier ist nichts mit einer ordentlichen Mischung aus Symbionten der Mutter. Die bakterielle Flora muss sich mühsam ihre Mitglieder zusammensuchen. Dabei greift sie aufgrund der Situation ab und zu daneben.

Eigentlich unerwünschte Keime, die in der Neugeborenen-Station und auf den Krankenschwestern herumlungern, werden angestellt. Fehlt dann noch das Stillen, ist eine langfristige Dysbiose so sicher wie das Amen in der Kirche. Die Kaiserschnittgeburt ist keine Ausnahme. In manchen Ländern wie Zypern kommt jedes zweite Kind auf diesem Wege zur Welt (Meyer 2015). Ein italienischer Frauenarzt erzählte mir, dass in Rom der Anteil an Kaiserschnittgeburten noch höher sei. In Deutschland gilt dies für 31 % der Neugeborenen. Um sein bakterielles

Erbe betrogen zu werden und mit einer light-Version der Darmflora sein Leben zu beginnen, bringt erhebliche Nachteile. Einer ist auf jeden Fall die Chance dicker zu werden.

Auch im späteren Leben haben wir große Chancen eine Dysbiose zu entwickeln. Im Vordergrund steht die Schädigung der Darmschleimhaut. Probate Mittel sind Stress, viele Medikamente und dabei nicht nur Chemotherapeutika sowie der Lebensstil. Dabei helfen eine einseitige Ernährung, hektisches Essen und unregelmäßige Essenszeiten und die letzte Mahlzeit zu möglichst später Tageszeit. Eine gesteigerte Durchlässigkeit der Darmschleimhaut garantiert eine Dysbiose. In der Regel entwickelt sich auf Basis der Darmschleimhautstörung eine nachgeordnete Milchzucker- (Laktose) und eine Traubenzucker- (Fruktose) Unverträglichkeit (Intoleranz). Früher waren Infektionserreger wie Darmviren, Parasiten und bakterielle Infektionserreger die häufigste Ursache für Dysbiosen. In Europa und den USA haben sie jedoch die Führung an den Lebensstil abgeben müssen. Die Auswahl an Möglichkeiten, sich eine Schleimhautstörung zusammen mit einer Dysbiose anzueignen, ist also riesengroß.

Noch nicht einmal das Erdmikrobiot kann sich vor Dysbiosen schützen. Auch hier ist der Fortschritt hilfreich. Früher erlaubte man dem Ackerland, sich nach der Ernte mittels der Dreifelderwirtschaft zu regenerieren. Dank Kunstdünger haben wir eine veränderte Mineralienzusammensetzung im Boden. Dadurch ist das Gleichgewicht der Bodenflora verloren gegangen.

Düngung mit Gülle aus Großzuchtbetrieben verschiebt das Redoxpotential und den pH-Wert des Bodens. Die Dysbiose ist dann nur der konsequente Schritt der Bakterienflora, insbesondere dann, wenn mit der Gülle Antibiotika oder andere Fremdstoffe ausgebracht werden. Die Studien von Landwirtschaftswissenschaftlern belegen die zunehmend schlechtere biologische Qualität der Ernten (Hoffmann 1997). Gleichzeitig gelangen über die Pflanzen Bakterien in Mensch und Tier. Sie haben sich an den Zusatzbonus so gewöhnt, dass das eine oder andere Boden-/Pflanzenbakterium in der Darmgemeinschaft eingestellt wird. Das sind im optimalen Fall Bakterien, die Pflanzengerbstoffe, Tannine, abbauen können oder Gifte, die in die Landwirtschaft eingebracht werden. Aufgrund der aktuellen Entwicklung der Landwirtschaftstechnik werden jedoch z. T. im Bodenmikrobiot Keime angefunden, die wir nicht haben wollen. Die Dysbiose des Bodenmikrobiots kann sich daher unerfreulich auf Mensch und Tier auswirken.

3 BAKTERIELLE GESELLSCHAFTEN

3-6 Besondere Formen des Zusammenlebens von Bakterien mit höheren Lebewesen

IN KAPITEL 1 HABEN WIR uns die Frage nach der Bedeutung von Bakterien für uns gestellt. Die Frage nach dem „Was wäre, wenn" hat für Tiere und Pflanzen und damit auch für uns eine kaum zu überschätzende Bedeutung. Eine große Zahl von „joint venture", Zusammenarbeiten, macht dies überdeutlich. Alle können wir hier nicht im Einzelnen besprechen. Einige Beispiele aus dem Wunderland bilateraler Beziehungen von Bakterien zu anderen Lebewesen lassen den Werbeslogan „Welt der Connectivity" blass ausschauen. Diese enorme Verzahnung hat zu einer beide Vertragspartner fördernden, symbiontischen Entwicklung geführt, die Wissenschaftler als Coevolution bezeichnen. Das bedeutet im Klartext, die stattgefundene Entwicklung wäre ohne den Vertragspartner Bakterien nicht oder nicht in dieser Form abgelaufen. Unsere jetzige Pflanzen- und Tierwelt ist ein Ergebnis dieser Coevolution.

Was kann diese mehr unterstreichen als die Vererbung von spezifischen Bakterien bzw. bakteriellen Gemeinschaften. Nicht nur beim Menschen sondern allen Säugetieren werden die bakteriellen Floren von der Mutter an die Nachkommenschaft bei dem Geburtsakt weitergegeben. Das trifft für Mäuse genauso wie für Elefanten zu. Für alle gilt: Mutter macht's.

Aber wie steht es bei Pflanzen? Erwerben sie ihre bakteriellen Floren nur aus der Umwelt und gibt es keine „Vererbung" von Bakterien? Für eine Reihe von Pflanzen konnte diese Frage beantwortet werden. Vermutlich dürfte dieser Weg für alle Pflanzen gelten. Insbesondere für solche, für die die bakterielle Flora des Sämlings besonders wichtig ist. Hierzu zählt Reis, Eukalyptus und Mais (Johnston-Monje und Raizada 2011). Bei Mais gibt es eine „Vererbung" von Bakterien. Die Maiskörner enthalten in ihrem Inneren eine Bakterienart. Während des Keimens wandert das Bakterium in die Wurzeln und von dort auf die Wurzeloberfläche. Dort angelangt bilden diese Bakterien den Grundstock der lebenswichtigen Wurzelflora. Der Vorgang hat nicht nur wissenschaftliches Interesse. Wird der Übertragungsweg durch Bearbeitung des Samens gestört, weil die zu „vererbenden" Bakterien geschädigt werden, hat dies eventuell erhebliche Konsequenzen. Dadurch kann es sein, dass die Versorgung der Pflanze durch eine geschwächte bakterielle Wurzelflora flach fällt und die Ertragskraft der Pflanze geschwächt wird. Im schlimmsten Fall heißt das eine kleinere Ernte.

Auch bei eukaryotischen Einzellern gibt es Formen des Zusammenlebens, die einem das Staunen abringen kann. So bei dem Wesen mit dem fantastischen Namen Myxotricha paradoxa. Das Verhalten von Myxotricha ist genauso interessant wie sein Name. Man sage nicht, dass Wissenschaftler keinen Sinn für Humor haben. Dieser Organismus hat keine Energiekraftwerke, Mitochondrien. Also sammelt er eine bestimmte Zahl an Bakterien, die ihn mit Energie versorgen. Überzählig aufgenommene

Bakterien hingegen werden wohl mit gutem Appetit verdaut. Hieraus kann man sehen das Myxotricha nicht nur die richtigen Bakterien überzeugen kann, sondern auch in der Lage ist zu zählen.

Kehren wir zur Tierwelt zurück. Amerikanische Wissenschaftler haben ein sehr schlagkräftiges Beispiel für Bakterien-Tier-Beziehungen entdeckt und zwar Tintenfische. Hawaiianische Zwergtintenfische kommen mit einem Handicap auf die Welt. Sie werden nicht voll entwickelt geboren. Genau bedeutet das, dass ihnen vorerst die Fähigkeit fehlt, sich vor dem unfreundlichen Getier um sie herum „unsichtbar" machen zu können. Sie haben kein Tarnprogramm (Chun et al. 2008). Natürlich erschwert das das Überleben im Meer ungemein. Eine Reihe von Lebewesen finden Tintenfische genauso lecker, wie viele Menschen frittierte Tintenfischringe gerne essen. Die Rettung für die Tintenfische kommt in Form eines Bakteriums mit dem passenden Namen Vibrio fischeri.

Nach dem Schlüpfen sammelt das Tintenfischchen innerhalb weniger Minuten eifrig den richtigen Partner aus hunderten von Bakterien aus dem Meerwasser. Dazu bilden die Hautzellen auf ihrer Oberfläche einen Schleim, der für ein bestimmtes Vibriobakterium besonders schmackhaft ist. Mit der Besiedlung werden eine Reihe wichtiger Entwicklungsschritte eingeläutet. Als erstes trennt sich das Tintenfischlein von den Oberflächenhautzellen, die nicht mehr für den Kontakt zu den neuen Freunden gebraucht werden. In nur 3 bis 4 Stunden versammeln sich die bakteriellen Helfer in dem Bereich, der sich später zum Lichtorgan verändern soll.

Diese Veränderungen werden unter anderem durch bakterielle Produkte eingeleitet, die einige hundert Gene des Tintenfischleins manipulieren. Ist erst einmal das Lichtorgan geformt, können die bakteriellen Mitarbeiter das tun, was sie unter vielen Bakterienarten hervorhebt. Sie machen Licht, so dass das Tintenfischchen anfängt zu leuchten. Damit erscheint es im Mondschein nicht mehr als dunkler Fleck sondern als Lichtspiel des Mondlichtes, eine Supertarnung, da es quasi unsichtbar wird. Faszinierend ist, dass die Lichtbildung über Quorum sensing, der Abstimmungsmethode von Bakterien, gesteuert wird. Das An- und Ausschalten des Lichtes, d.h. tagsüber Licht aus und nachts Licht an, steuern Bakterien und Tintenfischchen gemeinsam.

In der Zwischenzeit haben sich die hawaiianischen Zwergtintenfische als wissenschaftliches Modell, wie Bakterien-Tier-Symbiosen entstehen können, einen Namen gemacht.

Auch Insekten haben ihren Narren an Bakterien gefressen. Das trifft für Ameisen insbesondere die Blattschneiderameise zu (Munson et al. 1991). Sie verwertet Blattteile, die sie aus Blättern herausschneidet. Allerdings kann sie die Blätter nicht verdauen. Hier fehlen einfach die nötigen Werkzeuge, Enzyme, dazu. Sie wäre komplett aufgeschmissen, wenn nicht Bakterien und Co. in die Bresche springen würden. Darunter gibt es Spezialisten, die das Zellulosegerüst der Blätter abbauen können.

Besonders weit haben Blattläuse diese Kooperation vorangetrieben. Sie haben spezielle Zellen für die

Zusammenarbeit entwickelt. Diese sind für die Beherbergung der bakteriellen Mitarbeiter ausgerüstet. 50 bis 60tausend Bakterien leben in einer kleinen Anzahl von Spezialzellen. Das bedeutet ca. 60.000 Bakterien pro Zelle, ohne dass es Krieg gibt. So ein Ausgang wäre nämlich das Letzte, was die Blattläuse gebrauchen können. Ohne ihre bakteriellen Mitarbeiter können sie nicht leben. Das ist auch verständlich. Schließlich leben die Bakterien und Blattläuse seit ca. 200 Millionen Jahre in dieser fast ehe-ähnlichen Beziehung.

Eine andere Bakteriengruppe, die eine ähnliche Verbindung eingegangen ist, heißt Buchnera. Für Buchnera ist die Gemeinschaft extrem gut gelaufen. Über 50 bis 70 Millionen Jahre gab es für sie nie die Notwendigkeit zu meckern oder etwas zu ändern. Somit haben sie seit 50 bis 70 Millionen Jahren ein unverändertes Genrepertoire. Diese satte Zufriedenheit teilen ihre Verwandten Escherichia coli und Salmonella nicht. Ihre Unzufriedenheit und damit Labilität des Geninhaltes und der Genordnung ist über 2000 Mal höher.

Ähnlich wie Buchnera sind Wolbachien endosymbiontisch, in der Gastzelle lebende Bakterien. Einige von ihnen haben allerdings nicht den Charme von Buchnerabakterien. Man könnte sie eher mit der männermordenden Gottesanbeterin vergleichen. Nicht zuletzt mit Hilfe von Bakteriophagen hat eine Reihe von Wolbachien gelernt, sich in das Intimleben ihrer Auftraggeber einzumischen. Normalerweise sind sie als ordentliche Endosymbionten unterwegs. Sie unterstützen ihren Wirt, indem sie ihn mit diversen Substanzen für

Fruchtbarkeit und Vermehrung versorgen. Soweit die freundliche Variante. Unfreundlich wird es, wenn Wolbachien, von Bakteriophagen bezirzt, sich nur um ihren eigenen Vorteil kümmern (Sugimoto und Ishikawa 2012). Für die Vermehrung ihres Typs sind sie auch bereit, das Wohl ihres Arbeitgebers auf's Spiel zu setzen. Schon im Embryo- und Larven-Entwicklungsstadium schlagen sie zu und sorgen für das Absterben der männlichen Arbeitgeber. Das entspricht dem Vorgehen der bereits erwähnten Gottesanbeterin, aber nicht ganz. Hinter dem Geschehen wird ein Eingriff in die geschlechtsspezifischen Gene und ihrer Umsetzung vermutet. Es scheint zu einer Geschlechtsumwandlung der Männchen zu Weibchen zu kommen. Wie Sie sehen, ist die Transgender-Diskussion schon lange in der Biologie angekommen.

Spätestens jetzt wird der eine oder andere mir eine rein akademische Diskussion vorwerfen. Das ist sie jedoch mitnichten. Diese beschriebenen Probleme betreffen den Verlauf von Krankheitsbildern wie Malaria, Dengue-Fieber oder Filariose, eine Wurmerkrankung des Lymphsystems. Allein die Filariose bedroht 1 Milliarde Menschen in 80 Ländern der Welt mit etwa 150 Millionen infizierter Menschen. Hinzukommen Menschen, die von Malaria oder Dengue-Fieber betroffen sind. Auch Mitteleuropäer kann es erwischen, wenn sie gut bei „Kassa" sind und nach Afrika oder Asien fahren.

Der Erreger der Filarienerkrankung ist Wuchereria bancrofti nicht bankrotti. Mittels eines Mosquito-Taxis gelangt er als Miniaturwurm „Mikrofilarie" durch einen Insektenstich in die Blutbahn. Vorzugsweise bleibt er dort oder verschwindet in den Lymphgefäßen. Hier stellt er dann auch Mist an. Sie/er verstopft die Lymphgefäße, was einen Abflussstau der Lymphe zur Folge hat. Die betroffenen Gliedmaßen schwellen in einem elephantischen Ausmaß an. Darum heißt die Krankheit auch Elephantiasis. Die Lebenszeit des Wurms ist lang. Zudem kann sich das Weibchen selbst befruchten. Dabei können tausende von kleinen Filarien, Mikrofilarien, von der Mutter ins Blut entlassen werden. Hilfe kam, als man vor knapp 20 Jahren die Wolbachien in den Filarien entdeckte (Slatko et al. 2014). Mit jeder Microfilarie ist ein neuer Arbeitsplatz für Wolbachien geschaffen. Deshalb sind weibliche Filarien gefährlicher und für die Wolbachien günstiger. Die Schäden, die Filarien verursachen können, sind immens. Mit den zur Verfügung stehenden Wurmmitteln sind die Chancen gegenüber den erwachsenen Würmern nicht sonderlich gut. Tötet man aber die Wolbachien mit einem Antibiotikum ab, sterben die erwachsenen Filarien (Hoerauf et al. 2003). Ohne ihre Wolbachien können sie nicht leben. Die jungen Filarienformen werden hingegen durch Wurmmittel effektiv erreicht und die Weiterverbreitung verhindert.

Literatur

1. Aagaard K., et al.. The placenta harbors a unique microbiome. ScienceTranslationalMedicine 237 (2014), DOI: 10.126/scitranslmed.3008599.
2. Arumugam M. et al.. Enterotypes of the human gut microbiome. Nature 473 (2011), S. 174-176.
3. Bäckhed F. et al.. Host-bacterial mutualism in the human intestine. Science 307 (2005), S. 1915-1920.
4. Bender H.. Biologie und Biochemie der Mikroorganismen. Verlag Chemie, Weinheim/Bergstraße (1970).
5. Blaser M. J., Falkow St.. What are the consequences of the disappearing human microbiota? Nature Reviews 7 (2009), S. 887-894.
6. Barr J. J. et al.. The BAM model. Proceedings of the National Academy of Science 110 (2013), S. 10771-10776.
7. Bouslimani A. et al.. Molecular cartography of the human skin surface in 3D. Proceedings of the National Academy of Science 112 (2015), S. E2120-E2129.
8. Bordenstein S. R., Wernegreen J. J.. Bacteriophage flux in endosymbionts (Wolbachia): Infection frequency, lateral transfer, and recombination rates. Molecular Biology and Evolution 10 (2004), S. 1981-1982.
9. Breitbart M. et al.. Metagenomic analyses of an uncultured viral community from human feces. Journal of Bacteriology 185 (2003), S. 6220-6223.
10. Brüls Th., Weissenbach, J.. The human metagenome: our other genome? Human Molecular Genetics (2011), DOI: 10.1093/hmg/ddr353.
11. Cerda B. et al.. Identification of Urolithin A as a metabolite produced by human colon microflora from ellagic acid and related compounds. Journal of Agricultural and Food Chemistry 53 (2005), S. 5571-5576.
12. Chassard Ch. et al.. The cellulose-degrading microbial community of the human gut varies according to the presence or absence of methanogens. FEMS Microbiology and Ecology 74 (2010), S. 205-213.

13. Chichlowki M., Hale L. P.. Bacterial-mucosal interactions in inflammatory bowel disease – an alliance gone bad. American Journal of Physiology of the Gastrointestinal Tract and Liver Physiology 295 (2008), S. G1139-G1149.
14. Chun C. K. et al.. Effects of colonization, luminescence, and autoinducer on host transcription during development of the squid-vibrio association. Proceedings of the National Academy of Science 105 (2008), S. 11323-11328.
15. Czárán T., Hoekstra, R. F.. A spatial model of the evolution of quorum sensing regulating bacteriocin production. Behavioral Ecology 18 (2007), S. 866-873.
16. Deplancke B. et al.. Molecular ecological analysis of the succession and diversity of sulfate-reducing bacteria in the mouse gastrointestinal tract. Applied and Environmental Microbiology 66 (2000), S. 2166-2174.
17. Dethlefsen L., McFall-Ngai M., Relman D. A.. An ecological and evolutionary perspective on human-microbe mutualism and disease. Nature 449 (2007), S. 811-818.
18. Duboc H. et al.. Connecting dysbiosis, bile-acid dysmetabolism and gut inflammation in inflammatory bowel diseases. Gut 62 (2013), DOI: 10.1136/gutjnl-2012-302578.
19. Duynhoven J. van et al.. Metabolic fate of polyphenols in the human superorganism. Proceedings of the National Academy of Science 108S (2011), DOI: 10.1073/pnas.1000098107.
20. Frost G. S. et al.. Impacts of Plant-Based Foods in Ancestral Hominin Diets on the Metabolism and Function of Gut Microbiota In Vitro. mBio 5 (2014), DOI: 10.1128/mBio.00853-14.
21. Furuse K. et al.. Bacteriophage distribution in human faeces: Continuous survey of healthy subjects and patients with internal and leukaemic diseases. Journal of general Virology 64 (1983), S. 2039-2043.
22. Hehemann J.-H. et al.. Transfer of carbohydrate-active enzymes from marine bacteria to Japanese gut microbiota. Nature 464 (2010), S. 908-912.
23. Hoffmann M.. Vom Lebendigen in Lebensmitteln. Deukalion Verlag, Holm, 1997.
24. Hoerauf A. et al.. Doxycycline as a novel strategy against bancroftian filariasis-depletion of Wolbachia endosymbionts

from Wuchereria bancrofti and stop of microfilaria production. Medical Microbiology and Immunology 192 (2003), S. 211-216.
25. Johnston-Monje D., Raizada M. N.. Conservation and diversity of seed associated endophytes in Zea across boundaries of evolution, ethnography and ecology. Plos ONE 6 (2011), DOI: 10.1371/journalpone.0020396.
26. Kadam S., Velicer G. J.. Variable patterns of density-dependent survival in social bacteria. Behavioral Ecology 17 (2006), S. 833-838.
27. Kaper J. B., Sperandio V.. Bacterial cell-to-cell signaling in the gastrointestinal tract. Infection and Immunity 73 (2005), S. 3197-3209.
28. Koenig J. E., et al.. Succession of microbial consortia in the developing infant gut microbiome. Proceedings of the National Academy of Science 108 (2011), DOI: 10.1073/pnas.1000081107.
29. Linday L., et al.. Digoxin inactivation by the gut flora in infancy and childhood. Pediatrics 79 (1987), S. 544-548.
30. Matsen F. A.. Phylogenetics and the human microbiome. Systemic Biology Advance Access 64 (2015), S. e26-e41 DOI: 10.1093/sysbio/syu053.
31. McFall-Ngai M. et al.. Animals in a bacterial world, a new imperative for the life sciences. Proceedings of the National Academy of Science 110 (2013), S. 3229-3236.
32. Meyer R.. Geburtshilfe: Große Unterschiede bei Kaiserschnitt in Europa. www.aerzteblatt.de/nachrichten62086/Geburtshilfe-Große-...2015.
33. Munson M. A. et al.. Evidence for the establishment of Aphid-Eubacterium endosymbiosis in an ancestor of four Aphid families. Journal of Bacteriology 173 (1991), S. 6321-6324.
34. Nicholson J. K., Holmes E., Wilson I. D.. Gut microorganisms, mammalian metabolism and personalized health care. Nature Reviews 10 (2005), S. 1-7.
35. Nuriel-Ohayon M. et al.. Microbial changes during pregnancy, birth, and infancy. Frontiers in Microbiology 7 (2016), DOI: 10.3389/fmicb.2016.01031

36. Odelson D. A., Breznak J. A.. Cellulase and other polymer-hydrolyzing activities of Trichomitopsis termopsidis, a symbiotic protozoan from termites. Applied and Environmental Microbiology 49 (1985), S. 622-626.
37. Penders J., et al.. Factors influencing the composition of the intestinal microbiota in early infancy. Pediatrics 118 (2006), S.511-517.
38. Pitcher M. C. L., Cummings J. H.. Hydrogen sulphide: a bacterial toxin in ulcerative colitis? Gut 39 (1996), S. 1-4.
39. Popat R., Crusz S. A., Diggle St. P.. The social behaviours of bacterial pathogens. British Medical Bulletin 87 (2008), DOI:10.1093/bmb/ldn030.
40. Rakoff-Nahoum S., Coyne M. J., Comstock L.E.. An ecological network of polysaccharide utilization among human intestinal symbionts. Current Biology 24 (2013), S. 40-49.
41. Ramirez-Puebla S. T. et al.. Gut and root microbiota commonalities. Applied and Environmental Microbiology 79 (2013), DOI: 10.1128/AEM.02553-12.
42. Rey F. E. et al.. Metabolic niche of a prominent sulfate reducing human gut bacterium. Proceedings of the National Academy of Science 110 (2013), S. 13582-13587.
43. Roy C. C. et al.. Short-chain fatty acids: Ready for prime time? Nutrition of Clinical Practice 21(2006), S. 351-366.
44. Slatko B. E. et al.. Wolbachia endosymbionts and human disease control. Molecular & Biochemical Parasitology 195 (2014), S. 88-95.
45. Sonnenburg E.D. et al.. A hybrid two-component system protein of a prominent human gut symbiont couples glycan sensing in vivo to carbohydrate metabolism. Proceedings of the National Academy of Science 103 (2006), S. 8834-8835.
46. Sugimoto T. N., Ishikawa Y.. A male-killing Wolbachia carries a feminizing factor and is associated with degradation of the sex-determining system of its host. Biology letters 8 (2012), S. 412-415.
47. Velicer G. J.. Social strife in the microbial world. Trends in Microbiology 11 (2003), S. 330-337.
48. Walker W. A., Dai D.. Protective nutrients for the immature gut. Advances in Pediatrics 46 (1999), S. 353-382.

49. Werk R., Heinrich J.. Molekulare Wirkungsmechanismen von n-Butyrat. Erfahrungsheilkunde 55 (2006), S. 413-422.
50. Werk R.. Das Darmmikrobiom: ein funktioneller Ansatz. Naturheilpraxis (02/2007), S. 261-264.
51. Werk R.. Mikrobiologische Grundlagen. Lehrbuch der Oralen Medizin. Hrsg. Erich Wühr, Wolfgang H. Koch. Verlag Systemische Medizin, Bad Kötzting, 2013.
52. Whitman W. B., Coleman D. C., Wiebe W. J.. Prokaryotes: The unseen majority. Proceedings of the National Academy of Science 95 (1998), S. 6578-6583.
53. Winter Chr. et al.. Impact of virioplankton on archael and bacterial community richness as assessed in seawater batch cultures. Applied and Environmental Microbiology 70 (2004), S. 804-813.
54. Zaharko D. S., Bruckner H., Oliverio V. T.. Antibiotics alter Methotrexate metabolism and excretion. Science 166 (1969), S. 887-888.
55. Zivkovic A. M., et al.. Human milk glycobiome and its impact on the infant gastrointestinal microbiota. Proceedings of the National Academy of Science 108 (2011), S. 4653-4658.

4 MENSCH UND BAKTERIELLE GESELLSCHAFTEN

4-1 Bakterielle Gesellschaften und das zweite genetische System
4-2 Exkurs: Epigenetik
4-3 Programmierung von Krankheit und Gesundheit (DPHD)
4-4 Exkurs: DPHD
4-5 Schleimhäute: Vermittler zwischen mikrobiellen Floren und dem Körper
4-6 Leben mit Bakterien: Immunsystem
4-7 Exkurs: Bildung von sIgA
4-8 Entzündungs- und Stresssystem
4-9 Sprachrohr Hormone für die Darmflora und den Körper
4-10 Die Darmflora-/Darm-Hirn-Achse

4 MENSCH UND BAKTERIELLE GESELLSCHAFTEN

ALS VOR VIELEN MILLIONEN Jahren Bakterien und Menschen eine Zusammenarbeit vereinbarten, war eines klar: Die Bakterien wollten mitbestimmen. Ihre Arbeitsleistung sollte keine Einbahnstraße sein. Schließlich trugen sie zum Gesamten einen mehr als erheblichen Teil bei. Allein die Bereitstellung von 10 bis 20 % der Energie ist eine ganze Menge. Offensichtlich mussten von Seiten des Menschen gewisse Bedenken vorhanden gewesen sein. Schließlich galt es, eine riesige Bevölkerung in Schach zu halten. Sollten die Bakterien einen Aufstand anzetteln, wäre das für den Menschen recht unbekömmlich. So wurde von beiden Seiten eine Reihe von Maßnahmen getroffen. Diese sollten und sollen ein friedliches Zusammenleben garantieren. Dazu wurden sämtliche Systeme des Körpers mit eingebunden. An vorderster Stelle stand das Immunsystem, gefolgt von dem Stoffwechsel-, dem Hormon- und Nervensystem. Auch die Psyche schloss sich an. Diese Verbindungen sind auch das Thema dieses Kapitels.

Beide Seiten haben einen enormen Aufwand für die Kommunikation mit Partner betrieben. So haben die Bakterien die Sprache des menschlichen Körpers gelernt und der menschliche Körper die Sprache der Bakterien (Kendall und Sperandio 2016, Sperandio et al. 2003). Klar, dass das Nervensystem mit am Tisch sitzt.

Die gemeinsame Entwicklung und Zusammenarbeit wurde im Laufe der Zeit sehr intim. Den bakteriellen

Gesellschaften wurde erlaubt, beim Plenum der Gene über verschiedenste Aktivitäten mit zu bestimmen. In der Tat hat die Stimme der Bakterien ein erhebliches Gewicht bekommen, wie ihr Einfluss bei der Epigenetik, dem 2ten Erbsystem, zeigt (Takahashi et al. 2011). Damit waren die bakteriellen Gesellschaften noch nicht zufrieden. Sie setzten sich durch mit zu bestimmen, was auf den Tisch kommt und wie es verwertet wird (Norris et al. 2013). Damit war aber nicht das Ende der Fahnenstange erreicht. Die bakteriellen Gesellschaften gewannen die Joker-Karte, den Einfluss auf unser seelisches Befinden, die Partnerwahl und sogar auf die Entwicklung unseres Nachwuchses. Die Verzahnung ist jedoch noch enger, da unsere Körpersysteme miteinander verknüpft sind. Kontinuierlich fließen Informationen vom Immunsystem in das Stoffwechselsystem. Parallel dazu benachrichtigt dies das Hormonsystem. Und natürlich erhält auch unser Nervensystem sowohl das im Bauch, enterales Nervensystem = ENS, als auch das Gehirn einen aktuellen Zustandsbericht aus allen anderen Systemen. Darauf reagiert unsere Psyche mit einer Änderung der Befindlichkeit (Montiel-Castro et al. 2013). Wissenschaftler gehen noch weiter und sprechen vom kollektiven Unterbewusstsein und wie bakterielle Gesellschaften das menschliche Verhalten lenken (Dinan et al. 2015). Bei so einem gigantischen Miteinander ist es nur angemessen, von einem Superorganismus zu sprechen. Das genau tat der Nobelpreisträger Joshua Lederberg, der bereits in der Einleitung zitiert wurde (Lederberg 2000). Seither geistert der Begriff Superorganismus durch unzählig viele wissenschaftliche und weniger wissenschaftliche Veröffentlichungen und Diskussionen.

4 MENSCH UND BAKTERIELLE GESELLSCHAFTEN

4-1 Bakterielle Gesellschaften und das zweite genetische System

DARÜBER SIND SICH DIE MEISTEN Menschen einig, dass unsere Gene bestimmen, was wir sind. Sie machen uns zum Menschen. Sie sitzen beim Stoffwechsel oder Körperaufbau mit am Hebel. Unsere Gene beeinflussen den Aufbau unseres Gehirns und damit einen Teil unseres Denkens, Handelns und Fühlens. Auch wie schnell wir altern und unsere Neigung zur Gesundheit oder Krankheit liegt teilweise an unseren Genen. Nicht zuletzt sind uns unsere Kinder aufgrund der elterlichen Gene ähnlich. Wir sollten jedoch Vorsicht walten lassen. Nicht alles, eher weniger als gedacht, wird alleinig durch die Gene festgelegt.

Relativ lange glaubte man in der Wissenschaft, dass es ausschließlich die Gene sind, die bestimmen, was Sache ist. Allerdings konnte man mit den relativ wenigen Genen des Menschen (20.000) vieles nicht erklären. Festzulegen, wo jede Zelle im Körper hingehört, verlangt wesentlich mehr Informationen. Ebenso bedarf es einer großen Anzahl von Festlegungen für Entwicklungsschritte zu verschiedenen Zeitpunkten.

Wie funktioniert das gentechnisch, dass unsere Milchzähne durch bleibende Zähne ersetzt werden und danach nicht mehr? Hier muss es doch einen Schalter geben, der das festlegt. An den Genen allein kann das nicht liegen. In der ganzen Natur gibt es solche Abläufe. Viele Pflanzen gehen ab Herbst in den Winterschlaf. Ihr gesamter Stoffwechsel scheint zu ruhen. Erst im Frühling bilden sie wieder Blätter und sie fangen wieder an zu wachsen. Wie machen sie das? Gibt es bestimmte Schalter dafür?

Über uns Menschen rollt eine Reihe von Entwicklungswellen hinweg (Bale 2015). Kindheit, Pubertät, Erwachsenenalter und Alter, um nur einige zu nennen. Typisch für diese Entwicklungswellen ist, dass sie sich leider oder Gott sei Dank nicht wiederholen. Im Allgemeinen wachsen wir ca. bis zum 18ten Lebensjahr in die Höhe. Dann ist mit dem Höhenwachstum Schluss. Wenn wir dann noch wachsen, ist es in die Breite und nach vorn. Obwohl die Genausstattung in einer Familie nahezu gleich ist, sehen wir anders aus, verhalten uns anders, denken anders.

Diese und viele ähnliche Fragen haben die Wissenschaft beschäftigt und tun es in zunehmendem Maße. Die Lösung brachte die Entdeckung der Epigenetik, des zweiten genetischen Codes (Jablonka und Lamb 1995). Epigenetik kommt aus dem Griechischen und bedeutet so viel wie dazu, darüber, außerdem oder darauf. Etwas, was zusätzlich zu den Genen mitbestimmt. Dieser Code bestimmt die Funktion der Gene. Er bestimmt, ob ein Gen zu schweigen oder zu arbeiten hat. Doch damit nicht genug. Den Genen wird gesagt, wie sie ihre Arbeit erledigen sollen und wie schnell. Das ist ganz schön enttäuschend für die Gene. Auch für die, die glauben, dass die Gene das non-plus-ultra sind, dürfte es traurig sein.

Stellen sie sich eine Versammlung von Managern vor, die nicht nur die Geschicke einer Firma leiten, sondern auch noch mit aufgebaut haben. Dann kommt eine Gruppe, die diesen Managern sagt: „Jungs und Mädels, so wird es gemacht." Und die müssen sich auch noch daran halten. Wir haben sozusagen eine Regierung hinter der Regierung. Ihre Macht ist phänomenal. Nichts scheint sie bremsen zu können. Kein Bereich im menschlichen Leben, der nicht betroffen ist. Die Epigenetik hilft mit, schlank zu bleiben oder wie ein Hefekloß auseinander zu gehen, an Diabetes zu erkranken oder Bluthochdruck zu entwickeln (Osmond et al. 1990). Sie wirkt an unserem Aussehen mit. Natürlich mischt sie sich auch ins Gedächtnis, die Psyche und die Gefühle ein (Tsankova et al. 2007, Zovkic et al. 2013). Damit fängt sie nicht erst im Erwachsenenalter an oder in der Kindheit sondern schon in der Embryonalphase, also vor der Geburt. Tiefgreifende schlimme Erfahrungen während der Schwangerschaft können auch die epigenetische Ausstattung des Ungeborenen für sein ganzes Leben verändern. Vergewaltigung und Misshandlung sowie gesundheitliche oder soziale Belastung reicht die Mutter ungewollt an ihr Kind weiter. Ebenfalls können sich starke Ablehnungen des Nachwuchses durch die Eltern beim Kind bemerkbar machen und dessen weiteres Leben prägen. Ähnliche Veränderungen werden durch eine lieblose Kindheit in der Epigenetik verankert. Dazu gehören Vernachlässigung, Ablehnung und Abschieben des Kindes. Diese Situationen können Verlustängste beim Kind auslösen. Viele hundert Gene werden in diese Prozesse mit einbezogen. Neben einem erschwerten Zurechtfinden in der Gesellschaft erhöht sich die Selbstmord- und Suchtgefahr. Solche epigenetischen Veränderungen können in manchen Fällen Generationen überspringen. Studien berichten sogar davon, dass das Übergewicht des Großvaters beim Enkel das Risiko für Übergewicht erhöht (Ly et al. 2015).

Wir sehen also, dass das epigenetische System Informationen über Generationen weitergeben also vererben kann. Damit jedoch nicht genug. Alles, was um uns herum passiert, was wir essen usw. kann sich in unserem epigenetischen System niederschlagen und uns durch das Leben begleiten im Guten wie im Schlechten. An dieser Stelle kommen auch wieder unsere bakteriellen Gesellschaften ins Spiel. Im Laufe von Millionen Jahren gemeinsamen Lebens und Weiterentwicklung haben sie einen Stammplatz im epigenetischen Gremium für sich erobert. Das entspricht einem „Jackpot"-Gewinn im Lotto. Damit können unsere bakteriellen Floren bei allen wichtigen Problemen des Superorganismus Mensch mitentscheiden und sogar ihre Interessen durchsetzen (Woo und Alenghat 2015). Für so kleine Kerlchen ist das ein Riesenerfolg. Von so nebenher kommt der Erfolg nicht. Hier machen sich ihre über 3 Milliarden Jahre Erfahrung im Überleben bemerkbar. Das epigenetische System zumindest in Grundzügen stammt aus ihren Entwicklungslaboren. Ursprünglich diente es dazu, lästige Bakteriophagen in Zaum zu halten. Später war es für die Bakterien eine gute Verhandlungsoption mit höheren Organismen, die sich ihrer Arbeitskraft bedienen wollten.

Damit stellt sich die Frage, wie das funktioniert. Erinnern wir uns an die vorhergehenden Kapitel. Auf dem Gebiet des Stoffwechsels sind Bakterien extrem clever. Darüber hinaus sind sie auch sehr fleißig. Einer ihrer „Bestseller" ist das Butyrat. Hinter Essigsäure und Propionsäure ist Butyrat das am meisten produzierte Stoffwechselprodukt der Darmflora (Werk und Heinrich 2006). Sogar im Blut lässt es sich nachweisen. Butyrat hat zwei wesentliche Aufgaben. Zum einen versorgt es die Dickdarmschleimhaut mit Energie. Dadurch wird sie stabil gehalten und kann ihre Funktion optimal wahrnehmen (Abrahamse et al. 1999). Nimmt die Versorgung der Darmschleimhaut mit Butyrat ab, werden schlimme Folgen möglich. Bei einer Unterversorgung der Darmschleimhaut kann es gehäuft zu Darmkrebs kommen. Typisch ist die Häufung von Darmkrebs im Enddarm und dem linken Dickdarmanteil. Hier ist schon unter normalen Bedingungen die Versorgung mit Butyrat herabgesetzt. Zum anderen greift Butyrat regelnd in das epigenetische System des Menschen ein.

Wie funktioniert Epigenetik?
Im Wesentlichen gibt es drei verschiedene Methoden:
1. Die chemische Veränderung der DNA, des Erbinformationsmoleküls
2. Die chemische Veränderung von Eiweißen nach ihrer Produktion und damit ihrer Funktion
3. Die Regulation der Schutzkappen (Telomere) der Chromosome

Alle drei Methoden verändern die Genablesung und können damit zu anderen Genprodukten und Abläufen in den Zellen führen.

Nach derzeitigem Kenntnisstand führen bakterielle Produkte nicht direkt zur chemischen Veränderung der DNA. Bei der epigenetischen Regulation wird an einem oder mehreren Buchstaben der DNA ein kleiner chemischer Sticker angebracht. Der wichtigste Sticker ist chemisch eine Methylverbindung. Daneben gibt es auch noch andere Sticker wie Vitamin H, Biotin. Die Art des Restes, die Menge und das Verteilungsmuster bestimmen die Aktivität des betroffenen Gens. Üblicherweise wird durch Methylreste der Ruhemodus des Gens eingeschaltet. Andere Konstellationen entscheiden über Akkordarbeit oder normales Tempo der Genarbeit.

Einen anderen Weg sind die Bakterien mit Butyrat gegangen (Werk und Heinrich 2006). Das Erbinformationsmolekül DNA liegt in eukaryotischen Zellen nicht nackt im Kern herum. Das täte seiner Stabilität nicht gut. Zudem könnte jeder an der Genablesung beteiligte Faktor, als Transkriptionsfaktor, ganz ungeniert und ungefragt eine Genablesung veranlassen. Das ist für die Zellen zu unübersichtlich. Deshalb ist das DNA-Molekül in einen Eiweißmantel eingehüllt. Verschiedene Kerneiweiße, Histone, formen eine Art Spindel. Um diese ist der DNA-Faden gewickelt. Ein solcher Komplex wird als Nukleosom bezeichnet. Die Kerneiweiße, die Histone, kleben an dem DNA-Molekül. Dadurch kann die Genablesung nicht veranlasst werden. Wird an bestimmten Stellen der Histone ein chemischer Sticker durch die Zelle angebracht, verändert sich die Eiweißform. Die DNA wird frei zugänglich und die Ablesung des Gens bzw. der Gene in diesem Bereich wird möglich. Einer der hier häufigsten Sticker ist der

Acetylrest, ein Rest der Essigsäure. Neben Enzymen, die die Acetylreste z. B. anbringen, gibt es welche, die die Acetylsticker abschneiden. Sicher ist es an dieser Stelle der Regulation sinnvoller, die Sticker nicht auf immer und ewig festzumachen, weil sonst die Flexibilität verlorengeht. Und wieder sind es die Bakterien, die mit Butyrat mitpokern. Butyrat ist für das Enzym, das die Acetylsticker entfernen kann, ein Spielverderber. Butyrat hemmt es in seiner Arbeit und die Gene bleiben so ablesbar. Die meisten der vielen Gene, die durch diese Methode geregelt werden, sind Gene, die entzündungshemmende und zellregulierende Produkte bilden. Das hört sich sehr theoretisch an. Allerdings liegt dahinter eine immense Bedeutung für unsere Gesundheit. Betroffen ist eine riesige Anzahl von Funktionen. Eine davon ist die Zellvermehrung. Sie wird durch Butyrat verhindert. Die Zellen müssen also ihre Arbeit verrichten und ihren Beitrag zum Gesamtwohl beitragen. Sind Zellen krebsig entartet oder altersschwach, setzt ihnen Butyrat die Pistole auf die Brust. Ihnen bleiben nur zwei Möglichkeiten. Entweder sie geben ihr revolutionäres, entartetes Dasein auf oder sie bringen sich selbst um. Die Wissenschaft hat hierfür den schönen Begriff „selbstprogrammierter Zelltod" oder Apoptose. Diese Spielart von Butyrat ist eines der Geheimnisse, warum es uns vor Krebs schützen kann. Die Wirksamkeit ist so groß, dass Butyratverbindungen zur Behandlung von Krankheiten wie Krebs (Hager et al. 1999) oder chronische Epstein-Barr-Virus-Infektionen erfolgreich sind (Chung et al. 2000). Auch bei Patienten mit Transplantationen wurden sie hilfreich eingesetzt. Allerdings wird dieser Ansatz nicht im großen Maßstab verfolgt (Werk 2013).

Aufgrund seines Wirkmechanismus regelt Butyrat viele Körpersysteme und Körperfunktionen. Sein Einfluss erstreckt sich auf den Wasserhaushalt und den Stoffwechsel. Auch das Immunsystem erfasst Butyrat durch epigenetische Wirkung. Hier hilft es und damit die Darmflora das Immunsystem auszubalancieren. Gleichzeitig wird so Allergien entgegengewirkt.

Mit zwei weiteren besonders spannenden Effekten auf die Epigenetik wartet Butyrat auf. Das Stress- und Entzündungssystem kann bei Problemen Quell vieler und unangenehmer Störungen werden. Beispiele hierfür sind die Fibromyalgie oder das posttraumatische Schock-Syndrom, Rheuma oder Alterungsprozesse. Butyrat bremst das Entzündungssystem aus. Es verhindert die Genablesung von Entzündungsfaktoren. Dadurch kann das Entzündungsgeschehen nicht angeheizt werden, sondern es läuft leer. Faszinierend ist auch die Beeinflussung des Langzeitgedächtnisses.

Sicherlich sind die Bakterienfloren stolz auf ihren epigenetischen Star, das Butyrat. Aber sie haben sich damit nicht begnügt. Bei der Suche nach weiteren Faktoren zur epigenetischen Regelung sind Bakterien über die sekundären Pflanzeninhaltsstoffe gestolpert. Dabei handelt es sich um Inhaltsstoffe, die Pflanzen nicht in erster Linie zum Überleben benötigen. Vielmehr sind es Schutzstoffe vor Schädigungen z. B. durch ultraviolettes Licht oder Fressfeinde. Im letzten Jahrzehnt haben viele eine Karriere zu „Superfoods", Nahrungsinhaltsstoffe mit hohem Gesundheitswert, gemacht. Berühmt sind die Inhaltsstoffe im Rotwein, das Resveratrol, im Granatapfel, die Elagsäure oder in der Kurkumawurzel das Curcumin, der Gelbfarbstoff. Die Natur bietet uns tausende solcher Substanzen. Sie haben nicht nur ihren Weg in Nahrungsergänzungsmittel sondern auch in Kosmetika und Körperpflegemittel gefunden. Viele wirken am epigenetischen System oder greifen direkt über Transkriptionsfaktoren, Zellkernfaktoren, die die Genablesung anstoßen, an. Etliche wirken auf Transkriptionsfaktoren, die in Verbindung mit Langlebigkeit gebracht werden. Beispiele hierfür sind die Faktoren „TOR" und „Nrf2". Den Faktor TOR haben Wissenschaftler euphorisch als Methusalemgen bezeichnet. Beide Faktoren wirken als Gegenspieler des Stresssystems. Letzteres ist an der Alterung von Zellen und damit vom Menschen beteiligt. Und nicht nur dort sondern auch bei vielen (anderen) Tieren. Zudem wirkt Nrf2 positiv auf die Bildung roter Blutkörperchen und die Sauerstoffverwertung (Choi und Friso 2010).

Was hat das mit unseren bakteriellen Freunden zu tun? In Versuchen mit Zellkulturen haben Wissenschaftler die fantastische Wirkung des Granatapfelinhaltsstoffes, die Elagsäure, nachgewiesen. Auch beim Menschen zeigt er eine positive Wirkung auf Prostatakrebs. Allerdings sind die Konzentrationen der Elagsäure im Blut sehr niedrig, zu niedrig, um die gute Wirksamkeit zu erklären. Für diese Erklärungslücke ist das bakterielle Arbeitsteam im Darm verantwortlich. Einige Spezialisten verstoffwechseln Elagsäure. Das/die Produkt/e gelangt/en in höheren Konzentrationen in die Blutbahn. Zwar ist es jetzt nicht mehr die Elagsäure aber dafür ihr bakteriell gebildetes Stoffwechselprodukt, das nun die epigenetische Wirkung entfaltet. Dieser Weg gilt für eine sehr große Anzahl von sekundären Pflanzeninhaltsstoffen. Eigentlich machen sich Bakterien über alles her. Auch über im Bier vorhandene Stoffe, z. B. Isoxanthohumol. Dieses verwandeln sie hauptsächlich in Substanzen, die dem weiblichen Hormon Östrogen ähnlich sind. Derartige Arbeitsweisen sind für die Hautflora noch nicht beschrieben. Dennoch ist bekannt, dass die Hautflora in der Lage ist, Kosmetika oder auch Farbstoffe zu verändern und es auch tut. Vielleicht ist es auch bei der Hautflora so wie bei der Darmflora, dass bakterielle Mitglieder die epigenetische Wirkung der sekundären Pflanzeninhaltsstoffe wie die vom grünen Tee, der in einigen Kosmetika enthalten ist, entfalten helfen (Werk 2013).

4 MENSCH UND BAKTERIELLE GESELLSCHAFTEN

4-2 Exkurs: Epigenetik

Die Vorstellung, dass über die innere und äußere Umwelt die Vererbung und somit funktionelle wie auch strukturelle Merkmale beeinflusst werden, ist eine seit langem bestehende Überlegung. Als Wegbereiter gilt der Franzose Jean-Baptiste Lamarck (1744-1826). Ein wesentlicher Aspekt des Lebens war für ihn, wie Leben die Materie als Ganzes organisiert. Nach seinen Vorstellungen bedeutet das, die vererbte Tendenz biologischer Wesen laufend komplexer zu werden. Seitdem prägte eine kontroverse Diskussion die Bedeutung des Einflusses der Umwelt auf die Gene.

1942 schuf der englische Biologe Konrad Hal Waddington den Begriff Epigenetik. Eine gängige Definition stammt von den Biologinnen Eva Jablonka und Marion Lamb (Jablonka und Lamb 1995). Epigenetik wird heute als das System verstanden, das erlaubt, einen funktionellen Zustand oder ein strukturelles Element von einer Zellgeneration auf die nächste zu übertragen. Dieser Mechanismus bleibt auch bestehen, wenn der ursprüngliche Stimulus, der diese Veränderung induziert hat, nicht mehr vorhanden ist.

Die Epigenetik führt zu einem vererbbaren Zustand der Genexpression, das Übertragen der Geninformation in ihre Genprodukte, der Genaktivität. Sie findet ihre Ursache in der Chromatinstruktur, als dem Komplex aus

DNA und spezifischen Proteinen, und nicht in der Sequenz der DNA.

Zu den bereits beschriebenen Wegen, der DNA Methylierung bzw. Demethylierung und der Histonacetylierung bzw. Histondeacetylierung sind weitere Wege, die Genexpression zu verändern, bekannt geworden. Hierzu zählt die posttranslationelle Modifikation durch MicroRNAs, kurze RNA-Stücke. In der Zwischenzeit konnten eine Vielzahl von kurzen RNA-Molekülen nachgewiesen werden, die regulierende Funktionen ausüben. Sie codieren nicht für Eiweiße aber sie verhindern spezifisch die Bildung bestimmter Proteine an den Ribosomen. Zudem können sie auch gezielt den Abbau von Proteinen einleiten. Bekannt ist darüber hinaus ihre Kontrolle der DNA-Methylierung und Histonacetylierung. Umgekehrt beeinflussen diese die Bildung spezifischer MicroRNA im Sinne einer Rückkopplungsschleife.

Die Chromatinstruktur kann zudem energieabhängig verändert werden. Der ATP-abhängige Komplex zur Remodellierung des Chromatins ist wesentlich für die Modellierung, Gestaltung, der Chromatinstruktur. Die Wichtigkeit dieses Komplexes wird dadurch deutlich, dass allein ca. 30 Gene die ATP-spaltende ATPase-Untereinheit codieren. Durch die Energie aus der ATP-Spaltung wird die Chromatinstruktur aktiv verändert, so dass Transkriptionsfaktoren und Reparationsenzyme binden können (Erdel et al. 2011).

Neben den wesentlichen Molekülresten Methyl und Acetyl finden sich auch andere regulierende Moleküle. Zu ihnen gehört Biotin und Ubiquitin. Für die epigenetischen Modifikationen wurde ein großes Wirkungsspektrum auf nahezu alle Körpersysteme wie die embryonale Entwicklung, Alterung, Immunsystem und Krebsentstehung aufgezeigt. Die aktuelle Forschung belegt epigenetische Mechanismen für das Stress- und Entzündungssystem, Adipositas, Insulinresistenz, Diabetes Typ II, Herzerkrankungen, seelische Erkrankungen und Immunerkrankungen sowie die entwicklungsbedingte Programmierung von Gesundheit und Krankheit.

4 MENSCH UND BAKTERIELLE GESELLSCHAFTEN

4-3 Programmierung von Krankheit und Gesundheit (DPHD)

VOR ETWAS ÜBER 10 JAHREN verbeugte sich ein neuer Begriff, ein Wortungetüm zum ersten Mal auf der Bühne der Wissenschaft: „Developmental programming of health and disease". Zu Deutsch in etwa „Programmierung von Gesundheit und Krankheit in der Entwicklung", kurz „DPHD" (Langley-Evans 2006). Dieser Begriff schaffte im Gegensatz zu vielen anderen die Kür zu einer neuen Wissenschaftsrichtung. Im Vorfeld hatten schon eine Reihe fleißiger Wissenschaftler der Gattung Epidemiologe viel Vorarbeit geleistet. Epidemiologen sind Leute, die das Auftreten, die Verteilung und die Kontrolle von Erkrankungen in der Bevölkerung untersuchen. So untersuchten englische Epidemiologen den Zusammenhang von Herz-/Gefäßerkrankungen und chronischer Bronchitis mit dem Geburtsort (Osmond et al. 1990). Dabei stießen sie auf eine enge Verknüpfung. Das Risiko, an einer der Krankheiten zu sterben, war für einige Geburtsorte höher als für andere. Sie erklärten ihre Ergebnisse mit einer unterschiedlichen Beeinträchtigung des Ungeborenen und des Kindes. Damit stellten sie also den Zusammenhang zwischen Umwelt und der frühen Lebensphase her. Die Verbindung von Umwelt und Genfunktion ist die Domäne der Epigenetik. Wie im vorigen Kapitel beschrieben, darf davon ausgegangen werden, dass die Epigenetik den Job des Türöffners für die Umwelt erobert hat. Dabei hält sie nicht immer die Tür weit offen. Für die epigenetischen Veränderungen der DNA, des Erbinformationsmoleküls, bedarf es besonderer Umstände. Chronischer Stress gehört hier dazu. Er kann das Methylmuster der DNA verändern und damit die Genfunktion. Wie die Epidemiologen nachwiesen, gibt es jedoch Lebensphasen, in denen die Tür für Umwelteinflüsse sehr weit offen ist. Diese Zeitrahmen werden als epigenetische Fenster oder Entwicklungsfenster bezeichnet (Langley-Evans 2006). Sie erstrecken sich über die verschiedenen Phasen unseres Lebens. Besonders wichtig ist der Zeitraum im Mutterleib. Dann folgt das nächste Entwicklungsfenster von der Geburt an bis zum dritten Lebensjahr. Weitere Entwicklungsfenster sind die Pubertät und der Übergang zum Erwachsenenalter.

Über die Bedeutung der bakteriellen Gesellschaften der Mutter auf das ungeborene Kind ist wenig bekannt. Allerdings ist eine Auswirkung nicht unwahrscheinlich. Dafür spricht, dass plazentare Mikrobiome nachgewiesen wurden (Nuriel-Ohayon et al. 2016). Im Mutterkuchen fanden Wissenschaftler die DNA von Bakterien. Unklar ist jedoch ihre Bedeutung. Die Darmflora der Mutter mischt sich über seine Stoffwechselprodukte z. B. Propionsäure und Butyrat in die Wehentätigkeit ein (Voltolini et al. 2012). Dabei handelt es sich eigentlich um eine Art Standardverfahren. Zellen erkennen die Stoffe Propionat und Butyrat mit speziellen Antennen. Sie werden im Fachjargon GPR als Protein G-gekoppelte Rezeptoren genannt (Ang et al. 2015). Empfangene Signale leiten sie über die Zellmembrane in die Zelle weiter. Solche Rezeptoren sind auch auf Gehirnzellen vorhanden und tragen zu deren Reifung bei. Somit können bakterielle

Stoffwechselprodukte über den Mutter-Kind-Kreislauf die Entwicklung des Ungeborenen beeinflussen.

Ein besonderes Entwicklungsfenster beginnt mit der Geburt. Das Neugeborene muss erhebliche Strapazen auf sich nehmen, um das Licht der Welt zu erblicken und den ersten Atemzug zu tun. Gleichzeitig wird es mit einer großen Zahl von Bakterien bekannt gemacht, die sich um eine Arbeitsstelle bewerben. Nicht nur die Bewerber sind viele sondern auch die zu besetzenden Arbeitsstellen auf der Haut, auf den Schleimhäuten oder im Darm (Abeele Van den et al. 2011). Eine gelungene Einstellung ist das A und O für eine Abwicklung vieler Entwicklungsschritte, an denen Bakterien beteiligt sind. Im Mutterleib werden abgesehen von den bakteriellen Floren alle Systeme wie Nerven-, Hormon- und Herzkreislaufsystems angelegt. Allerdings sind sie, wie wir von den eingangs beschriebenen gnotobiotischen also keimfrei lebenden Tieren wissen, noch nicht voll funktionsfähig. Auch das Immunsystem ist nicht vollständig ausgebildet. Die Organe haben ohne die Wirkung von bakteriellen Floren nicht ihr volles dem Entwicklungszustand angemessenes Gewicht erreicht (Tannock 2001). Man kann sich vorstellen, dass die Systeme noch nicht richtig verknüpft sind eben wie lose Enden. Erst durch die Aufnahme von Bakterien verändert sich die innere Umwelt (Tillisch et al. 2017). Die „losen" Enden werden in dieser Phase verknüpft und zu ihrer vollen Funktion gebracht. Ganz oben steht das Einstellen und Tunen der Gene auf das Zusammenleben des Menschen mit Bakterien. Der Körper und zwar hier besonders das Immunsystem müssen lernen, nette und hilfreiche Bakterien von blöden und unhilfreichen zu trennen (Cox et al. 2014). Alle Mitarbeiter durch das Immunsystem zu vertreiben, ist genauso wenig sinnvoll wie schädliche Keime zu hofieren. Nicht nur das Immunsystem muss mit seinen Immunzellen auf diese Situation eingestellt werden sondern auch die Schleimhaut z. B. im Dickdarm. Viele Gene werden entsprechend epigenetisch auf diese Situation getrimmt. Gelingt dies nicht, besteht die Möglichkeit von Unstimmigkeiten. Letztendlich kann das Gleichgewicht zwischen den Systemen gestört werden. Aus den hilfreichen Bakterien-Mensch-Beziehungen werden Streitereien. Aus den Streitereien wird Krieg, nämlich jetzt mischen sich auch noch die Verteidigungskräfte ein. Das trägt dem Körper eine überzogene Entzündungsreaktion ein. Gerade in diesem Zeitfenster sind solche Szenarien äußerst kritisch. Rasch werden sie als eine gesteigerte Entzündungsneigung epigenetisch festgeschrieben. Immer wieder reagiert der Körper mit überschießenden Entzündungsantworten. Auf diesem Boden bilden sich dann Anlagen für Krankheiten. Allergien oder Übergewicht und Stoffwechselstörungen werden auf solche Umstände zurückgeführt (Brandtzaeg 2002). Auch Autoimmunerkrankungen und entzündliche Darmerkrankungen finden hier ihren Anfang.

4 MENSCH UND BAKTERIELLE GESELLSCHAFTEN

4-4 Exkurs: DPHD

ZWAR SIND DIE BAKTERIELLEN GESELLSCHAFTEN das Thema dieses Buches, jedoch möchte ich wegen ihrer zentralen Bedeutung für Gesundheit und Krankheit auf weitere Umwelteinflüsse, die die epigenetische Programmierung ändern können, hinweisen. Für sie ist ein Zusammenhang mit den Mikrobiota des Körpers bisher nicht belegt. Jedoch sind sie in der Lage ebenso wie unser Körper Xenobiotika, nicht biologische Substanzen, zu entgiften bzw. umgekehrt giftiger zu machen. Daher ist ihre Beteiligung an diesen Problemen nicht unwahrscheinlich. Wie schon berichtet, machen Bakterien nicht einmal vor Krebsmittel wie Methothrexat Halt. Zudem dürften sich die epigenetischen Modifikationen durch Mikrobiota, Xenobiotika und andere Umwelteinflüsse gegenseitig beeinflussen.

Zu den Xenobiotika gehören Chemikalien wie Weichmacher, Insekten- und Unkrautvernichter. Bereits Mitte des vorigen Jahrhunderts wurden ihre umweltschädigenden Wirkungen einem breiteren Publikum bekannt. Dies ist vor allem der amerikanischen Biologin Rachel Carson zu verdanken (Carson 1962). In ihrem weltberühmten Buch „Silent Spring", der stille Frühling, das erstmals 1942 erschien, berichtete sie dem nicht wissenschaftlichen Publikum wie und mit welchen Konsequenzen Pestizide und Herbizide Mensch und Umwelt schädigen. Sie warnte vor Artensterben, wie wir es heutzutage von Insekten, insbesondere Bienen, kennen. Wie wir bereits heute wissen, dürfte neben der Verarmung der bakteriellen Vielfalt beim Menschen und in der Natur (Blaser 2016) die negative Wirkung umweltschädlicher Chemikalien das Leben der Menschheit in Zukunft gravierend beeinflussen. Eine Reihe renommierter Wissenschaftler nehmen an, dass sich hierdurch das menschliche genetische Material verändern und der Mensch nicht mehr der Mensch sein wird, der er heute ist (Nicholson et al. 2005): „Wir können schon jetzt einen gentechnischen Großversuch an unseren Symbionten in Gang gesetzt haben, über dessen Auswirkung auf die menschliche Gesundheit wir wenig Kenntnis haben."

Ein heute nicht von der Hand zu weisender Faktor ist die Belastung der Menschen mit Umweltchemikalien wie Pestizide, Fungizide usw.. Viele von ihnen haben eine östrogenartige Wirkung. Mit der Befruchtung bis zur Geburt öffnet sich ein wichtiges epigenetisches Fenster (Langley-Evans 2006). In den entsprechenden Entwicklungsabschnitten können sie die normale Geschlechtsprogrammierung verändern und zu einer epigenetischen Umprogrammierung führen (Anaway et al. 2006). Diese Substanzen werden aufgrund ihres Wirkungsmechanismus als endocrine disruptors, als hormonell wirksame Substanzen, bezeichnet. Ein Beispiel für solche Substanzen ist DDE. Bei männlichen Kindern führen sie zur Verminderung der Fruchtbarkeit (Ly et al. 2015). Die Spermienmenge und Qualität nimmt ab. Bei weiblichen Kindern entwickelt sich in späteren Lebensjahren häufiger Krebs, insbesondere Brustkrebs (Nilson et al. 2008). Zudem ist eine Schädigung der

Geschlechtsorgane mit Missbildung auch des äußeren Genitals und eine verfrühte weibliche Pubertät bekannt. Beschrieben werden auch eine gestörte Gehirnentwicklung, verändertes Sozialverhalten sowie ein vermehrtes Risiko für Krebs (Diamanti-Kandarakis et al. 2009). Diese Situation ist gravierender, als es scheinen mag. Bei umweltmedizinischen Kongressen wird das Thema immer wieder besprochen, insbesondere da es von weltweiter Bedeutung ist. Hierzu gehört auch die Diskussion über den Einfluss von Ernährung und Lifestyle auf schwerwiegende Erkrankungen wie z. B. bei der Gant Konferenz (The Twenty-First Cancer Conference 2006).

In der Fötalperiode findet zudem durch die Sexualhormone die Prägung in den weiblichen bzw. männlichen Typ statt. Testosteron bzw. sein Metabolit Dihydrotestosteron prägen im Gehirn geschlechts-spezifisches Verhalten. Dies betrifft neben dem Sexualverhalten auch die kognitiven Funktionen in der Großhirnrinde und dem Hippocampus. Diese Entwicklungsphase ist ebenfalls empfänglich für die als endocrine disruptors wirkenden Chemikalien. Sie können somit auch zu diesem Zeitpunkt die Entwicklung des Fetus beeinträchtigen.

Ein wichtiger Schritt für die Regulation des Stoffwechsels findet im 3ten Trimenon statt. Die Steuerung der Sättigung bzw. des Appetits ist ein wichtiger Aspekt für die Programmierung der Veranlagung zum metabolischen Syndrom. Das bedeutet die Veranlagung zu Übergewicht, Bluthochdruck, Diabetes mellitus Typ II und Störung des Fettstoffwechsels. An der Steuerung der Sättigung ist das

Hormon des Verdauungstraktes und des Fettgewebes, Leptin, beteiligt. Der Anstieg der Leptinkonzentration bewirkt beim Gesunden ein Sättigungsgefühl (Sandoval 2014).Während der Schwangerschaft wird es zusätzlich von der Plazenta gebildet. Im Fötus wirkt Leptin neurotroph, das Wachstum von Gehirnzellen stimulierend. Gleichzeitig wird die Etablierung des Sättigungs-Signalweges gefördert. Mütterliche Fehl- bzw. Überernährung, Sauerstoffmangel und Rauchen aber auch Stress können sich negativ auf die Ausbildung der Leptinregulation auswirken (Fernandez-Twin und Ozanne 2010).

Die Liste der möglichen Schädigungen, die im Mutterleib die epigenetische Programmierung verändern können, ist lang. Dazu gehören auch bakterielle, parasitäre oder virale Infektionen der Mutter (Ezenwa et al. 2016). Allen ist zu Eigen, dass die belastende Mitgift das Leben des Kindes, seine Chancen auf ein erfülltes Leben, Erfolg und Gesundheit erheblich beeinträchtigen kann. Viele Aspekte wie bakterielle, parasitäre oder virale Infektionen, Diabetes mellitus usw. während der Schwangerschaft werden heute medizinisch in den Vorsorgemaßnahmen geprüft. Demgegenüber bleiben seelische und sozial belastende Situationen trotz ihrer immensen Bedeutung weitgehend unberücksichtigt. Offensichtlich können Gewalt gegen die Mutter aber auch ein sozial belastendes Milieu eine ungünstige epigenetische Entwicklung anstoßen (McGowan et al. 2009). Auch die Ablehnung der Schwangerschaft durch die Mutter prägt die zukünftige Entwicklung ähnlich wie das Gefühl des Kindes von seinen Eltern abgelehnt und ausgestoßen zu sein

(Gesundheitsindustrie 2011). Versuche an Affenkindern konnten einen weiteren Mechanismus wahrscheinlich machen. Stress, auch mäßiger Stress, während der Schwangerschaft führte zu einer veränderten Darmflora des Neugeborenen. Diese veränderte Flora kann ebenfalls, wie zuvor berichtet, zu einer vermehrten Stressneigung führen (Bailey, Lubach und Coe 2004).

Die hinterliegenden molekularen Mechanismen sind ebenso vielfältig wie die Schädigungen. Im Vordergrund steht die epigenetische Fixierung einer proentzündlichen Reaktionslage. Diese setzt sich auf allen Körperebenen durch. Ein wichtiger Aspekt dabei scheint die funktionelle Situation im Gehirn zu sein. Studien zeigen u. a. dies für die Microgliazellen, Müllschluckerzellen, im Gehirnareal des Hippocampus (Williamson et al. 2011). Der Hippocampus ist für das Gedächtnis zuständig. Erhöhte Konzentrationen proentzündlicher Interleukine, Botenstoffe des Immunsystems, greifen in die normale Funktion ein und stellen die Weichen auf Neurodegeneration, Nervenzellabbau, im späteren Leben.

In jüngster Zeit wird auch die Bedeutung epigenetischer Veränderungen für seelische Störungen wie Schizophrenie und bipolare Erkrankungen, Depression und Sucht bejaht (Tsankova et al. 2007, Boulle et al. 2012, Li Y. et al. 2015).

4 MENSCH UND BAKTERIELLE GESELLSCHAFTEN

4-5 Schleimhäute: Vermittler zwischen mikrobiellen Floren und dem Körper

WIE BEREITS BERICHTET LEBEN Bakterien in unserer Welt immer und überall. Alle höheren Lebewesen ob Pflanze, Insekt, Fisch oder Tier sind mit einer unterschiedlich großen Menge an Bakterien jederzeit konfrontiert. Auch die Entwicklung zu höheren Lebewesen verlief in Gegenwart von Bakterien.

Wollte die Natur nach Höherem streben, also nach vielzelligen Organismen, musste ein Schutz vor zu aufdringlichen Bakterien her. Es ist daher nicht erstaunlich, dass mit den ersten Vielzellern diese Organismen bereits spezialisierte Zellen bildeten, die sie von der bakteriellen Umwelt trennten. Es war die Geburtsstunde der Epithelien. Sie sind die Grundzellen der inneren und äußeren Oberflächen. Aus ihnen sind die multifunktionellen Hochleistungsorgane die Schleimhäute bzw. die Haut hervorgegangen. Dabei widersprechen sich die den Epithelien zugedachten Aufgaben.

Einerseits besteht aus naheliegenden Gründen das Bedürfnis nach einem Schutz vor Infektionen und physikalischen Verletzungen (Lievin-Le Moal und Servin 2006). Andererseits soll die Außenwelt nicht komplett abgeschottet werden. Schließlich braucht der Körper ja Nahrungsstoffe, Mineralien und auch Informationen über das Draußen. Das gilt sowohl für die Haut als auch die

Schleimhäute. Die Schleimhäute müssen Informationen aus den Hohlräumen wie Mund, Scheide oder Darm bekommen einschließlich dessen, was die bakteriellen Mitarbeiter so treiben. Dementsprechend kommt insbesondere bei den Schleimhäuten die Aufgabe hinzu, mit den Mitarbeitern zu sprechen, d. h., Informationen an die bakteriellen Gesellschaften weiterzuleiten. Sowohl auf Seiten des höheren Organismus als auch auf Seiten der bakteriellen Arbeitnehmer hat sich hier ein intensiver Informationsaustausch, ein „cross talk" wie es im Englischen heißt, eingestellt (Wells et al. 2011). Sowohl der Körper als auch seine bakteriellen Mitarbeiter, die Symbionten, vielleicht sogar auch die eigenen Bakteriophagen mussten die Sprache des anderen verstehen und sprechen lernen (Diard et al. 2017). Ein Vorgang, der über viele Zehntausende wenn nicht sogar über viele Millionen Jahre verlief und noch verläuft. Dieser Prozess war dringend nötig. Wie anders sollten die Bakterien verstehen, was ihr Boss braucht. Umgekehrt konnte er auch die Bedürfnisse der Mitarbeiter erkennen und im Sinne beider Seiten berücksichtigen. Diese Überlegung scheint verrückt zu sein. Allerdings haben vor nicht allzu langer Zeit israelische Wissenschaftler Belege für diese Hypothese gefunden. Läuft etwas schief im Darm, reagiert das Nachrichtensystem vor Ort mit Entzündungsreaktionen, die dem Gehirn zur Entscheidung vorgelegt werden. Die Ergebnisse der Wissenschaftler zeigten, dass die Bakterienflora, je nachdem ob sie fit oder gestört, dysbiotisch, ist, Nahrung unterschiedlich abbaut (Levy et al. 2015). Abbauprodukte aus dem Eiweißstoffwechsel wie Histamin und Tryptamin können die Darmschleimhaut beeinflussen. Eine fitte

Bakterienflora bei guter Nahrung ist gut gelaunt und gibt dies auch an die Schleimhäute weiter. Beim Gegenteil meldet die bakterielle Mannschaft ihren Ärger, ein wichtiger Tipp für Menschen, die auf ihren Körper hören.

Bedauerlicherweise haben einige bakterielle Gangster den Geheimcode zwischen Symbionten und Organismus geknackt. Sie können ihn nun missbrauchen und für ihre Zwecke verändern. Damit gelingt es ihnen, weitgehend unerkannt vom Immunsystem in den Körper einzudringen. Das ist allerdings Thema der modernen Infektions-wissenschaft (Lievin-Le Moal und Servin 2006).

Kehren wir daher zu einer der wichtigsten Aufgabe der epithelialen Oberflächen zurück, Bakterien egal ob Gangster oder Symbiont daran zu hindern, unerwünscht in der guten Stube des Organismus aufzukreuzen. Die Folgen für den Körper sind fatal, wenn eine große Zahl von Bakterien in das Körperinnere, z. B. die Blutbahn, vordringt. Oft kann der Körper diese bakteriellen Eindringlinge nicht ohne Hilfe in die Schranken verweisen. Je nach Art der Eindringlinge und der Menge kann es innerhalb kurzer Zeit zu einer Blutvergiftung mit Organversagen kommen. Auch mit korrekter Behandlung besteht ein schweres Krankheitsbild mit hoher Sterblichkeit.

Schauen wir uns also diese Verteidigungslinie an. Da es den Umfang des Buches sprengen würde, die unterschiedlichen epithelialen Oberflächen vorzustellen, möchte ich mich auf die Darmschleimhaut beschränken. Hinzu kommt, dass sie die Barriere zum Körper ist, die der größten bakteriellen Bevölkerungsdichte gegenübersteht (Sansonetti 2011). Dementsprechend ist sie vielstufig aufgebaut. Dennoch kommt es unter Standardbedingungen vor, dass Bakterien in das Körperinnere gelangen. Das passiert z.b. beim Stuhlgang oder ähnlichem. Zum einen zeigt uns das, dass diese Schleimhautbarrieren nicht absolut dicht sind. Zum anderen hat die Natur verschiedene „firewalls", um den modernen Ausdruck zu gebrauchen, hintereinandergeschaltet. Die Keime werden in der Leber und vom Lymph- und Immunsystem aus dem Blut herausgefiltert und entsorgt (Balmer et al. 2014).

Das Basiskonzept der Darmschleimhaut und auch anderer Schleimhäute besteht aus einer einlagigen Epithelzellschicht, die auf einer Basalmembrane, sozusagen der biologische Estrich, liegt. So sitzt eine Zelle neben der anderen mit einem kleinen Abstand, der wissenschaftlich als parazellulärer Raum bezeichnet wird. Dieser Spalt oder Raum reicht aus, um Bakterien durchschlüpfen zu lassen, wären da nicht weitere Vorsichtsmaßnahmen von der Natur getroffen worden. Die Zellen haben sich mit verschiedenen Eiweißbrücken (technisch: „tight junction", zu Deutsch: feste Verbindungen) zusammengezurrt. Damit ist die Passage nicht mehr frei und unerwünschte Gäste oder Partikel aus dem Stuhl bzw. Nahrungsbrei werden vom Körperinneren ferngehalten. Allerdings ist es ab und zu angezeigt, die Tür aufzumachen, um Zellen wie Abwehrzellen in den Darm durchzulassen. Manchmal ist es nämlich für sie erforderlich, dort zu arbeiten. Das ist der Fall, wenn das Immunsystem Informationen braucht, was im Darminneren geschieht. Also z. B. Krankheitserreger aber auch

bakterielle Mitarbeiter aufzusammeln und zurück in die Immunstationen unterhalb der Schleimhaut zu bringen. Ein wichtiges Eiweiß, das die „tight junction" regelt, ist das Zonulin (Fasano 2008). Zonulin ist eine Art intelligenter Türöffner. Wie bereits gesagt, ist sie unter normalen Umständen geschlossen. Das Zonulin erkennt, was es durchlassen kann und was nicht. Der unkontrollierte Einstrom von Stoffen, die Gefahr bedeuten, Bakterien und ihre Giftstoffe, Toxine, bringt das Immun- und Entzündungssystem aus dem Gleichgewicht. Überschießende Entzündungsreaktionen sind die Folge. Unter bestimmten Bedingungen z. B. durch Stress oder bestimmter Nahrungsmittel kommt es zu einer Verunsicherung des Türöffners Zonulin. Er lässt die Tür auf. Diese Funktionsstörung wird sehr bildlich aber missverständlich als „leaky gut"-Syndrom bezeichnet. Komplizierter aber besser wäre es von einer gesteigerten Schleimhautdurchlässigkeit zu sprechen. Eine Unterstützung des Türöffners ist daher nicht nur hilfreich sondern auch wichtig. Dabei helfen uns unsere freundlichen Mitarbeiter, die Symbionten. Lactobazillen, Milchsäurebakterien, unterstützen die Epithelzellen, die „tight junction" stabil und geschlossen zu halten sowohl unter Normalbedingungen als auch unter Stress.
So effizient dieser Mechanismus auch ist, die Natur hat sich nicht darauf als alleinigen Schutz, als „firewall" verlassen. Die Epithelschicht mag vor Bakterien und anderen Infektionserregern einen guten Schutz bieten aber nicht vor mechanischen Verletzungen. Es ist immer wieder erstaunlich, was so mancher Würgschlingstopfer seinem Verdauungstrakt zumutet. Da sind unzerkaute Nahrungsbestandteile wie Kerne, Körner noch harmlos.

Manche steigern sich über Knochensplitter z. B. vom Hühnchen bis hin zur Rasierklinge. Das Fazit ist, dass der Verdauungstrakt von oben bis unten einer zusätzlichen „firewall" bedarf. Eigentlich sind es viele einzelne, die die hintereinandergeschalteten Abwehrstationen bilden. Die Aufgabe des physikalischen und auch antibakteriellen Schutzes hat eine Art Gel, Mucus, übernommen, das die Schleimhäute bedeckt (Sansonetti 2011). Diese ist 150 – 200 µm (1µm entspricht 1 millionstel Meter) stark. Sie besteht aus Eiweißen, die mit längeren in Ketten aneinandergereihten Zuckermolekülen verknüpft sind.

Die einzelnen Mucusmoleküle sind miteinander vernetzt, so dass ein dichtes Geflecht entsteht. Damit wird nicht nur eine mechanische Stabilität erreicht, sondern auch das Vordringen von Bakterien bis zu den Oberflächen der Epithelzellen verhindert. Erst in dem oberen Bereich der Schleimschicht finden sich symbiontische Bakterien. Allerdings darf sich in dieser äußeren Zone nur ein Bruchteil der Bakterien der Darmflora breit machen. Der Zutritt zum Vorgarten der Schleimhaut ist strikt geregelt. Doch dazu später. Die Massen an Schleim sind erheblich. Zuständig für die Produktion der einzelnen Bauteile sind Zellen der Schleimhaut. Allerdings kann nicht jede Schleimhautzelle Mucus bilden. Dafür gibt es Spezialisten, die von Wissenschaftlern auf den Namen Gobletzellen getauft wurden. Sie sind mosaikartig über die gesamte Schleimhaut verteilt. Um ihre Arbeitsleistung an die aktuelle Situation anzupassen, sind sie in ein Informationssystem eingeschlossen. An dieser Informationsgruppe nehmen das Immun- und Entzündungssystem mit Signalen wie Leukozytenbotenstoffe (TNFα und Interleukin 13) sowie das Nervensystem mit Nervenbotenstoffen und das Hormonsystem mit Hormonen, z. B. VIP, das Gefäß aktive Protein, aber auch bakterielle Mitarbeiter wie Laktobazillen teil. Die hilfreichen Laktobazillen, obwohl in der Regel im Vergleich zu anderen Bakteriengruppen eher in geringer Bevölkerungsdichte vorhanden, haben beim Schleimhautschutz ein gewichtiges Mitspracherecht. Nicht nur, wie bereits besprochen, helfen sie bei den „tight junction" aus, sondern sie drängen Gobletzellen mehr Mucus zu bilden und in die Schleimschicht auszuscheiden.

Eine Gruppe bakterieller Mitarbeiter im Darm hat in den letzten Jahren von sich Reden gemacht. Sie firmieren unter der Bezeichnung Akkermansia. Ihr Haupttätigkeitsbereich ist der Abbau von Schleim (Collado et al. 2017). Daher sitzen sie auch in der oberen Schicht des Schleimgels und zerlegen den Schleim, aber nur den oberen, alten Schleim. Dadurch sorgen sie zusätzlich für frischen Nachschub im wahrsten Sinne des Wortes. Die Gobletzellen schieben von unten neuen Mucus nach, während oben die Akkermansia den Schleim abbaut. Gleichzeitig wird damit eine reinigende Funktion erreicht. Die Schleimproduktion als auch die Bevölkerungsdichte verändert sich während des Lebens. Beim Säugling ist sowohl die Schleimschichtdicke als die Zahl der Akkermansia niedriger als nach der Umstellung auf feste Kost. Das bleibt so während des Erwachsenenalters. Im Alter bildet sich beides Schleim und Akkermansiabevölkerung zurück. Daneben übt der Lebensstil noch seinen Einfluss aus.
Muzin, die Schleimmoleküle, haben noch weitere Qualitäten. Da die Zuckerketten der Muzinmoleküle von

Mensch zu Mensch verschieden sein können, hat der Organismus eine hervorragende Möglichkeit, seine bakterielle Mitarbeiterriege an der Schleimhautgrenze individuell zusammenzustellen. Wie bei Schlüssel-Schloss-Mechanismus wird so z. B. eine Laktobazille abgewiesen und eine andere aufgenommen. Aber auch den Bakterien im Darminnenraum selber helfen die Schleimmoleküle. Kontinuierliche Abschilferungen der Schleimschicht regeln den Stoffwechsel der Bakterien im Darminneren. Sie tragen dazu bei, dass das Milieu im Innenraum konstant bleibt und der bakterielle Stoffwechsel wie geschmiert läuft. Von dem bisher gesagten mag es den Anschein haben, dass Muzinbauteile nur vor Ort wirken. Der Schein täuscht. Muzine haben über den Darm hinaus eine wichtige Funktion (Lievin-Le Moal und Servin 2006). Sie wirken auf die Entwicklung des Kindes im Mutterleib und auf das Wachstum des Organismus. Weitere Wirkbereiche sind der Schutz vor Krebs und dass undifferenzierte Zellen, Zellen, die ohne feste Aufgabe auf der Reservebank herumlungern, sich spezialisieren und bestimmte Aufgaben übernehmen (technisch: sich differenzieren). Das ist ein guter Schutz vor einem Abwandern in die Krebszellenkriminalität. Wen wundert es daher, dass Probleme bei der Schleimbildung katastrophale gesundheitliche Probleme mit sich bringen. Ein Beispiel ist die chronische Darmentzündung, Colitis ulcerosa, oder die cystische Fibrose, die alle Schleimhäute betreffen kann.

Damit sind wir jedoch nicht am Ende des Maßnahmenkataloges der Natur. Wenn man glaubt, die Natur sichere sich über einen doppelten Boden ab, so ist man auf dem Holzweg. Die Natur arbeitet mindestens mit einem „zehnfachen" Boden. Gerade an der Darmschleimhaut hat sie eine x-fache Absicherung des Körpers, die leider für uns Menschen auch nicht immer unfehlbar ist. Damit kommt ein weiterer Zellspezialist der Schleimhaut ins Spiel, die Panethzellen. Sie sind die Waffenmeister der Schleimhaut. Zu ihrem ausgedehnten Arsenal gehören Enzyme wie Lysozym, die Bakterien abtöten. Auch eine ganze Reihe von Substanzen (technisch: antimikrobielle Peptide, abgekürzt AMP) mit bakterienabtötender Wirkung, ähnlich der Wirkung von Antibiotika, gehören zum Repertoire (Dupont et al. 2014). Sie werden nie einzeln sondern als ein Cocktail verschiedenster Stoffe bereitgestellt. Nebenbei, auch die Schleimhaut der Atemwege, des Mundes, der Harnwege, Genitaltrakt als auch die Bindehaut verfügen ebenfalls über Waffenmeister und Verteidigungsmoleküle.

Ein Beispiel hierfür ist Psoriasin. Psoriasin schützt die Haut als auch die Zunge vor einer Besiedlung mit kritischen Keimen, mit Pathobionten (Schröder 2011). Sogar Gehirnzellen bilden antimikrobielle Peptide um Infektionen im Gehirn zu bekämpfen (Janssen et al. 2013). Im weiblichen Geschlechtstrakt haben diese Substanzen eine erhebliche Bedeutung für Fruchtbarkeit, Schwangerschaft und Geburt (Yarbrough et al. 2015).

Eine interessante Technik findet man im Dünndarm. Ein besonderes Defensin wirkt nicht als Bakterienkiller. Ähnlich der Fischnetztechnik bildet dieses Defensin Netze im Nanogrößenbereich. Unerwünschten bakteriellen Eindringlingen wird das Defensinnetz übergeworfen und so an der Fortbewegung gehindert (Chu et al. 2012). Danach greifen andere Abwehrmaßnahmen.

Zuletzt sei noch ein besonderer Schutz durch Antikörper des sIgA-Types erwähnt. Dabei handelt es sich um einen speziellen Antikörpertyp, der nur für die Schleimhäute tätig ist. Das kleine „s" steht für sekretorisch, was bedeutet, dass sie von der Schleimhaut ausgeschieden werden. Nun schwimmt das ganze Arsenal nicht an einer Stelle herum, sondern ist über die ganze Schleimschicht verteilt und an die Muzinmoleküle gebunden. Somit wird es für ein Bakterium, das sich wie ein Dieb zu den Schleimhautzellen schleichen will, schwierig. Es wird abgefangen und abgetötet. Da auch abgetötete Bakterien Gefahrenstoffe absondern können, werden diese durch besondere Eiweiße abgefangen und entsorgt. Das ganze erfolgt noch bevor das Immunsystem hektisch wird.

Bei ihren Bemühungen, den Körper zu schützen, wird die Schleimhaut nicht von den freundlichen Mitarbeitern allein gelassen. Wie schon erwähnt, gibt es bakterielle Mitarbeiter, die im oberen Drittel der Schleimschicht tätig sind. Allein schon ihre Anwesenheit hilft unerwünschte Passanten fernzuhalten. Dieses Phänomen wird im Fachjargon als Kolonisationsresistenz bezeichnet (Stecher et al. 2013). Eine überaus wichtige und nützliche Hilfe gegenüber Infektionserregern. Daher bezeichnet man im englischen Sprachgebrauch die Kolonisationsresistenz auch als infection resistance (zu Deutsch: Infektionsresistenz). Dabei geht die normale Flora mit verschiedenen Strategien vor. Eine davon entspricht dem Kinderspiel „Reise nach Jerusalem". Mitglieder der normalen Flora besetzen die Schleimhautoberfläche wie bei dem Spiel die Stühle. Krankheitserreger werden so an der für die Infektion nötigen Bindung an die Oberfläche gehemmt. Des Weiteren futtern sie den unerwünschten Eindringlingen das Essen weg, so dass die Pathobionten, Krankheitserreger, ohne Energie dastehen. Ebenso vertragen einige von ihnen die von unseren bakteriellen Mitarbeitern gebildeten kurzkettigen Fettsäuren, Essigsäure, Propionsäure und Buttersäure, nicht. Falls dies noch nicht ausreicht, schicken unsere bakteriellen Mitarbeiter wie Laktobazillen Antibiotika ähnliche Stoffe oder sogar aggressive Sauerstoffverbindungen ins Rennen (Wardwell et al. 2011). Diese Arbeitsweise ist nicht auf die Darmflora allein beschränkt. Ähnlich geht die Mund- und Rachenflora vor. Auch bei der Hautflora gibt es eine Kolonisationsresistenz. Sogar für das Auge wurden ähnliche Mechanismen beschrieben. Hier helfen die bakteriellen Floren zusammen mit sIgA, die Augenschleimhaut zu schützen (Kugadas et al. 2017).

Neben den Bakterien leisten auch die Bakteriophagen, die Bakterienviren, ihren Beitrag zu unserem Schutz. Ebenso wie die Abwehrstoffe sind auch Bakteriophagen im oberen Drittel des Schleimes vorhanden. Über IgA-Antikörper sind sie am Standort festgebunden (Barr et al. 2013). Nimmt eine Bakteriengruppe zu stark zu, so werden sie durch die Viren dezimiert. Damit ist gewährleistet, dass sowohl schädliche wie auch hilfreiche Bakterien im Schleim nicht überhand nehmen und bis auf Tuchfühlung zu den Schleimhautzellen vordringen können.

Über diese Fort Knox-Situation dürfen wir nicht vergessen, dass die Darmschleimhaut die Aufgabe hat, Nahrungsstoffe aufzunehmen. Diese Gigaleistung zu beschreiben, würde allerdings den Umfang des Buches deutlich überschreiten. Hier möchte ich auf die entsprechende Literatur verweisen.

4 MENSCH UND BAKTERIELLE GESELLSCHAFTEN

4-6 Leben mit Bakterien: Immunsystem

IM VORANGEGANGENEN KAPITEL WAR das Thema der Schutz vor mechanischen Verletzungen und vor unerwünschten Eindringlingen in das Körperinnere. Obwohl Haut und Schleimhäute ein „high tech" Produkt der Werkstätten der Natur sind, kommt es doch immer wieder zu Problemen. Selbst unter „Normalbedingungen" gelangen Bakterien in die gute Stube des Körpers. Hier könnten sie sich ohne weiteres von dem reichlichen Angebot an Zellen, Eiweißen, Fetten usw. bedienen und vermehren.

Allein beim Zähneputzen können durch Verletzung mit der Zahnbürste Bakterien eingeschleust werden (Werk 2013). Eingriffe an der Mundschleimhaut sind oft ein bequemer Weg für Bakterien ins Körperinnere. Bei Zahnfleischentzündungen ist die Gefahr noch größer. Daher verwundert es nicht, wenn Wissenschaftler in den arteriosklerotischen Plaques, eine Bakterienbesiedlung finden, die der Mundflora gleicht. Arteriosklerotische Plaques entstehen durch Entzündungsreize. Sie sind eiweißreiche netzförmige Ablagerungen in Gefäßen. Da sie weiter wachsen können geht von ihnen die Gefahr aus, die Gefäße zu verstopfen. Bei den Herzkranzgefäßen kann das zu einem Herzinfarkt führen. Zudem können sich Bakterienfilme auf den geschädigten Herzklappen bilden und dort Entzündungen unterhalten. Ein lebensbedrohliches Krankheitsbild.

Sogar eine geplagte Stuhlentleerung ermöglicht Bakterien in den Körper einzuwandern. Zudem dürfen wir die Haut als Bakterieneintrittspforte nicht vergessen. Insektenstiche oder Tierbisse usw. können Bakterien eine Möglichkeit bieten einzudringen. Eine weitere Eintrittspforte sind die Schleimhäute der Geschlechtsorgane. Nicht nur lokale, örtlich begrenzte sondern auch den ganzen Körper erfassende Infektionen haben hier ihren Ausgang. Beispiele für virale Gangster sind Hepatitis B und Hepatitis C, für bakterielle Strolche die Syphilis.

Diese Ausführungen sollten keine Panik schüren, sondern zeigen, dass das Eindringen von Infektionserregern in den Körper regelmäßig vorkommen kann. Dass ein Entgleisen einer Infektion der Ausnahmefall ist, verdanken wir einem weiteren Schutzsystem. Das Immunsystem wurde von der Natur als letzte Verteidigungslinie entwickelt und natürlich hoch effektiv ausgestattet. So ausgerüstet, ist es dem fitten Immunsystem in der Regel ein Leichtes erkannte und ertappte Eindringlinge rasch zu liquidieren und ihre Reste zu entsorgen. Ein erfolgreiches Handeln setzt ein rasches und sicheres Erkennen der Art und der Menge der Eindringlinge voraus. Andernfalls wäre es ein blindes Umsichschlagen, das dem Körper selbst schaden würde. Diese Information einschließlich der Mitteilung, wo der Ort des Geschehens ist, müssen in kürzester Zeit in alle Körperregionen getragen werden, um die Abwehr aufzubauen. Dazu arbeitet das Immunsystem Hand in Hand mit dem Nerven- und Hormonsystem zusammen. Die Immunzellen scheiden Botenstoffe, Interleukine, aus, die die Informationen zwischen den Zellen und im Blut weitertragen. In der nächsten Eskalationsstufe wird das Entzündungssystem aktiviert. Wir können hier schon erkennen, dass eine ungebremste überschäumende Reaktion des Immunsystems gefährlich werden kann. Es ist wie beim Nudelkochen. Man braucht genügend Hitze, um die Nudeln weich zu kochen. Drosselt man sie jedoch nicht nach einer Weile, kocht das Nudelwasser über und überschwemmt den Herd. Das gibt in der Regel eine Riesenschweinerei. Solche Probleme bergen die Immunantwort auf Gefahrensignale wie Bakterien in sich. Überkochende Reaktionen können zu Gewebszerstörungen führen. Somit muss das Immunsystem die Fähigkeit besitzen, Gas zu geben und gleichzeitig zu bremsen.

Nun alles der Reihe nach. Beginnen wir mit dem ersten Schritt des Immunsystems: erkennen, was ist. Erinnern wir uns an das hawaiianische Zwergtintenfischchen und seine bakteriellen Freunde (Sperandio et al. 2003). Beide zeigen eine Liebe auf den ersten Blick. Innerhalb weniger Minuten wird aus einer großen Zahl von Konkurrenten eine lebenslange Partnerschaft geschmiedet. Sie erkennen sich als wahre Partner mit einer 100 %igen Sicherheit ohne komplizierte Entscheidungsprozesse, Arbeitsgruppen oder vielseitige Fragebögen. Wie kann so etwas funktionieren? Das Geheimnis sind Muster. Wir erkennen auf Anhieb das Bildsymbol, Piktogramm, für Radioaktivität. Das Stopp-Schild im Straßenverkehr veranlasst uns, ohne nachzudenken (in den meisten Fällen), stehen zu bleiben. Ebenso erkennt das Immunsystem die Muster, Piktogramme, von Infektionserregern und auch Symbionten.

Bedauerlicherweise decken sich für beide Gruppen die Muster weitgehend. Sie werden als MAMP, microbe associated molecular pattern (zu Deutsch: Mikroben assoziierte (zugeordnete) molekulare Muster), bezeichnet (Wardwell 2011). In der Regel wird allerdings von PAMP, pathogen associated molecular patterns (zu Deutsch: pathogenen, also Krankheitserregern, assoziierte Muster), gesprochen. Meist sind diese Muster Oberflächenbausteine der Zellwand wie Zuckerfettsäuremoleküle oder Eiweiße der bakteriellen Bewegungsorgane z. B. Flagellin. Daneben gibt es auch Muster aus dem bakteriellen Zellkörper wie typische Abschnitte des genetischen Materials der DNA. Viren werden in der Regel durch DNA- oder RNA-Muster ertappt.

Das Immunsystem hat dementsprechend Antennen (technisch: Rezeptoren) für diese Muster entwickelt, die PRR. PRR, pathogen pattern recognition receptor (zu Deutsch: Mustererkennungsrezeptoren für Krankheitserreger), haben die Aufgabe mikrobielle Muster einschließlich viraler zu erkennen und dem Immunsystem die Informationen zuzuleiten.

Aber wie kann das Immunsystem zwischen schädlichen und harmlosen Bakterien und Krankheitserregern unterscheiden? Das ist nämlich sehr hilfreich, da die Antwort des Immunsystems an die Situation angepasst werden muss. Aggressive Maßnahmen bleiben bei harmlosen Bakterien aus. Hingegen erwartet Bösewichte die volle Härte des Immunsystems. Eine derzeit gängige und recht einleuchtende Theorie versucht dies zu erklären. Über 10 der Rezeptoren, die Muster für Mikroben erkennen, sitzen auf der Zellwand von Immunzellen. Entdecken sie eines dieser Muster, senden sie die Information an den Zellkern, der Maßnahmen trifft, die Entzündungs- und Immuntruppe zur Abwehr in Bereitschaft zu versetzen. Damit kann es jederzeit in die Strümpfe kommen und seinen Aufgaben gerecht werden. Es bedarf keiner langen Aktivierung. Das Immunsystem reagiert sofort auf Probleme. Die Rezeptoren, die auf der Zelloberfläche sitzen, werden sinnigerweise als Toll like receptors (TLR) bezeichnet. Das englische Wort „toll like" soll Zoll ähnlich bedeuten. Ursprünglich wurden Toll like Rezeptoren von dem ältesten Immunsystem, dem angeborenen oder nativen Immunsystem, entwickelt (Dembic 2017). Allerdings übernahm das entwicklungs-biologisch jüngere, adaptive, also spezifische, Immunsystem diese Entwicklung. Sie ist so gut, dass auch Zellen, deren Job nicht die Immunantwort ist, wie Zellen der Gefäßinnenwand Toll like Rezeptoren auf ihren Oberflächen haben. Wir werden später sehen, dass dies ein Problem für die Gefäßverkalkung, die Arteriosklerose, sein kann.

Zellen des angeborenen Immunsystems wie die natürlichen Killerzellen (NK-Zellen) oder die dendritischen Zellen (DC-Zellen), die mit ihren amöbenartigen Ausläufern Mikroben wie ein Staubsauger aufsaugen, haben die Toll like Rezeptoren als Grundausstattung. Bei den natürlichen Killerzellen oder NK-Zellen ist der Name Programm. (Hier eine Anmerkung: Molekularbiologen und Immunologen einschließlich Genetiker haben einen Hang zu z. T. merkwürdigen Abkürzungen. Sie sind schlicht Abkürzungsfans. Das hat zu einer enorm verwirrenden

Vielzahl von Abkürzungen geführt. Allerdings ist der Vorteil, dass nur Insider oder sehr fleißige Menschen verstehen, worum es geht.) Dendritische Zellen und natürliche Killerzellen töten Bakterien, Viren und Protisten, z. B. einzellige Parasiten. Auch beschäftigen sie sich mit abtrünnigen Zellen, den Krebszellen. Dazu sind sie bestens mit einem Arsenal an hochwirksamen biologischen und chemischen Waffen ausgerüstet. Bei Kontakt werden die Mikroorganismen aufgenommen und abgetötet. Die Zellen des angeborenen Immunsystems sind sehr konsequent und erfolgreich. Sie gehören zur Standardschutztruppe der Schleimhäute. Damit ist jedoch das Problem der Unterscheidung von Gut und Böse noch nicht ganz geregelt. Dies hat das Immunsystem durch Mustererkennungsrezeptoren im Zellinneren gelöst. Man hat ihnen den fürchterlichen Namen nucleotide-binding oligomerization domain like Receptor gegeben. Da kein Mensch das mehrfach hintereinander aussprechen mag, nutzt man die Abkürzung NLR (zu Deutsch: Nukleotid, als Bausteine des genetischen Materials, bindende Oligomerisierungsdomäne ähnliche Rezeptoren; Oligomerisierung ist eine Aufbaureaktion aus einigen wenigen Bauteilen). NLR erfassen Muster von Bakterien wie Staphylokokken, genetisches Material von Viren und Bakterien, Flagellin, das Geißeleiweiß und Verbindungen wie Harnsäurekristalle als Zeichen von Zelluntergang, als Gefahrenmoleküle. Signale der NLR werden als höchste Gefahr aufgefasst und rufen beim Immunsystem die Alarmstufe Rot aus. Das Immunsystem versteht nun die Informationen der NLR als Zeichen für bösartige Infektionserreger und reagiert sehr heftig (Levy et al. 2015).

Die ständige Auseinandersetzung mit Mikroben macht einen kontinuierlichen Nachschub von Zellen erforderlich, insbesondere auch für das adaptive Immunsystem. Es kann als weitere Verteidigungslinie aufgefasst werden. Entwicklungsgeschichtlich ist es jünger als die Soforteingreiftruppe der angeborenen Immunität. Allerdings beschränken sich die Aufgaben des angeborenen Immunsystems nicht nur darauf. Sie arbeiten auch als Coach für das adaptive Immunsystem. Dieses Immunsystem passt sich an die jeweilige Herausforderung an und verwendet nicht ausschließlich Muster-erkennungsrezeptoren. Es kann sich auf neue Situationen wie z. B. auf die Bekämpfung vielzelliger Infektionserreger wie Würmer einlassen und ist zudem lern- und erinnerungsfähig (Wardwell et al. 2011). Seine Entwicklung war mit dem Entstehen von Wirbeltieren erforderlich geworden. Die Gedächtnisfunktion für als fremd erkannte Substanzen, mit denen das Immunsystem einen Händel hatte, ist überaus nützlich. So kann auf bereits bekannte Gefährdungen rasch reagiert werden. Zwei große Gruppen von Zelltypen teilen sich die Aufgaben. Ein Zelltyp, die B-Lymphozyten, sind damit betraut spezifische Eiweißbausteine, die Antikörper, zu bilden. Gezielt binden sie nach dem Schlüssel-Schloss-Prinzip passgenau an Bauteile von Infektionserreger oder an als fremd eingestufte Moleküle, für die sie designed wurden. Die Antikörper markieren und immobilisieren diese Bauteile, so dass sie vom zellulären Immunsystem als fremd erkannt werden. Diese Gruppe von Zellen des adaptiven Immunsystems sind T-Lymphozyten. Sie unterscheiden sich erheblich mit ihrer Arbeitsweise und

Wirkung von B-Lymphozyten. Spezialisten unter ihnen versuchen das Unerwünschte mit Entzündungsreaktionen zu zerstören. Die zelluläre Immunantwort gilt daher als proentzündlich oder proinflammatorisch mit einem erheblichen zerstörerischen Potential.

Der von beiden Immunsystemen verursachte „Müll" wird durch Fresszellen, den Makrophagen, abgeräumt und geschreddert. Dieser Zelltypus entspricht den Müllmännern, die für Sauberkeit sorgen. Die Balance zwischen dem B-Zellsystem und T-Zellsystem ist für den optimalen Schutz des Körpers entscheidend. Fehlentwicklungen können aufgrund der Sprengkraft beider Systeme erhebliche Schäden hervorrufen. Eine Überbetonung des B-Zellsystems birgt die Gefahr von Allergien in sich. Eine entgleiste T-Zellsystemantwort kann zu Autoimmunerkrankungen, immunologischen Erkrankungen, die gegen körpereigene Zellen oder Moleküle gerichtet sind, führen.

Im vorangegangenen Kapitel hatten wir von dem vielfältigen Aufgabenbereich der Schleimhaut erfahren. Sie trennt nicht nur z. B. bakterielle Floren vom Körperinneren, sondern sie leitet auch als Kommunikationsschnittstelle Informationen in beide Richtungen weiter (Wells et al. 2011). Ein Netzwerk immens vieler Immunstationen und fleißigen, wachsamen Immunzellen hat einen engen Kontakt zu der Schleimhaut. Hier werden die Signale der Darmflora, die über die Schleimhaut eintreffen, bearbeitet.

Interessanterweise sind die Coaches, Zellen des angeborenen Immunsystems, die schon angesprochenen dendritischen Zellen. Ihnen obliegt die Aufgabe frische noch nicht trainierte Immunzellen des adaptiven Systems der Gruppe der B- bzw. T-Lymphozyten zuzuordnen. Dendritische Zellen sammeln jede Menge an mikrobieller Information. Dazu können sie sogar mit Zellausläufern die „tight junction", die Eiweißbrücken zwischen den Schleimhautzellen, öffnen und in den Darm vorschieben. Das, was sie dort erfahren und sammeln, sortieren sie und präsentieren es auf ihrer Oberfläche. Bei diesem Verfahren sind die Toll like Rezeptoren, die mikrobielle Muster erkennen, beteiligt. Wissenschaftlich wird der Vorgang als Antigenpräsentation bezeichnet. Entsprechend heißen die Zellen antigenpräsentierende Zellen (technische Abkürzung: APC). Zusammen mit zusätzlichen stimulierenden Signalen entscheiden die Trainer, in welches Lager die geprüfte Zelle zu gehören hat und welche Aufgaben sie zu übernehmen hat. Daran sind ebenfalls spezielle Botenstoffe der Immunzellen, die Interleukine, beteiligt. Die Kapazität des Buches würde durch eine ausführliche Darstellung dieses Aspektes überschritten, so dass ich hier auf die weiterführende Literatur verweisen möchte.

All dies hat eine enorme Bedeutung für unsere Gesundheit und Fitness. Unsere verschiedensten bakteriellen Mitarbeiter bestimmen bei allen Immunsystemzweigen, dem natürlichen, dem B-Zell- und dem zellulären T-Zell-System mit. Ein besonders renommierter Darmkeim, der Bacteroides fragilis, steigert über ein Mehrfachzuckermolekül (Polysaccharide A, technische

Abkürzung: PSA) die Aktivität des zellulären, des T-Zell-Immunsystems. Symbionten wie Lactobacillus acidophilus und Faecalibacter verändern das Signalsystem zwischen dem Immunsystem und dämpfen die proentzündliche Antwort der T-Zellen. Auch ein von der Medizinwelt bestgehasstes Bakterium, das Magenbakterium Helicobacter pylori, ist äußerst bedeutsam für die Regulation des T-Zell-Systems. Fehlt dieser Informationskreislauf, verschiebt sich die Balance häufig zugunsten einer allergischen Reaktionslage. Andere Bakterien wirken über ihre Quorum sensing-Moleküle auf das Immunsystem, speziell auf die Bildung von Interleukinen.

Bei der Besprechung des Darmimmunsystems sollte noch ein Aspekt hervorgehoben werden. Die im Darm trainierten Immunzellen bleiben nicht vor Ort. Sie wandern im Körper herum wie früher die Handwerksgesellen von einem Lehrherrn zum nächsten. Ebenso wandern die Immunzellen in die verschiedensten Schleimhautbereiche wie Mund, Atemwege usw. Dort lernen sie mit anderen Bakterien, die im Darm nicht so bekannt sind, umzugehen. In diesem Lernprozess reifen sie zu Meistern der Immunabwehr zum Wohle des Organismus. Der größte Teil der Zellen kehrt zurück in die Immunstationen des Darms, um dort seine Arbeit zu verrichten.

Ein letzter hier noch wichtiger Punkt sei erwähnt. Das Immunsystem, insbesondere die dendritischen Zellen, haben eine Schnittstelle zu dem Darmnervensystem (McCusker und Kelley 2013). Bei Gefährdungssituationen kann dann das Gehirn rasch informiert und weitere Maßnahmen, wie das Ausschütten von Stresshormonen, eingeleitet werden.

4 MENSCH UND BAKTERIELLE GESELLSCHAFTEN

4-7 Exkurs: Bildung von sIgA

IM VORHERGEHENDEN KAPITEL WURDE die Bedeutung von sIgA besprochen. In der Regel hat die Bildung eine gewisse Latenzphase. Erst nach 7 – 14 Tagen ist die Produktion größerer Mengen spezifischer Antikörper erreicht. Sekretorische Schleimhautantikörper werden prinzipiell ähnlich gebildet. Allerdings sorgen spezielle Gruppen von Bakterien, die SFB und Clostridien ähnliche nicht kultivierbare Bakterien, für eine kontinuierliche Stimulation der sIgA-Bildung. SFB sind segmentierte fadenförmige Bakterien (im Englischen: segmented filamentous bacteria). Ihnen gelingt es direkten Kontakt zur Epitheloberfläche aufzubauen. Das ist der ständige Reiz, der für die fortlaufende sIgA-Produktion notwendig ist. Obwohl die sIgA-Bildung bereits 10 Tage nach der Geburt erfolgt, dauert es lange bis Kinder eine stabile Schleimhautabwehr wie Erwachsene haben. In dieser Phase sind Kinder besonders anfällig gegenüber Darminfektionen, wie die Rotavirus-Infektion. Daher sind gerade in nicht industrialisierten Ländern Infektionen, insbesondere des Darms, die häufigste Todesursache bei Kindern. Hingegen vermutet man eine Fehlregulation der sIgA-Bildung als Zusammenhang zu Allergien in den industrialisierten Ländern.

4 MENSCH UND BAKTERIELLE GESELLSCHAFTEN

4-8 Entzündungs- und Stresssystem

LEBEWESEN SIND UND WAREN von Beginn des Lebens Stress, also bedrohlichen Situationen, ausgesetzt. Dies gilt auch schon für die ersten Bakterien. In erster Linie waren es Umweltbelastungen wie Austrocknung, Nährstoffmangel, Säurebelastung, Hitze oder Kälte. Für das Überleben war es somit entscheidend, mit Stress umgehen zu können, also auf Stress geeignete Antworten zu finden. Bis heute nutzt unser Körper, wenn auch z. T. verändert, diese Antworten. Ein Beispiel hierfür ist der Hitzeschock. Er gefährdet das Erbmaterial. Bakterien entwickelten zur Abwehr Hitzeschockeiweiße (englisch: heat shock proteins, abgekürzt Hsp). Diese Eiweiße sollen das Erbmaterial schützen. Der Mensch besitzt eine ganze Familie dieser Hitzeschockeiweiße mit den unterschiedlichsten Aufgaben (Li und Srivastava 2004). Unter anderem wirken sie Krebs entgegen und stimulieren das Immunsystem.

Mit der Entwicklung mehrzelliger Organismen trat eine neue Erfordernis auf. Die Mehrzeller mussten sich vor Infektionen durch Bakterien schützen. Dies war die Geburtsstunde der Entzündungsreaktion. Also biochemische Vorgänge, bei denen der Stressfaktor „bakterieller Feind" z. B. mit aggressiven Verbindungen zerstört wird. Diese Reaktionen werden als oxidativer Stress bezeichnet und die dabei entstehenden Verbindungen als freie Radikale. Bis Anfang des 20^{igsten}

Jahrhunderts waren Infektionen die Haupttodesursache. Auch heute noch sind sie es in Ländern mit unhygienischen Lebensbedingungen und niedrigen sanitären Standards.

Der Körper allerdings nutzt Entzündungsreaktionen auch für andere Aufgaben. So werden sie zum Einschlafen oder zur Wundheilung eingesetzt. Sie wirken auch bei der Gestaltung von Körperformen und Strukturen mit. Bedauerlicherweise haben diese bei Infektionen so nützliche Stoffe auch einen erheblichen Nachteil. Sie können nicht zwischen Freund und Feind unterscheiden. So zerstören sie auch körpereigene Strukturen und Eiweiße, wenn sie nicht sehr hart an die Kandare genommen werden. Fehlgesteuert sind sie Wurzel des Übels für chronische Krankheiten, z. B. Arteriosklerose, degenerative Gehirnerkrankungen z. B. Alzheimer, Stoffwechselkrankheiten wie Übergewicht und Diabetes sowie Krankheiten der Psyche z. B. Depressionen. Darüber hinaus sind sie an der Entartung von Zellen und Krebsentwicklung beteiligt. Allgemein wird auch der Alterungsprozess als ein Entzündungsvorgang aufgefasst. Wissenschaftler haben den Begriff inflammaging gebildet, zu Deutsch in etwa Altern durch Entzündung.

Chronische Entzündungen auch stille Entzündungen (englisch: silent inflammation), die fast unbemerkt verlaufen und deren Schaden erst nach geraumer Zeit bemerkt wird, führen zu zwei weiteren Problemen. Sie verbrauchen einen erheblichen Anteil unseres täglichen Energieumsatzes. Für Atemwegserkrankungen wie die chronisch obstruktive Lungenerkrankung (medizinische

Abkürzung: COPD) verschluckt das ca. 10 % des gesamten Energieumsatzes. Das gilt auch für andere Erkrankungen. Letztendlich entsteht hierdurch eine erhebliche körperliche Belastung, auf die manche Patienten mit massivem Gewichtsverlust reagieren. Zum anderen belasten Entzündungsreaktionen das Immunsystem. Der Nachschub an neuen Immunzellen für bestimmte Bereiche geht zurück und damit die Leistungsfähigkeit des Immunsystems. Dieser Vorgang tritt auch beim Alterungsprozess ein, der als Immunsystemalterung (englisch: immunosenescene) bezeichnet wird. Einen ähnlichen Effekt erzielen auch häufige Infektionen, wie sie in Ländern mit einem schlechten Hygienestandard zu finden sind. Ein weiterer erheblicher Schaden ist die Veränderung der Körperfloren insbesondere des Darms. Eine enorme Vielzahl von wissenschaftlichen Studien belegt Verschiebungen der Darmflora unter Entzündungen (Clarke et al. 2014). Sogar Leistungssport wirkt sich durch Entzündungsreaktionen auf die Darmflora aus (Clark und Mach 2016). Die Verschiebungen und Einflüsse durch Entzündungs- reaktionen können in ihrer Heftigkeit Infektionserreger wie Salmonellen verändern. Jüngst wurde gezeigt, dass durch Entzündungen Bakterienviren aktiviert werden können (Diard et al. 2017). Bei ihrem Verbreitungszyklus können sie Gene für Resistenzen gegenüber Antibiotika und die Fähigkeit, Infektionen zu machen, verbreiten (Williams 2017). Daher ist es auch nicht erstaunlich, wenn der deutsche Diabetesforscher Bernhard Böhm erklärt: „Die Entzündung spielt eine so entscheidende Rolle in unserem Körper, dass man sie als eine Art metabolische

Weltformel bezeichnen könnte"; also eine Weltformel des Stoffwechsels (Hackenbroch 2004).

Um diesen Anspruch zu genügen, muss das Entzündungssystem eine Reihe fähiger Mitarbeiter aufweisen. Wahrscheinlich der fähigste hört auf die Bezeichnung NFκB-Pfad. Das ist die Bezeichnung für einen Zellkernfaktor, einen nukleären Faktor. Einmal im Kern angelangt, gibt er Gene für Entzündungsreaktionen zur Ablesung und deren Umsetzung im Körper frei. Ca. 2.000 Gene lassen sich von ihm dirigieren (Tian und Brasier 2006). Dazu gehört eigentlich fast alles, was für Entzündungen gut und nützlich ist. Darunter fallen unter anderem die Interleukine, Immunzellbotenstoffe, die Entzündungen melden. Ebenso werden die Stoffwechselwege umgesetzt, die unter anderem Substanzen für Schmerzen, die Prostaglandine, bilden (Werk 2013).

In unserem Zusammenhang ist ein anderer Aspekt noch wichtig. Unter dem Einfluss von NFκB verändern Entzündungsreaktionen die Stabilität von Darm-schleimhautzellen. Ihr Zellskelett und damit ihre Stabilität werden abgebaut. Das führt zu einer Schädigung der Darmschleimhaut (Banan et al. 2004). Die sonst stabile Darmschleimhautbarriere wird zunehmend durchlässig. Das wird gerne aber missverständlich als „leaky gut" bezeichnet. In über 20 Jahren Darmfloradiagnostik habe ich nie eine Darmschleimhautstörung ohne eine Veränderung der Darmflora beobachtet. Auch umgekehrt war eine verschobene Darmflora immer von einer Störung der Darmschleimhaut begleitet. Dabei kann gerade von der

Darmflora Hilfe bei der Regelung des Entzündungspfades NFκB kommen. Eine ganze Reihe von Darmflorabakterien hilft hier mit. An aller erster Stelle sind es Keime, die wir als probiotisch bezeichnen wie Laktobazillen. Andere Bakteriengruppen, die hier genannt werden sollten, sind Bacteroides und Enterokokken. Ihnen allen ist gemein, dass sie entweder den Transport des Faktors in den Kern verhindern oder dass er erfolgreich an die Erbinformation binden kann. In beiden Fällen wird damit die Aktivierung von Entzündungsgenen bzw. die Bildung ihrer Faktoren verhindert. Die Entzündungsreaktionen werden gedrosselt (Werk 2013). Darmflora und Darmschleimhaut sind voneinander abhängig. Das macht auch deutlich, warum Stress und Entzündung an der Darmschleimhaut von so großer Wichtigkeit ist.

Diese Situation kann sehr rasch zu einem perfekten Sturm mit Krankheitsbildern wie Autoimmunerkrankungen z. B. Diabetes Typ 1 führen (Vaarla et al. 2008). Das Geschehen beginnt zuerst in den Darmschleimhautzellen, Enterozyten, und den unter der Schleimhaut liegenden Immunzellen. Wichtig ist hier allen voran das angeborene Immunsystem mit seinen dendritischen Zellen, die die Störung wahrnehmen. Sie scheiden entzündungsvermittelnde Interleukine in die Blutbahn aus. Zugleich vermitteln sie die Botschaft „Entzündung" an das enterale Nervensystem, dem Bauchnervensystem. Es steht dem Gehirn nicht um vieles nach. Über 10 Millionen Nervenzellen befinden sich im Bauch. Demgegenüber weist das Gehirn nur zehnmal mehr Nervenzellen auf. Hinzu kommt, dass das Bauchnervensystem weitgehend unabhängig von einer willkürlichen Beeinflussung handelt. Teile von ihm entsprechen dem autonomen Nervensystem (Abkürzung ANS). Das autonome Nervensystem versorgt auch andere Organe wie das Herz, die Bronchien und die Leber. Die zwei Arme des Systems, der Sympathikus und der Parasympathikus sind Gegenspieler. Sie balancieren sich im optimalen Fall zwischen Anregung und Stress, Sympathikus, und Beruhigung, Parasympathikus, aus.

Die Informationen aus dem Darm werden mittels Breitbandkabel des autonomen Nervensystems an die Stresszentrale im Gehirn gemeldet. In bestimmten Gehirngebieten wie dem Hirnstamm wird die Botschaft Stress bearbeitet. Dazu wird ein Hormonsystem eingeschaltet, das den Stress weitervermittelt. Die Medizin bezeichnet es als die neuroendokrine Stressachse. Neuroendokrin deswegen, weil eine Reihe von beteiligten Hormonen im Gehirn gebildet und in die Blutbahn ausgeschieden werden. Im Englischen wird sie als HPA-Achse bezeichnet. Namensgebend sind die „Organe", die an der Stressachse beteiligt sind. Das sind der Hypothalamus, die Hypophyse und die Nebennierenrinde. Letztere ist der Befehlsempfänger, der die Stresshormone, Corticosterone, bildet und in die Blutbahn entlässt. Hierdurch werden überall im Köper die Alarmglocken geläutet und Entzündungsreaktionen eingeleitet. Damit nicht genug kann die Information Stress an der Darmschleimhaut über den Sympathikusnerven direkt an die Nebennierenrinde gemeldet werden. Das bedeutet eine Aufforderung, Entzündungsreaktionen bereit zu stellen. Die Darmflora selber kann durch Bildung von Botenstoffen (Gamma-Aminobuttersäure, abgekürzt

GABA, Dopamin u.a.) die neuroendokrine Stressachse selbst aktivieren.

Die neuroendokrine Stressachse ist nicht bei jedem Menschen von der Zeugung an ausbalanciert. Studienergebnisse deuten darauf hin, dass sie bereits im Mutterleib in Schieflage kommen kann. Dafür sprechen die Erkenntnisse, die aus der Grippeepidemie von 1918 in den USA gezogen wurden. Über 60 Jahre später erlitten Menschen, deren Mütter während der Schwangerschaft eine Grippevirusinfektion hatten, häufiger einen Herzinfarkt. Und zwar trat dies mit über 25 % häufiger auf als die durchschnittliche Herzinfarktrate (Finch 2010). Die Forscher begründen dies mit einer überschießenden Entzündungsneigung, die durch die mütterliche Infektion ausgelöst wurde. Auch nach der Geburt öffnet sich ein kritisches Fenster für die Entwicklung einer normalen Stressantwort. Für den Säugling ist die Trennung von der Mutter auch nur für Stunden ein enormer bedrohlicher Stressfaktor. In Folge kann die neuroendokrine Stressachse für das weitere Leben in Richtung Entzündungsneigung kippen. Darüber hinaus verändert sich zudem die Darmflora langfristig. Bakteriengruppen, die Entzündungsreaktionen mildern können, nehmen mengenmäßig ab, während entzündungsfördernde Bakterien wie Clostridien zunehmen (Finch 2010).
Diese Verknüpfungen des Darmflora-/Darm-Systems mit der Stressachse wird trendig als Bauch-Hirn-Achse oder auf Englisch als gut brain axis bezeichnet. Sie bewegt die Gemüter der Menschen und der Mediziner zur Zeit in besonderer Weise, da sie Verhalten und Stimmungen mit beeinflusst. Die Betroffenheit ist so groß, dass in einem

Artikel gefragt wurde: Wer bestimmt in uns, die Bakterien oder wir? Vielleicht wird sich ja eines Tages ein Gesetzesbrecher damit entschuldigen: „Herr Richter, meine Colibakterien haben mich dazu gezwungen!"

Selbst wenn die neuroendokrine Stressachse in Schieflage geraten ist, unterstützt uns unsere Darmflora (bei artgerechter Ernährung). Zu den wichtigen Hilfen gegen den Stress gehören die von ihnen gebildeten Stoffwechselprodukte Essigsäure und Propionsäure. Sie werden von der Darmschleimhaut aufgenommen und mit dem Blut im ganzen Körper verteilt. Sie gelangen sogar ins Gehirn, dass normalerweise sehr wählerisch ist mit dem, was es hereinlässt. Spezielle Transporteiweiße auf den Zellen der Blut-Hirn-Schranke ermöglichen eine optimale Versorgung des Gehirns mit Essigsäure und Propionsäure (Clarke et al. 2014). Nahezu auf allen Zelltypen des Menschen finden sich für sie Antennen, Rezeptoren. Die Rezeptoren werden als Eiweiß G gekoppelte Rezeptoren (abgekürzt GPR) bezeichnet. Prostatazellen tragen diese Rezeptoren ebenso wie die Uterus- und die Nervenzellen oder Immunzellen. Auch die Nervenzellen im Gehirn einschließlich der Stresszentrale tragen solche Moleküle. Damit können Propionsäure aber auch Essigsäure antientzündliche Signale in diese Zellen schicken. Im Endeffekt wird der Stress gemildert und die Antwort der neuroendokrinen Stressachse gedämpft. Damit werden Entzündungsreaktionen, die durch die neuroendokrine Stressachse vermittelt werden, eingeschränkt.

4 MENSCH UND BAKTERIELLE GESELLSCHAFTEN

4-9 Sprachrohr Hormone für die Darmflora und den Körper

HORMONE SIND BOTENSTOFFE, mit deren Hilfe verschiedenste Körperzellen miteinander sprechen. Ähnlich sind Nervenbotenstoffe, Neurotransmitter, für den Informationsaustausch zwischen Nervenzellen, Neuronen, zuständig. Im Laufe der vielen Jahrmillionen haben die Bakterien z. B. in unserem Darm diese Sprache gelernt. Sie benutzen sie, um sich mit dem Körper und dem Gehirn zu unterhalten. Im modernen Sprachgebrauch wird dies als „gut brain axis" (zu Deutsch: Darm-Gehirn-Achse) bezeichnet.

Für jedes Lebewesen ist ein gut funktionierender Energiehaushalt überlebenswichtig. Die Gefühle von Hunger und Sättigung sind dafür wichtige Handlungsanweisungen an den Organismus. Diese Aufgaben werden durch eine Reihe von Hormonen bewerkstelligt. Sie stammen aus dem Hormonsystem des Verdauungstraktes, dem enteroendokrinen System, und dem Gehirn. Vorzeigehormone sind Ghrelin, Leptin und Peptid YY (wissenschaftlich wird ein kurzkettiges Eiweiß Peptid genannt). Ebenfalls mit vom Team ist das Glucagon-ähnliche Peptid (in Englisch: Glucagon-like peptide 1), das an der Steuerung des Blutzuckerspiegels beteiligt ist (Cani et al. 2005). Die Darmflora mischt entscheidend bei der Bildung dieser Hormone mit. Ja sie kann sogar Hormon ähnliche Produkte bilden, die eine

vergleichbare Wirkung in unserem Körper wie unsere eigenen Hormone hervorrufen.
Das erste vorzustellende Team sind die Hormone Peptid YY und das Glucagon-ähnliche Peptid 1. Kurz zusammengefasst, kann man sie als Sättigungshormone bezeichnen. Beide nehmen Einfluss auf die selbständige Bewegung des Verdauungstraktes. Kontinuierlich laufen Bewegungswellen über den Magen, den Dünndarm und den Dickdarm.

Zusammen verlangsamen sie die Bewegung des Nahrungsbreis durch den Magendarmtrakt. Der Magen wie auch der Dünndarm entleeren sich langsamer. Dadurch kann der Dünndarm mehr Nahrungsstoffe aus dem Nahrungsbrei ernten. Damit wirkt Peptid YY seinem Gegenspieler, dem Hungerhormon Ghrelin, entgegen und fördert das Sättigungsgefühl. Die Bildung des Peptidhormons YY steht unter dem Einfluss der bakteriellen Stoffwechselprodukte, der kurzkettigen Fettsäuren Essigsäure, Propionsäure und Buttersäure. Sie binden an Signalmoleküle auf den hormonbildenden Zellen, den L-Zellen, und fördern die Bildung des Hormons. Es ist daher nicht verwunderlich, dass Ernährungsformen, insbesondere solche, die die Bereitstellung kurzkettiger Fettsäuren fördern wie Kartoffeln eine hohe Hormonausschüttung von Peptid YY und damit eine effektive Sättigung bewirken (Frost et al. 2014). Für das Hunger- und das Sättigungsgefühl sind zwei weitere Peptidhormone zuständig. Ghrelin in seiner aktiven Form fördert das Hungergefühl. Der Begriff Ghrelin leitet sich von Growth Hormone Release Inducing ab (zu Deutsch: Induktion der Freisetzung des

Wachstumshormons). Bevor Ghrelin seine Wirkung entfalten kann, muss es enzymatisch aktiviert werden. Die kurzkettigen Fettsäuren Essigsäure und Propionsäure aber auch Buttersäure hemmen das Enzym und verhindern, dass Ghrelin in seine aktive Form übergeht. Dadurch steigt das Sättigungsgefühl. Der Appetit verschwindet. Im Normalfall hört man dann auf zu essen (Helmann und Greenway 2016). Daneben greift Ghrelin auch an den Nervenzellen des Gehirns an. Höhere Ghrelinkonzentrationen durch Hungern sind Balsam für die Nervenzellen des Gehirns. Das Wachstum neuer Gehirnzellen wird unterstützt und die Denkfähigkeit verbessert. Gleichzeitig scheint Ghrelin vor schädlichen Umwelteinflüssen und Stress zu schützen. Zudem liegen Studienergebnisse vor, die dies auch für Parkinson-patienten annehmen lassen. Derzeit wird darüber nachgedacht, ob das Hormon Ghrelin das Fortschreiten der Parkinsonsymptome verlangsamen kann (Bayliss et al. 2016).

Ein weiteres Hormon fügt sich der Regulation durch kurzkettige Fettsäuren. Leptin gilt als Sättigungshormon und Gegenspieler von Ghrelin. Leptin ist von dem griechischen Wort „leptos" abgeleitet, was dünn bedeutet. Über die Fettsäureerkennungsantennen, die Rezeptoren GPR41 und GPR43, wird die Produktion von Leptin in bestimmten hormonbildenden Zellen angeworfen. Leptin wird vermehrt in die Blutbahn entlassen. Dadurch wird das Sättigungsgefühl in den zuständigen Gehirnregionen gefördert. Dieses Signal informiert das Gehirn, wie weit die Energiebatterien im Körper gefüllt sind.

Das ist aber bei weitem nicht alles, was zwischen Körper und Leptin passiert. In den Zelllagen unterhalb der Darmschleimhaut finden sich neben den Fettgeweben Rezeptoren für Leptin. Bindet Leptin an diese Rezeptoren, wird die Information direkt an die Darmschleimhaut weitergeleitet. Das Leptinsignal fördert die Bildung und Bereitstellung von Defensinen, körpereigenen antibiotisch wirkenden Substanzen. Über diesen Weg verändert Leptin die Zusammensetzung der Darmflora (Sandoval 2014). Studienergebnisse deuten darauf hin, dass sich ohne Leptin die Darmflora ungünstig entwickelt. Sie trägt dann scheinbar zu einer Gewichtszunahme bei.

Leptin hat auch im Gehirn Ansprechpartner als Rezeptoren auf Gehirnzellen. Diese erkennen kurzkettige Fettsäuren und bestimmen auf diese Weise die Bildung und Ausschüttung des Hormons Leptin mit. Dies ist ein effektiver Weg des Gehirns, sich mit der hauseigenen Darmflora zu unterhalten. Darüber hinaus kann der Körper direkt zu seinen bakteriellen Mitarbeitern über weitere Hormone und Botenstoffe sprechen. Im Laufe von Millionen Jahren haben Bakterien gelernt, die Sprache der Hormone zu verstehen.

Beispiele für solche Sprachkünstler sind das Magenbakterium Helicobacter pylori und das bekannte Darmbakterium Escherichia coli. Gastrin ist ein Hormon des Verdauungstraktes, das die Ausschüttung von Magensäure ankurbelt. Unter Gastrin wird mehr Säure gebildet, eine Situation, in der sich Helicobacter pylori wohlfühlt. Er vermehrt sich munter. Anders sieht es unter dem Einfluss von Somatostatin aus. Somatostatin ist ein

Gegenspieler von Gastrin. Er hemmt die Bildung von Magensäure und erschwert Helicobacter pylori das Wachsen.

Die Nervenbotenstoffe Adrenalin und Noradrenalin haben ihren Aufgabenbereich bei der neuroendokrinen Stressachse. Sie vermitteln den Kampf-Fluchtreflex. Escherichia coli erkennt diese Botenstoffe. Aus Sicht des Menschen missversteht er leider diese Signale. Escherichia coli-Varianten mit dem Potential, Krankheiten hervorzurufen, fühlen sich angespornt, Unfug zu treiben. Sie packen ihr ganzes Arsenal, Krankheiten zu erregen, aus. Das gilt besonders für EHEC-Stämme. (EHEC-Stämme sind typische Nahrungsmittelvergifter und an schwerwiegenden Ausbrüchen beteiligt. Ihre Giftstoffe führen unter anderem zur Zerstörung von roten Blutkörperchen.) Adrenalin vermittelt Signale über Rezeptoren auf den EHEC-Zellen. Diese verstehen Adrenalin so, mehr Quorum sensing Moleküle, die zur Abstimmung untereinander dienen, bereitzustellen. Hierdurch steigt die Aggressivität dieser Stämme (Sperandio et al. 2003). Gleichzeitig verändern die Quorum sensing Moleküle die Bereitschaft der weißen Blutkörperchen zu reagieren.

4 MENSCH UND BAKTERIELLE GESELLSCHAFTEN

4-10 Die Darmflora-/Darm-Hirn-Achse

EIN NEUER, WENN AUCH zu erwartender Aspekt der Zusammenarbeit bakterieller Gesellschaften und dem menschlichen Organismus ist der Einfluss an den höheren geistigen Funktionen. Dazu gehören das Verhalten, die Wahrnehmung und das Sozialverhalten. Evolutions–biologen gehen sogar von einer Beteiligung an der Entwicklung menschlicher Gesellschaften aus. Derzeit liegen zwar im Wesentlichen nur Ergebnisse von Tierstudien vor, dennoch sind diese sehr erklärend. Die Daten stammen von Vergleichen zwischen keimfrei aufgezogenen Mäusen und solchen, die nicht keimfrei aufgewachsen sind. Die letzteren haben eine normale Darmflora. Zentraler Vermittler ist die bereits erwähnte Darm-Hirn-Achse.

In ihren Ästen laufen die Informationen über die bakterielle Gesellschaft im Darm und über die Darmschleimhaut zu dem Immunsystem als wichtigste Relaisstation. Von dort geht es mittels Immunboten zum Gehirn. Ein weiterer Weg führt ausgehend von den Relaisstationen des Darmimmunsystems über die Nerven des autonomen Nervensystems zum Gehirn. Zudem vermitteln die kurzkettigen Fettsäuren sowie Nervenbotenstoffe aus bakterieller Produktion Nachrichten von der Darmflora an das Gehirn. Darüber hinaus unterstützt eine große Anzahl bakterieller Stoffwechselprodukte den Informationsfluss. Viele von ihnen können die Funktion von Nervenzellen auch von denen im Gehirn verändern.

Aber kommen wir zu den Unterschieden zwischen keimfrei und normal aufgezogenen Mäusen zurück. Aus den verschiedenen Verhaltensmustern lassen sich die Einflüsse der Darmflora ablesen. Biochemische Untersuchungen z. B. der Gehirnzellen bestätigen diese Veränderungen auf einer tieferen Ebene.

Typisch für keimfrei gezüchtete Tiere ist ihr schlechtes Gedächtnis. Daran ist ein Mangel an dem das Gehirn stimulierenden Faktor, brain derived neurofactor (zu Deutsch: dem Gehirn entstammender Neurofaktor, Abkürzung: BDNF) schuld. Gleichzeitig nehmen auch die Wahrnehmungs- und Erkenntnisfähigkeiten ab (Dinan et al. 2015). Ausgelöst wird dieser Defekt durch eine ungenügende Versorgung mit bakteriellen Stoffwechselprodukten wie die kurzkettige Fettsäure Buttersäure. Eine ähnlich schlechte Versorgungslage lässt sich ebenfalls für Patienten mit Alzheimer nachweisen. Angeschuldigt wird hierfür eine massive Schwächung und Verminderung der Funktion der Darmflora.

Bei keimfrei gezüchteten Mäusen ist auch das normale Angstverhalten eingeschränkt. Sie bewegen sich wesentlich unvorsichtiger als ihre normal aufgezogenen Kollegen. Dafür ist ihr Hang zur Selbstpflege deutlich ausgeprägter. Sie verbringen mehr Zeit und Energie mit ihrer Fellpflege usw.. Im menschlichen Bereich würde man das Verhalten vielleicht als narzistisch bezeichnen. Zum Teil ist ihr Verhalten eher autistisch. Ihre Verhaltensmuster, ihr Sozialverhalten sowie ihre

Stressbewältigung sind stark gestört (Desbonnet et al. 2014). Übertragen wir diese Muster auf einen Menschen, so wäre dies jemand, der zurückgezogen in sich selbst z. T. ohne Anteilnahme und Trauer mit wenig oder keinen Kontakten zu seinen Mitmenschen leben würde. Vielleicht würde er auch zu depressiven Verstimmungen neigen oder gar unter einer seelischen Krankheit wie Schizophrenie leiden. Tatsächlich kann für alle hier aufgezeigten Verhalten eine erhebliche Verarmung der Keim-zusammensetzung der Stuhlflora und deren Funktion nachgewiesen werden.

Evolutionsbiologen gehen heute sogar einen Schritt weiter. Sie vermuten, dass die bakteriellen Gesellschaften des Menschen sein Zusammenleben in sozialen Gruppen begünstigt haben (Montiel-Castro et al. 2013). Dazu mussten Verhaltens- und Erkenntnisfähigkeiten entwickelt werden, die ein Zusammenleben ermöglichen. Dabei handelt es sich gerade um die Fähigkeiten, die keimfrei aufgezogenen Tieren fehlen. Auch im menschlichen Bereich gibt es Situationen, in denen solche Verhaltensmuster mit Zurückziehen von anderen und in sich Gezogenheit auftreten. Berühmt ist die Geschichte von den beiden indischen Wolfsmädchen Kamala und Amala. Ähnlich wie Mowgli im Dschungelbuch von Roger Kippling wurden sie als Säuglinge ausgesetzt. Sie wurden ohne jeglichen Kontakt zu Menschen von einer Wölfin großgezogen. Von einem Priester und Leiter eines Waisenhauses wurden sie aus dem Wolfsrudel herausgerissen und in einem Waisenhaus betreut. Zeit ihres sehr kurzen Lebens lernten sie nicht Trauer oder Teilnahme zu zeigen. Auch andere Verhaltensfähigkeiten, die ihnen ein gelungenes Zusammenleben mit anderen ermöglicht hätten, konnten sie nicht entwickeln. Ebenfalls sei auf eine Reihe von Studien über rumänische Heimkinder verwiesen. Bei diesen Kindern wurden erhebliche Schwierigkeiten beobachtet, Eigenschaften zu erlernen, mit denen sie in der menschlichen Gesellschaft zurechtkommen können. Menschen brauchen die menschliche Kultur und Gesellschaft, um ihre Fähigkeiten als Mensch, insbesondere in sozialer Hinsicht, ausbilden zu können. Unsere individuelle Entwicklung, Wahrnehmungsfähigkeit und Fähigkeit zu langfristigen Partnerschaften ist hiervon abhängig.

Wissenschaftler gehen heute davon aus, dass unsere bakteriellen Gesellschaften diesen Prozess unterstützt haben. Ein Argument hierfür ist die Beteiligung von Bakterienfloren bei der Partnerschaftswahl. Durch die Formung und Stärkung von Partnerschaften sind soziale Beziehungen stabiler und größere Gruppen möglich (Montiel-Castro et al. 2013). Demgegenüber hätten sich solche menschlichen Gruppen wahrscheinlich nicht gebildet, wenn Verhaltensmuster wie soziale Zurückgezogenheit oder Teilnahmslosigkeit dem üblichen Verhalten entsprochen hätten. Die Frage ist, hätte unter letzteren Bedingungen der Mensch überhaupt überleben können.

Literatur

1. Abbeele Van den P. et al.. The host selects mucosal and luminal associations of coevolved gut microorganisms: a novel concept. Federation of European Microbiological Societies 35 (2011), S. 681-704.
2. Abrahamse S. L., Pool-Zobel B. L., Rechkemmer G.. Potential of short chain fatty acids to modulate the induction of DNA damage and changes in the intracellular calcium concentration by oxidative stress in isolated rat distal colon cells. Carcinogenesis 40 (1999), S. 629-634.
3. Anway M. D., Leathers C., Skinner M. K.. Endocrine disruptor vinclozolin induced epigenetic transgenerational adult-onset disease. Endocrinology 147 (2006), S. 5515-5523.
4. Ang Z., Er J. Z., Ding J. L.. The short-chain fatty acid receptor GPR43 is transcriptionally regulated by XBP1 in human monocytes. Scientific Reports 5 (2015), DOI: 10.1038/srep08134.
5. Bailey M. T., Lubach G. R., Coe C. L.. Prenatal stress alters bacterial colonization of the gut in infant monkeys. Journal of Pediatric Gastroenterology and Nutrition 38 (2004), S. 414-421.
6. Bale T. L.. Epigenetic and transgenerational reprogramming of brain development. Nature Reviews of Neuroscience 16 (2015), S. 332-344.
7. Balmer M. L. et al.. The liver may act as a firewall mediating mutualism between the host and its gut commensal microbiota. Science of Translational Medicine 237 (2014), DOI: 10.1126/scitranslmed.3008618.
8. Banan A. et al.. Novel effect of NFκB activation: carbonylation and nitration injury to cytoskeleton and disruption of monolayer barrier in intestinal epithelium. American Journal of Physiology and Cell Physiology 287 (2004), S. C1139-C1151.
9. Barr J. J. et al.. Bacteriophage adhering to mucus provide a non-host-derived immunity. Proceedings of the National Academy of Science 110 (2013), S. 10771-10776.

10. Bayliss J. et al.. Ghrelin-AMPK signaling mediates the neuroprotective effects of calorie restriction in Parkinson's disease. Journal of Neuroscience 36 (2016), S. 3049-3063.
11. Blaser M.. Missing microbes. How killing bacteria creates modern plagues. Oneworld Publications, London (2014).
12. Boulle F. et al.. Epigenetic regulation of the BDNF gene: Implication for psychiatric disorders. Molecular Psychiatry 17 (2012), S. 584-596.
13. Brandtzaeg P.. Current understanding of gastrointestinal immunoregulation and its relation to food allergy. Annual New York Academy of Science 964 (2002), S. 13-45.
14. Cani P. D. et al.. Involvement of endogenous glucagon-like peptide-1(7-36) amide on glycaemia-lowering effect of oligofructose in streptozotocin-treated rats. Journal of Endocrinology 185 (2005), S. 457-465.
15. Carson R.. Silent Spring. Penguin Books, London (1962).
16. Choi S-W., Friso S.. Epigenetic: A new bridge between nutrition and health. American Society for Nutrition 1 (2010), S. 8-16.
17. Chu H. et al.. Human α-defensin 6 promotes mucosal innate immunity through self-assembled peptide nanonets. Science 337 (2012), S. 477-481.
18. Chung Y.-L. et al.. A novel approach for nasopharyngeal carcinoma treatment uses phenylbutyrate as a protein kinase C modulator: Implications for radisensitization and EBV-targeted therapy. Clinical Cancer Research 6 (2000), S. 1452-1458.
19. Clark A., Mach N.. Exercise-induced stress behavior, gut-microbiota-brains axis and diet: A systematic review for athletes. Journal of the International Society of Sports Nutrition 13 (2016), S. 1-21.
20. Clarke G. et al.. Minireviews: Gut microbiota: The neglected endocrine organ. Molecular Endocrinology 28 (2014), S. 1221-1238.
21. Collado M. C. et al.. Intestinal integrity and Akkermansia muciniphila, a mucin-degrading member of the intestinal microbiota present in infants, adults, and the elderly. Applied and Environmental Microbiology 73 (2007), S. 7767-7770.

22. Cox L. M. et al.. Altering the intestinal microbiota during a critical developmental window has lasting metabolic consequences. Cell 158 (2014), S. 705-721.
23. Dembic Z.. The function of Toll-Like receptors. In Toll and Toll-Like Receptors: An immunologic perspective. Rich T. Hrsg. Springer Nature Switzerland, 2017, https://www.ncbi.nih.gov/books/NBK6219/
24. Desbonnet L. et al.. Microbiota is essential for social development in the mouse. Molecular Psychiatry 19 (2014), S. 146-148.
25. Diamanti-Kandarakis E. et al.. Endocrine-disrupting chemicals: An Endocrine Society scientific statement. Endocrine Reviews 30 (2009), S. 293-394.
26. Dinan T. G. et al.. Collective unconscious: How gut microbes shape human behavior. Journal of Psychiatric Research 63 (2015), S. 1-9.
27. Diard M. et al.. Inflammation boosts bacteriophage transfer between Salmonella spp. Science 355 (2017), S. 1211-1215.
28. Dupont A. et al.. Antimicrobial peptides and the enteric mucus layer act in concert to protect the intestinal mucosa. Gut Microbes 5 (2014), S. 761-765.
29. Erdel F. et al.. Targeting chromatin remodelers: Signals and search mechanisms. Biochimica et Biophysica Acta 1809 (2011), DOI: 10.1016/j.bbagrm.2011.1.06.005.
30. Ezenwa V. O. et al.. Host behaviour – parasite feedback: An essential link between animal behavior and disease ecology. Proceedings of the Royal Society B 283 (2016), DOI:.org/10.1098/rspb.2015.3078.
31. Fasano A.. Physiological, pathological, and therapeutic implications of Zonulin-mediated intestinal barrier modulation. The American Journal of Pathology 173 (2008), DOI: 10.2353/ajpath.2008.080192.
32. Fernandez-Twinn D. S., Ozanne S. E.. Early life nutrition and metabolic programming. Annals of the New York Academy of Sciences 1212 (2010), S. 78-96.
33. Finch C. E.. Evolution of the human lifespan and diseases of aging: Roles of infection, inflammation, and nutrition. Proceedings of the National Academy of Science 107S (2010), S. 1718-1724.

34. Frost G.S. et al.. Impacts of plant-based foods in ancestral hominin diets on the metabolism and function of gut microbiota in vitro. mBio 5 (2014), DOI: 10.1128/mBio.00853-14.
35. The Twenty-First Aspen Cancer Conference. Cancer prevention: Life style or nutrition? Toxicological Pathology 34 (2006), S. 968-1018.
36. Gesundheitsindustrie BW. Gewalt an Schwangeren verändert Genetik der Kinder. (2011), https://www.gesundheitsindustrie-bw.de.
37. Hackenbroch V.. Weltformel des Stoffwechsels. Der Spiegel 46 (08. November 2004), S. 182-187.
38. Hager E. D. et al.. Lokale und systemische Therapie mit Tributyrin bei Patienten mit Malignomen im fortgeschrittenen Stadium und Condylomata acuminata des Genitale. Erfahrungsheilkunde 7 (1999), S. 427-434.
39. Helman M. L., Greenway F. L.. A healthy gastrointestinal microbiome is dependent on dietary diversity. Molecular Metabolism 5 (2016), S. 317-320.
40. Jablonka E., Lamb M. J.. Epigenetic inheritance and evolution. Oxford University Press, Oxford, 1995.
41. Janssen S. et al.. Expression and function of Psoriasin (S100A7) and Koebnerisin (S100A15) in the brain. Infection and Immunity 81 (2013), S. 1788-1797.
42. Kendall M. M., Sperandio V.. What a dinner party! Mechanisms and functions of interkingdom signaling in host-pathogen associations. mBio 7 (2016), S. e01748-15.
43. Kugadas A. et al.. Role of microbiota in strengthening ocular mucosal barrier function through secretory IgA. Investigative Ophtalmology Visus Science 58 (2017), S. 4593-4600.
44. Langley-Evans S. C.. Developmental programming of health and disease. Proceedings of the Nutrition Society 65 (2006), S. 97-105.
45. Lederberg J.. Infectious history. Science 288 (2000), S. 287-293.
46. Levy et al.. Microbiota-modulated metabolites shape the intestinal microenvironment by regulation NLRP6 inflammasome signaling. Cell 163 (2015), S. 1428-1443.

47. Li Y. et al.. Genome-wide methylome analyses reveal novel epigenetic regulation patterns in schizophrenia and bipolar disorder. BioMed Research International 5 (2015), DOI: org/10.1155/2015/201587.
48. Li Z., Srivastava P.. Heat-shock proteins. Current Protocols in Immunology (2004), DOI: 10.1002/0471142735.ima01ts58.
49. Liévin-Le Moal V., Servin A. L.. The front line of enteric host defense against unwelcome intrusion of harmful microorganisms: Mucins, antimicrobial peptides, and microbiota. Clinical Microbiology Reviews 19 (2006), S. 315-337.
50. Ly L. et al.. Developmental windows of susceptibility for epigenetic inheritance through the male germline. Seminal Cell Developmental Biology 43 (2015), S. 96-105.
51. McCusker R. H., Kelley K. W.. Immune-neural connections: How the immune system's response to infectious agents influences behavior. The Journal of Experimental Biology 216 (2013), S. 84-98.
52. McGowan P. O. et al.. Epigenetic regulation of the glucocorticoid receptor in human brain associates with childhood abuse. Nature Neuroscience 12 (2009), S. 342-348.
53. Montiel-Castro A. J. et al.. The microbiota-gut-brain axis: Neurobehavioral correlates, health and sociality. Frontiers in Integrative Neuroscience 7 (2013), S. 1-6.
54. Nicholson J. K., Holmes E., Wilson J. D.. Gut microorganism, mammelian metabolism, and personalized health care. Nature Reviews Microbiology 152 (2005), DOI: 10.1038/nrmicrobiol1152.
55. Nilson E. E. et al.. Transgenerational epigenetic effects of the endocrine disruptor vinclozolin on pregnancies and female adult onset disease. Reproduction 135 (2008), S. 713-721.
56. Norris V., Molina F., Gewirtz A. T.. Hypothesis: Bacteria control host appetites. Journal of Bacteriology 195 (2013), S. 411-416.
57. Nuriel-Ohayon M., Neuman H., Koren O.. Microbial changes during pregnancy, birth, and infancy. Frontiers in Microbiology 7 (2016), DOI: 10.3389fmicb.2016.01031.
58. Osmond C. et al.. Risk of death from cardiovascular disease and chronic bronchitis determined by place of birth in England

and Wales. Journal of Epidemiology and Community Health 44 (1990), S. 139-141.
59. Sandoval D.. Old dog, new trick: A direct role for leptin in regulating microbiota composition. Endocrinology 155 (2014), S. 653-655.
60. Sansonetti P. J.. To be or not to be a pathogen: That is the mucosally relevant question. Nature 4 (2011), S. 8-14.
61. Schröder J. M.. Antimicrobial peptides in healthy skin and atopic dermatitis. Allergology International 60 (2011), S. 17-24.
62. Sperandio V. et al.. Bacteria-host communication: The language of hormones. Proceedings of the National Academy of Science 100 (2003), S. 8951-8956.
63. Stecher B., Berry D., Loy A.. Colonization resistance and microbial ecophysiology: Using gnotobiotic mouse models and single-cell technology to explore the intestinal jungle. FEMS Microbiological Reviews 37 (2013), S. 793-729.
64. Takahashi K. et al.. Epigenetic control of the host gene by commensal bacteria in large intestinal epithelial cells. Journal of Biological Chemistry 286 (2011), S. 35755-35762.
65. Tannock G. W.. Molecular assessment of intestinal microflora. American Journal of Clinical Nutrition 73S (2001), S. 410S-414S.
66. Tian B., Brasier A. R.. Identification of a Nucelar Factor Kappa B-dependent gene network. Resent Progress in Hormone Research 58 (2003), S. 95-130.
67. Tillisch K. et al.. Brain structure and response to emotional stimuli as regulated to gut microbial profiles in healthy women. Psychosomatic Medicine 79 (2017), DOI: 10.1097/PSY.0000000000000493.
68. Tsankova N. et al.. Epigenetic regulation in psychiatric disorders. Nature Reviews in Neuroscience 5 (2007), S. 355-367.
69. Vaarala O., Atkinson M. A., Neu J.. The „Perfect Storm" for Type 1 Diabetes. The complex interplay between intestinal microbiota, gut permeability, and mucosal immunity. Diabetes 57 (2008), S. 2555-2562.

70. Voltolini C. et al.. A novel anti-inflammatory role for the short-chain fatty acids in human labor. Endocrinology 153 (2012), S. 395-403.
71. Wardwell L. H., Huttenhower C., Garrett W. S.. Current concepts of the intestinal microbiota and the pathogenesis of infection. Current Infectious Disease Reports 13 (2011), S. 28-34.
72. Wells J. M. et al.. Epithelial crosstalk at the microbiota – mucosal interface. Proceedings of the National Academy of Science 108 (2011), S. 4607-4614.
73. Werk R., Heinrich J.. Molekulare Wirkungsmechanismen von n-Butyrat. Erfahrungsheilkunde 55 (2006), S. 413-422.
74. Werk R.. Mikrobiologische Grundlagen. Lehrbuch der Oralen Medizin. Hrsg. Erich Wühr, Wolfgang H. Koch. Verlag Systemische Medizin, Bad Kötzting, 2013.
75. Williams R.. Inflammation drives gut bacteria evolution. The Scientist (16. März 2017), http:/the-scientist.com/articleNo/48833.
76. Williamson L. L et al.. Microglia and memory: modulation by early-life infection. Journal of Neuroscience 31 (2011), S. 15511-15521.
77. Woo V., Alenghat T.. Host-microbiota interactions: Epigenomic regulation. Current Opinion in Immunology 44 (2017), S. 52-60.
78. Yarbrough V. L., Winkle S., Herbst-Kralovetz M. M.. Antimcrobial peptides in the female reproductive tract: a critical component of the mucosal immune barrier with physiological and clinical implications. Human Reproduction Update 21 (2015), S. 353-377.
79. Zovkic I. B., Guzman-Karlsson M. C., Sweatt D.. Epigenetic regulation of memory formation and maintenance. Cold Spring Harbor Laboratory Press 20 (2013), S. 61-74.

5 BAKTERIELLE GESELLSCHAFTEN UND KRANKHEIT

5-1 Bakterielle Gesellschaften verändern das Krankheitsverständnis
5-2 Darmschleimhaut: Vermittler von Krankheiten
5-3 Exkurs: Fallbeispiel Neurodermitis
5-4 Dysbiose bei Krankheiten immer dabei
5-5 Exkurs: Schwangerschaftsvergiftung
5-6 Endotoxine: Wichtige Bindeglieder zwischen Gesundheit und Welt der Bakterien

5 BAKTERIELLE GESELLSCHAFTEN UND KRANKHEIT

SCHWERPUNKT DIESES KAPITELS LIEGT in der Bedeutung unserer bakteriellen Gesellschaften für Gesundheit und Krankheit anhand unserer wichtigsten Flora, der Darmflora. Seit Jahren findet man in Zeitungen, Magazinen oder Fernsehen Beiträge, wie uns, insbesondere eine fehlfunktionierende Darmflora, die Freude am Leben vermiest und Krankheiten anschiebt. ARTE billigte ihr in einer Sendung 2016 Macht über uns zu. „Die unsichtbare Macht der Mikroben" titulierten sie den Beitrag über bakterielle Floren und ihre Wirkung auf die körperliche und geistige Entwicklung, den Stoffwechsel und die Psyche. Die Zeit online berichtete in dem Artikel „Das große Fressen" über den Einfluss der Darmflora auf Übergewicht. Die Beispiele ließen sich beliebig fortsetzen. Ähnliches ist auch für die wissenschaftliche Literatur zu berichten. Egal, welche Krankheit, sie wird auf den Zusammenhang mit den bakteriellen Floren hin untersucht. Eine Mehrheit von Wissenschaftlern ist sich heute sicher, die Dysbiose, insbesondere der Darmflora (Mazmanian et al. 2008), ist ein entscheidender Faktor für die Entwicklung und den Verlauf von Krankheiten. Dysbiose bedeutet, dass die mengenmäßigen Anteile und Anzahlen der Keimgruppen und damit die Funktion und Organisation der Bakteriengemeinschaft verändert sind. Und das betrifft nicht nur Darmerkrankungen. Der bekannte englische Wissenschaftler Jeremy Nicholson legte sich in einem Interview mit dem Magazin Scientific America fest: „Mir ist keine Krankheit bekannt, die nicht einen Bezug zum Darmmikrobiom hat" (Wenner 2008).

Tatsächlich sind in einer großen Menge wissenschaftliche Arbeiten veröffentlicht worden, die den Zusammenhang zwischen Krankheiten und Dysbiose beschreiben. Das scheint für seelische/psychische Störungen wie Autismus, Schizophrenie oder Depressionen zu gelten wie auch für Fehlfunktionen des Immunsystems wie Allergien, Autoimmunerkrankungen, Multiple Sklerose. Generell wird heute eine Mitwirkung der Darmflora bei Stoffwechselstörungen wie Adipositas und Diabetes angenommen. Arbeiten berichten zudem über die Beteiligung bakterieller Stoffwechselprodukte an der Regulierung des Blutdruckes. Als ziemlich gesichert gilt der Einfluss bakterieller Bruchstücke, den Endotoxinen, an der Arteriosklerose, der Gefäßverkalkung. Ein Herzinfarkt oder ein Gehirnschlag scheinen unter einer Dysbiose der Darmflora schwerer zu verlaufen und eine schlechtere Chance auf Besserung zu haben. Dysbiosen der Hautflora gehen mit einer höheren Empfänglichkeit gegenüber bestimmten Infektionen sowie einer ungünstigeren Heilungsrate einher. Häufig treten Chlamydieninfektionen, die Unfruchtbarkeit nach sich ziehen können, bei einer Dysbiose der Scheidenflora auf.

Das ist jedoch nur ein Teil der Geschichte. In aller Regel und ich kann mich in über 20 Jahren Diagnostik der Darmfloradysbiose an keine Ausnahme erinnern, geht eine Dysbiose mit einer Störung der Darmschleimhaut einher. Das sind nicht, jedenfalls meist nicht, Veränderungen, bei denen eine zerstörte Schleimhaut vorliegt. In aller Regel funktioniert die Schleimhaut einfach nicht mehr richtig. Sie hat eine Art Burnout-Syndrom. Da ist es nur natürlich, dass sie dem Körper eine fehlerhafte Übersetzung von bakteriellen Vorstellungen liefert. Umgekehrt ist auch nicht auszuschließen, dass sie die Bedeutung von dem, was der Körper den Bakterien sagen will, verdreht. Im Deutschen nennt man das: aneinander Vorbeisprechen. Jeder von uns weiß, wie sauer die Beteiligten auf so eine Situation reagieren. Die Darmflora-Darmschleimhaut-Geschichte stellt da keine Ausnahme dar. Dabei ist das „Warum?" eigentlich nicht wichtig. Antibiotika, Chemikalien, Infektionen, falsche Ernährung oder, oder, oder ... sind nachrangig. Wichtig ist nur, dass...

Eine Vielzahl von wissenschaftlichen Arbeiten wie z. B. die von Jerry M. Wells: „Epithelial crosstalk at the microbiota-mucosal-interface." (zu Deutsch in etwa: „Plausch an der Darmflora-Darmschleimhautgrenze.") berichten darüber. Darmschleimhautstörung und Dysbiose gehen Hand in Hand (Wells et al. 2011). Diese Verstimmung macht sich im Körper bemerkbar. Sowohl das Immunsystem als auch das Nervensystem nehmen diesen Zoff wahr. Der Körper aktiviert das Entzündungssystem und meldet im Gehirn, dass der Modus Entzündung aktiviert wurde. Die Reaktion scheint der Generalschlüssel für die unterschiedlichen Krankheiten zu sein. Prof. Böhm hat vor etlichen Jahren in einem Spiegelinterview gesagt: „Entzündungen sind die Weltformel des Stoffwechsels" (Hackenbroch 2004).

In der Zwischenzeit ist für eine große Zahl von Krankheiten ein Zusammenhang mit einer Störung der

Darmflora/Darm-System wahrscheinlich gemacht worden. Schon jetzt würde eine „komplette" Übersicht ein eigenes Buch füllen. Daher werden hier nur einige Beispiele angerissen.

5 BAKTERIELLE GESELLSCHAFTEN UND KRANKHEIT

5-1 Bakterielle Gesellschaften verändern das Krankheitsverständnis

DIE DERZEITIGE MEDIZINWISSENSCHAFT GEHT von Krankheitseinheiten, Entitäten, aus, d.h., Krankheiten werden als selbständige Einheiten betrachtet. Diagnosen sind so etwas wie Schubladen. Wohlgeordnet findet sich in jeder Schublade eine Diagnose. Die Zuckererkrankung z.B. kennt zwei Formen. Der Typ IIb wird oft als „Altersdiabetes" bezeichnet. Der Typ I hingegen als „jugendlicher" Diabetes mellitus. Gemein ist beiden ein gestörter Zuckerstoffwechsel. Hingegen ist die Entstehung völlig unterschiedlich. Beim Typ I sind die Insulin bildenden Zellen geschädigt und bilden zu wenig Insulin. Demgegenüber haben beim Typ IIb die durch Insulin gesteuerten Zellen eine verminderte Bereitschaft auf dieses Hormon zu reagieren. In der Medizin wird das als Insulinresistenz bezeichnet. Aus dieser Sicht haben sie keine Gemeinsamkeiten außer der Zuckerstoff-wechselstörung. Das bedeutet zwei verschiedene Schubladen, Diagnosen. Auf dieser Ebene stellt man demnach fest, dass es Häufungen anderer Krankheitsbilder im Zusammenhang mit Diabetes Typ IIb gibt. So leiden Diabetiker häufig unter Gefäßerkrankungen, Arteriosklerose, Depressionen, Augenproblemen oder Zahnfleischentzündung. Allerdings ist ein Band zwischen den Krankheitsbildern nicht erkennbar. Zunehmend demontieren jedoch Wissenschaftler dieses Verständnisgebäude. Vornehmlich kommt die wissenschaftliche Maulwurfsarbeit aus Bereichen der Statistischen Mathematik, der Komplexitätsforschung, Informatik und zunehmend auch aus der Mikrobiomforschung. In den letzten Zeiten, 15 Jahren, haben Wissenschaftler aus diesem Bereich Modelle und Methoden zweckentfremdet und auf die Medizin übertragen. Ein erfolgreiches Modell, die Theorie der Netzwerke, stammt dabei aus der Informatik. In Netzwerken, z. B. Computernetzwerken, werden die Beziehungen der einzelnen Komponenten zu einander dargestellt. Damit kann gleichzeitig auch eine Gewichtung und Zusammengehörigkeit erkannt werden.

Dementsprechend schauten sich Wissenschaftler die Beziehung verschiedenster Krankheiten an. Das Ergebnis war erstaunlich. Krankheiten treten nicht als selbständige Einheiten auf, sie sind mit unterschiedlich dichten Beziehungen in einige wenige Komplexe organisiert. Die Komplexe, Teilnetzwerke, überschneiden sich wenig oder z. T. gar nicht (Loscalzo et al. 2007). Der bekannte Wissenschaftler Albert-Laszlo Barabasi bezeichnete das mit Diseasome (englisch: disease; zu Deutsch: Krankheit, disease-ome: die Gesamtheit von Krankheiten) (Barabasi 2007). Auf einer tieferen Ebene spiegeln sich diese Netzwerke wider. Basis sind die molekularbiologischen Vorgänge des Stoffwechsels, der Genaktivitäten sowie der Regulationseinheiten. In diesem Zusammenhang kann man Krankheiten als Störung funktioneller Einheiten betrachten. Da Störungen solcher funktionellen Einheiten eine Vielzahl davon abhängiger Krankheiten betreffen, können unterschiedliche Gruppen von Krankheiten auftreten.

Mit der Entschlüsselung des menschlichen Erbmaterials sind Schlüsselgene identifiziert worden, die in veränderter Form häufig bei Krankheiten gefunden werden. Wissenschaftlich sind solche „Krankheitsgene" mit einer gewissen Skepsis zu betrachten. Sie sind nicht die ganze Miete für das Verständnis von Krankheitsprozessen. Dennoch bildeten sich bei der Analyse der „Krankheitsgene" ähnliche Netzwerke wie bei den Krankheiten aus. Die Wissenschaftler ermittelten ein „Krankheitsgen"-Netzwerk (Loscalzo et al. 2007). Auch hier fanden sich einige wenige Gruppen mit wenigen oder keinen Überlappungen.

Die Genzusammenhänge bedeuten jedoch nicht, dass sich automatisch die damit verknüpften Krankheiten ausbilden. Ernährung, Verhalten ja auch soziale Bindungen wie Familie und Freundeskreis nehmen Einfluss auf die Entstehung und den Verlauf von Krankheiten (Barabasi 2007). Eine große amerikanische Studie zeigt, dass ein starker sozialer Einfluss ebenso wichtig bei der Entstehung von Fettsucht sein kann wie eine genetische Belastung (Christakis und Fowler 2007). Das bedeutet hier, dass Übergewicht im Elternhaus oder Freundeskreis, wenn sie einen wichtigen Einfluss ausüben, Vorschub für die Entwicklung von Übergewicht bei anderen leisten können. Das dürfte einer der Gründe sein, warum übergewichtige Eltern häufig übergewichtige Kinder haben.

So können wir erkennen, dass die persönliche Fitness, d.h. die tägliche Empfänglichkeit bzw. die Widerstands–fähigkeit gegenüber Erkrankungen erheblich schwanken kann. Sie ist die Summe einer großen Menge an

Einflussfaktoren und hängt nicht ausschließlich von den Genen ab. Bildlich stellt sich eine Fitnesslandschaft mit Tälern mit geringer Widerstandsfähigkeit und hoher Empfänglichkeit von Krankheiten und Bergen mit hoher Widerstandsfähigkeit, die sich ständig ändert, dar. Für diese Überlegungen haben Wissenschaftler den Begriff pathogenetische, also krankheitsbildende, Landschaft gewählt (Dethlefsen et al. 2007).

Auch beginnen Ergebnisse der aktuellen Forschung zu bakteriellen Gesellschaften des Menschen die Sichtweise auf Krankheiten zu ändern. Eine besondere Bedeutung kommt dabei den Schnittzonen zwischen bakterieller Flora – örtlicher Haut bzw. Schleimhaut und dem Körper zu. Solche Schnittzonen bilden die Scheidenflora – Scheidenschleimhaut – Körper, die Hautflora – Haut- und der Körper oder Mundflora – Mundschleimhaut – Körper. Eine besonders wichtige Stellung nimmt das Darmflora - Darmschleimhaut-Körper-System ein. Mehr und mehr werden molekulare Verbindungen für Krankheiten erkannt, die bisher nicht als solche verstanden wurden.

Eine dieser Verbindungen stellen die Endotoxine, bakterielle Bruchstücke, dar. Sie sind die molekulare Brücke zwischen einer Vielzahl von Krankheiten. Eine andere Verknüpfung ist die Regulation von Entzündungsreaktionen über den molekularen Pfad des nukleären Faktors kappa B (NFκB). Er wirkt auf Alterungsprozesse, Stoffwechselvorgänge bis hin zu Knochenstoffwechsel z. B. Osteoporose und psychischen Störungen wie Depressionen.

Die Eigenschaft bakterieller Gesellschaften wie der Darmflora bei tiefgreifenden und/oder langanhaltenden Störungen Krankheiten anzustoßen ist die eine Seite der Medaille. Die andere Seite ist ihre Fähigkeit die Selbstheilungskräfte (englisch: resilience) des Körpers zu unterstützen (Relman 2012). Mit Hilfe seiner bakteriellen Gesellschaften kann der Körper gesunden und Krankheiten mehr Widerstandskraft entgegenstellen.

5 BAKTERIELLE GESELLSCHAFTEN UND KRANKHEIT

5-2 Darmschleimhaut: Vermittler von Krankheiten

TROTZDEM, DASS DARMFLORA UND DARMSCHLEIMHAUT als eine funktionelle Einheit reagieren, scheint bei manchen Krankheiten die Darmschleimhaut im Vordergrund zu stehen. Das Spektrum der Krankheiten die mit einer Darmschleimhautstörung in Verbindung gebracht werden, ist breit. Betroffen sind Autoimmunerkrankungen (das Immunsystem greift körpereigene Strukturen und Moleküle an), Erkrankungen des Nervensystems und Krebs (Fasano 2011).

Beispiele für Autoimmunerkrankungen sind die Zöliakie, die rheumatische Arthritis, der systemische Lupus erythematodes und Typ I Diabetes mellitus sowie die multiple Sklerose. Autismus und die Schizophrenie sind Erkrankungen des Nervensystems und der Psyche, die mit Darmschleimhautstörungen verknüpft sind. Ähnliches gilt auch für Gehirnkrebs, Brust-, Ovarial- und Pankreaskrebs sowie das Lungenadenocarcinom. Wahrscheinlich werden im Laufe der Zeit noch mehr Krankheiten hinzukommen (Fasano 2011).

Der zentrale Mechanismus ist die dynamische Bindung zwischen den einzelnen Darmschleimhautzellen, den „tight junction" (zu Deutsch: feste Verbindungen). Sie stehen unter Kontrolle von Zonulin. Zonulin ist wahrscheinlich das regulierende Eiweiß, das die Passage von

Stuhlinhaltsstoffen in den Körper und umgekehrt von körpereigenen Strukturen, z. B. von weißen Blutkörperchen, in den Darm kontrolliert. Der „tight junction"-Mechanismus zusammen mit der Regulation durch Zonulin ist nicht auf die Darmschleimhaut beschränkt. Ebenso wird die Durchlässigkeit anderer Schleimhäute und der Zellauskleidung von Gefäßen, den Endothelien, gesteuert. Damit ist dieser Mechanismus über jedes Organ, z. B. auch der Lunge, über den ganzen Körper verteilt. Eine besonders wichtige Barriere ist die Blut-Hirn-Schranke. Sie regelt den Zugang von allen möglichen Molekülen einschließlich von Medikamenten in das Gehirn. Das kann weitreichende Folgen haben.

Wissenschaftler gehen heute davon aus, dass eine funktionierende Zonulinregulation über die „tight junction" die Kommunikation zwischen den Zellen bestimmt. Eine Störung der „tight junction" kann zu krankhaften Prozessen führen. Sie scheint z. B. die Entwicklung von Gehirntumoren wie Gliomen zu fördern (Skardelly et al. 2009) und die Durchlässigkeit in der Lunge z. B. bei dem akuten Lungentrauma, Lungenverletzung (Rittirsch et al. 2013). Eine weitere Eigenschaft von Zonulin kann erhebliche Probleme hervorrufen. In biologisch veränderter Form ist Zonulin in der Lage, die Blutgerinnung zu aktivieren (Rittirsch et al. 2013). Eine Reihe von Faktoren wie Dysbiose, Stress und auch einige Nahrungsmittel haben die Eigenschaft, die „tight junction" zu öffnen und damit die Passage für Darminhaltsstoffe zu erhöhen. Die Durchlässigkeit der Darmschleimhaut ist gesteigert. Die griffige amerikanische Bezeichnung „leaky gut" (zu Deutsch: löchriger Darm) ist irreführend und falsch. Der Darm ist nicht löchrig, sondern die Darmschleimhaut lässt mehr Inhaltsstoffe, z. B. auch mögliche Allergieauslöser, in den Körper und in die Blutbahn passieren. Das führt zu einer Überforderung und Fehleinschätzung des Immunsystems. Ein Beispiel hierfür ist die Nahrungsmittelunverträglichkeit. Nacheinander werden die Stationen des Immunsystems im Darm- und Bauchbereich mit Antigenen, Partikeln, auch Bakterien, und Molekülen, die eine Antwort des Immunsystems auslösen, konfrontiert. Eine Fehleinschätzung durch das Immunsystem kann zu einer Reaktion gegen körpereigene Stoffe und Zellen führen. Die Folge sind schwerwiegende Erkrankungen, die Autoimmunerkrankungen. Bei einigen dieser Erkrankungen wie bei der Zöliakie konnte eine genetische Variante für Zonulin wahrscheinlich gemacht werden. Gluten, das Klebeeiweiß in Getreiden wie Weizen, löst einen Sturm des Immunsystems gegen Eiweiße der Dünndarmschleimhaut aus. Starke Entzündungsreaktionen, die durch das Immunsystem ausgelöst werden, schädigen die Oberfläche der Dünndarmschleimhaut. Wissenschaftliche Studien zeigten eine vermehrte Bildung von Zonulin bei Zöliakie-Patienten. Diese beruht anscheinend auf einer Zonulin-Genvariante (Fasano 2011). Eine Vielzahl von Wissenschaftlern vermuten, dass diese Genvarianten ein höheres Risiko für eine Autoimmunerkrankung darstellt. Eine solche Konstellation wird für multiple Sklerose und rheumatoide Arthritis vermutet.

Interessant sind die Ergebnisse genetischer Untersuchungen. Das Zonulin-Gen bzw. seine Varianten finden sich auf dem Chromosom 16 des Menschen. Dieses

Chromosom ist ein Hort vieler unschöner Krankheiten. Insbesondere finden sich hier viele Erkrankungen des Autoimmunsystems, des Nervensystems sowie Krebserkrankungen. Für mehr als 20 schwere Krankheitsbilder wurden auf diesem Chromosom Genvarianten nachgewiesen. Bei der überwiegenden Mehrheit dieser Erkrankungen scheint ein Zusammenhang zu Zonulin zu bestehen (Fasano 2011). Möglicherweise wird in Zukunft eine Veranlagung zu einer Fehlsteuerung von Zonulin auch für weitere Krankheiten vor dem genetischen Hintergrund des Chromosoms 16 nachgewiesen.

Als ziemlich gesichert gilt dies bereits für Diabetes mellitus Typ I. Viele wissenschaftliche Studien belegen die Verknüpfung einer gesteigerten Darmschleimhautdurchlässigkeit und dem Typ I Diabetes (Vaarla et al. 2008). Die hohe Durchlässigkeit löst einen „immunologischen Sturm" aus. Er richtet sich gegen Zellen der Bauchspeicheldrüse, in denen Insulin gebildet wird. Ähnliche Abläufe lassen sich zwanglos für eine Reihe weiterer Erkrankungen wie Autismus oder Asthma annehmen. Ein Teil der Asthmabeschwerden kann durch allergische Reaktionen auslösende Substanzen aus dem Darm bewirkt werden. Bei einer erhöhten Darmschleimhautdurchlässigkeit können solche Substanzen im Körper vermehrt anfluten und z. B. einen Asthmaanfall auslösen. Dabei darf man nicht vergessen, dass ein solcher „Sturm", auch wenn er nicht gleich ein Hurrikan ist, über das Darmnervensystem zum Gehirn weitergeleitet wird.

Neben einer in manchen Fällen genetisch festgeschriebenen Steigerung der Darmschleimhautdurchlässigkeit sind die nicht genetischen Faktoren deutlich häufiger. Zu den „Top Ten" gehört die seelische Belastung, der Stress. Die Liste der Studien hierzu ist ziemlich lang und die Datenlage gut gesichert. Sehr starke Stressimpulse bilden misslungene menschliche Beziehungen, die Arbeitswelt oder die Bedrohung der wirtschaftlichen Existenz und ich möchte nach den vorliegenden Daten vermuten die industrielle Nahrung. Der Volksmund kennt eine Reihe von Sprichwörtern hierzu:
„Das ist mir auf den Magen geschlagen." oder „Ich habe eine Mordswut im Bauch." Das sind nur einige von vielen Sprichwörtern, die die Situation beschreiben. Stress wirkt auf allen Etagen des Verdauungstraktes, vom Mund bis zum After. Der Stress zeigt sich wie ein Chamäleon. Eine Mundschleimhaut- oder Zahnfleischentzündung kann ebenso wie Durchfall, Stechen im Bauch oder Stuhlverhalten ein Zeichen von Stress sein.

Damit nicht genug, Alternativen für das Auslösen von Stress stehen in Hülle und Fülle bereit. Das moderne Ess- und Ernährungsverhalten sind eine erfolgreiche Quelle für Darmstörungen. Essen im Stehen in einer lauten und hektischen Umgebung steht sehr häufig am Anfang von Verdauungsbeschwerden. Eine andere Möglichkeit stellt das ungehemmt gierige Schlingen oder übermäßige Vollstopfen vom Typ Würg-Schling-Stopfer dar. Hier sollte man daran denken: „Der Magen hat keine Zähne."

In der Darmdiagnostik haben wir beobachtet, dass ungenügendes Kauen eine Darmschleimhautstörung nach sich zieht. Zonulin ist hier im Stuhl erhöht. Dabei ist es unwichtig, ob eine ungenügende Kauleistung durch Hektik, Gier oder eine schlecht sitzende Prothese hervorgerufen wird. Der Aufschluss der Nahrung und damit die Versorgung mit Mineralien und Vitaminen sowie Spurenelementen werden schlechter.

Schon vor über hundert Jahren empfahlen naturheilkundlich orientierte Ärzte wie F. X. Mayr oder Max Bircher-Benner sorgfältiges Kauen. Leider unterstützt das gängige fast und finger food dies heutzutage nicht. Die ehemalige russische Astronautenärztin Galina Schatalova warnte „Wir fressen uns zu Tode" (Schatalova 2002). Weitere Quellen für Ärger an der Darmschleimhaut können einige Nahrungsmittel bzw. ihre Inhaltsstoffe sein. Das Klebeeiweiß des Weizens Gluten wurde ja bereits erwähnt. Das Eiweiß wird durch bestimmte Enzyme in kleinere Bruchstücke gespalten. Einige greifen in die Zonulinregulation ein. Sie erhöhen die Schleimhautdurchlässigkeit. Ähnliche Mechanismen dürften auch für das Milcheiweiß Kasein zutreffen. Andere Bruchstücke von Gluten können Entzündungsreaktionen an der Schleimhaut auslösen und diese so schädigen (Luciani et al. 2010). Allerdings rufen sie nicht ein schweres Krankheitsbild wie bei der Zöliakie hervor. Die Beschwerden gehen erfahrungsgemäß nach einer vorübergehenden Vermeidung von gluten- und kaseinhaltigen Nahrungsmitteln zurück.

Viele Xenobiotika, Substanzen nicht biologischer Herkunft, bewirken ebenso Schleimhautstörungen. Zu diesen Xenobiotika gehören neben Medikamenten Schädlings- und Unkrautvernichtungsmittel sowie viele andere allgegenwärtige Chemikalien und Rauschgifte im Trinkwasser (Europäische Beobachtungsstelle für Drogen und Drogensucht 2018). Die Auswahl ist riesengroß. Seit der chemischen Revolution im 19ten Jahrhundert haben über eine Million Verbindungen die Umwelt bereichert. Bei den Medikamenten helfen Krebsmittel und Antibiotika, z. T. auch indirekt, die Darmschleimhautstabilität rasch und durchschlagend zu stören. Die begleitende Dysbiose verstärkt das Geschehen. Typischerweise reagiert der Körper auf gesteigerte Darmschleimhautdurchlässigkeit und den Einstrom von Antigenen mit einer zunehmenden Überforderung der Lymphgefäße. Schrittweise baut sich hierdurch ein Radixödem auf. Die Radix, die Gekrösewurzel, ist die Verankerung des Darmes an der Bauchrückseite. Sie enthält versorgende und abtransportierende Gefäße wie Lymphgefäße. Die Überlastung führt zu einer vermehrten Flüssigkeitseinlagerung in die Gekrösewurzel. Hierdurch werden die Darmschlingen nach vorne gedrängt. Die Bauchform verändert sich. Der berühmte Wiener Arzt F. X. Mayr beobachtete und beschrieb die verschiedenen Bauchformen. Bei Männern bildet sich um den Bauchnabel herum ein Spitzbauch. Da Frauen ein weicheres Bindegewebe haben, wölbt sich bei ihnen nicht der Bauchnabel sondern der Unterbauch vor. Darüber hinaus erkannte F. X. Mayr weitere Bauchformen. Sie zeigen die unterschiedlichen Stadien der Darmstörungen (Rauch 1994). In der Zwischenzeit belegen Studien diese

Überlegungen. Sie bescheinigen dem Spitzbauch bei Männern, der Apfelform, ein erhöhtes Risiko für Herz-Kreislauferkrankungen. Sie ist zudem ein häufiges Symptom des metabolischen Syndroms. Im metabolischen Syndrom sind in unterschiedlicher Verteilung Übergewicht, Diabetes mellitus Typ IIb, Bluthochdruck, Depressionen und Fettleber vergesellschaftet. Den gemeinsamen Knotenpunkt bilden die gesteigerte Darmschleimhautdurchlässigkeit, die Dysbiose und die vermehrten Entzündungsreaktionen. Diese allgemeine Entzündungslage wird heute mit dem Schlagwort „silent inflammation", stille Entzündung, belegt.

Unter diesen Umständen tritt eine vermehrte Belastung mit Endotoxinen, bakteriellen Zellwandbruchstücken, auf. Als erste Station gelangt das mit Nährstoffen und Endotoxinen beladene Blut in die Leber. Sie entgiftet die Endotoxine. Bei Überlastung jedoch verursachen nicht entsorgte Endotoxine Entzündungsreaktionen in der Leber, die zu einer Leberverfettung führen können (Frazier et al. 2011). In den Blutkreislauf gelangte Endotoxine fördern die Entwicklung einer Arteriosklerose mit Versteifung der Gefäße. Das Ergebnis ist ein Bluthochdruck. Zudem unterstützt die chronische Entzündungslage eine Ausbildung der Insulinresistenz. Die Zellen sind sozusagen taub für Insulin. Das fasst der Körper wie eine fehlende Regulation mit Insulin auf. Der Blutzuckerspiegel wird nicht mehr im gesunden Bereich gehalten, sondern ist erhöht. Die bereits aktivierten Entzündungsreaktionen werden dadurch verstärkt. Gleichzeitig stören Insulinresistenz und Entzündungs–

reaktion den Fettstoffwechsel in den Fettspeicherzellen. Der Körper lagert vermehrt Fett in die Fettdepots ein.

5 BAKTERIELLE GESELLSCHAFTEN UND KRANKHEIT

5-3 Exkurs: Fallbeispiel Neurodermitis

DIE INTERNETPLATTFORM NETDOKTOR BESCHREIBT eine Neurodermitis als eine „entzündliche Hauterkrankung, die in Schüben auftritt (Müller 2016). Dabei kommt es zu quälendem Juckreiz und sehr trockener Haut. Oftmals betrifft die Neurodermitis Gesicht, Kopfhaut und Hände, was das Selbstwertgefühl und die Lebensqualität der Patienten schmälert".

Bereits im Einschulalter haben 10 bis 15 % der deutschen Kinder eine Neurodermitis. Bei 60 % von ihnen nahm die Erkrankung schon im Säuglingsalter ihren Anfang. Stufenweise entwickeln sich die Hautprobleme an den Gelenkbeugen von Ellbogen, Knie, Hand und den Streckseiten der Glieder. Einfache Reize wie Kontakt mit Wolle, Feuchtigkeit, Kälte oder Schwüle können den Juckreiz schubartig verstärken. Durch Kratzen kommen häufig zusätzliche bakterielle Entzündungen der betroffenen Hautbereiche hinzu.

Unsere kleine Patientin, nennen wir sie Eva, gehörte genau zu den Patienten, die mit der schwersten Ausprägung seit dem Säuglingsalter zu kämpfen hatte. Die Arme hatte kein normales Leben. Fast alles, was Kindern in diesem Alter Spaß macht, war für sie tabu. Daher ist es kaum verwunderlich, dass ihre Eltern von Pontius zu Pilatus liefen, um Hilfe für Eva zu bekommen. Allerdings war diese Odyssee erfolglos. Verzweifelt wandten sich ihre

5 Bakterielle Gesellschaften und Krankheit

Eltern mit der Bitte um Hilfe an uns. Wir schlugen eine Untersuchung der Stuhlflora und eine Bestimmung von Zonulin im Stuhl durch. Zu dem Zeitpunkt wurde in Deutschland an nur zwei, drei Stellen dieser Zonulintest im Stuhl durchgeführt. Wie zu erwarten war, fanden wir eine Verschiebung der normalen Stuhlflora, eine Dysbiose. Allerdings fiel eine massive Erhöhung von Zonulin im Stuhl auf. Mit 811 ng/g Stuhl lag eine über 150fache Erhöhung des Normalwertes vor. Dies belegte für uns eine außergewöhnlich hohe Steigerung der Darmschleimhautdurchlässigkeit. Wir schlugen eine entsprechende Therapie zur Stabilisierung der Darmschleimhaut vor.

Ca. 4 Monate später schrieben uns die Eltern, dass der Juckreiz und die Hautveränderungen abgeklungen seien. Eva könne endlich ein normales Leben führen. Zum Beleg schickten sie uns eine Fotografie von Eva im Planschbecken. In der Tat waren die Hautveränderungen kaum noch zu sehen und ein Bad im Planschbecken wäre früher kaum möglich gewesen. Die Kontrollmessung von Zonulin im Stuhl zeigte mit 11ng/g Stuhl einen deutlich im Zielbereich liegenden Wert. Zugleich belegte sie unsere Vorannahme, dass bei Eva die Neurodermitisproblematik mit einer erheblichen Darmschleimhautproblematik einhergegangen war.

5 BAKTERIELLE GESELLSCHAFTEN UND KRANKHEIT

5-4 Dysbiose bei Krankheiten immer dabei

IM KAPITEL 4-3 HABEN WIR das Phänomen der Kolonisationsresistenz besprochen. Die Empfänglichkeit gegenüber bakteriellen Infektionen wird durch unsere normalen Floren, sei es nun auf der Haut, des Rachens oder auch des Darms usw. gewährleistet. Leider verlieren bakterielle Gesellschaften diese Fähigkeit, wenn sie in eine Dysbiose übergehen. Einen großen Anteil nehmen dabei medizinische Maßnahmen ein, allen voran der übermäßige Einsatz von Antibiotika. Vor kurzem wurde von dem renommierten englischen Mikrobiologen Martin Blaser ein Buch mit dem Titel veröffentlicht: „How killing Bacteria Creates Modern Plagues" (zu Deutsch: „Wie das Abtöten von Bakterien moderne Seuchen hervorruft"). Der deutsche Titel ist: Antibiotika Overkill. Ich möchte hier drei Beispiele (von vielen) vorstellen, die für unsere nahe Zukunft von großer Bedeutung sein werden.

Eine gefürchtete Komplikation von Antibiotikatherapien sind die mit Antibiotika verknüpften Durchfälle. Statistische Untersuchungen zeigen für den Zeitraum 2000 bis 2006 eine Zunahme um 117 %! (Wardwell et al. 2011). Verknüpft ist diese Erkrankung mit einer hohen Sterblichkeit von 35 %. Verursacher ist an erster Stelle das Bakterium Clostridium difficile, weit weniger häufig Keime wie Klebsiella oxytoca, Candida oder Staphylococcus aureus. Ein Problem stellt dabei die Besiedlung von vielen Menschen ohne

Krankheitssymptome dar. Durch Antibiotika wird die Darmflora erheblich durcheinander gewirbelt. Sie verliert ihre Fähigkeit der Kolonisationsresistenz, die krankheitsauslösenden Keime wie Clostridium difficile in Schach zu halten (Stecher et al. 2013). Damit ist der Weg frei gemacht und die Krankheit bricht aus. Daher geben heute zunehmend Ärzte Probiotika, „gute Bakterien" zusätzlich zur Antibiotikatherapie.

Wie bereits berichtet, gehört das Magenbakterium Helicobacter pylori zu den am meisten verfolgten Bakterien. In der Medizin wird ihm unterstellt, Magengeschwüre zu verursachen. Diese bilden häufig die Grundlage für Magenkrebs. Einer der besten Köpfe der Helicobacterforschung ist der bereits erwähnte Brite Martin J. Blaser. In seinem Buch berichtet er, wie durch die Eradikation, die Auslöschung, von Helicobacter pylori viele Krankheiten wie Allergien parallel zugenommen haben (Blaser 2014). Vermutlich reguliert die Helicobacter pylori-Besiedlung das Immunsystem und hilft so unter anderem Allergien vorzubeugen.

Ein Beispiel scheint mir besonders wert zu sein, hier vorgestellt zu werden. Tuberkulose ist heute wieder auf dem Vormarsch auch in Europa. Verschlimmert wird dies durch die zunehmende Resistenz von Tuberkulose‒ bakterien gegenüber Antibiotika. Bei manchen Tuberkulosebakterien wirken die Tuberkulostatika, Antibiotika, die speziell gegen diese gerichtet sind, nicht mehr. Nunmehr haben Wissenschaftler entdeckt, dass Helicobacter pylori vor Tuberkuloseinfektionen schützt. Schon seit einiger Zeit wird von Wissenschaftlern vermutet, dass gerade in ärmeren Ländern dieser Welt chronische Helicobacter pylori Infektionen einen gewissen Schutz vor anderen schwerwiegenden Infektionen darstellt. Dabei stärkt Helicobacter pylori das Immunsystem. Der Verlauf und die Folgen anderer Infektionen scheinen abgeschwächt zu werden. Eine wissenschaftsreiche Studie aus 2010, die in Kalifornien, Gambia und Pakistan durchgeführt wurde, bestätigt diese Überlegungen (Perry 2010). Patienten mit einer Helicobacter pylori Besiedlung im Magen haben ein geringeres Risiko an einer aktiven Tuberculose zu erkranken. Die Wahrscheinlichkeit, sich an Tuberkulosekranken anzustecken, ist bei einer Besiedlung mit Helicobacter pylori geringer, auch wenn man wie z. B. in der Familie auf engem Raum mit dem Kranken zusammenlebt. Ihr Immunsystem geht effektiver mit dem Tuberkuloseerreger um und schützt so den Körper vor einer gefährlichen Entwicklung der Tuberkulose-erkrankung.

Das dritte Beispiel ist der weiche Schanker. Diese Krankheit gehört zu den vier klassischen Geschlechtskrankheiten. Die Internetseite „gesundheit.de" berichtet dazu: „Er ist allerdings in Europa seit 100 Jahren sehr selten und kommt hauptsächlich in Afrika, der Karibik und Asien vor." (Gesundheit 2018).

Zunehmend breitet sich der weiche Schanker in den USA aus. Ein erneutes Auftreten in Europa als Reisemitbringsel ist nicht ausgeschlossen. Die Infektion wird durch einen Keim namens Haemophilus ducreyi verursacht. In einem hohen Prozentsatz treten Pusteln und Geschwüre auf.

Interessanterweise jedoch nicht bei jedem. In Versuchen mit Freiwilligen kam man der Sache auf die Spur. Freiwillige, bei denen die Infektion nicht anging, hatten eine andere Hautflora als diejenigen, bei denen sie sich ausbreitete (Rensburg van 2015). Daraus lässt sich der Schluss ziehen, dass die Zusammensetzung der Hautflora entscheidend an dem Ausgang der Haemophilus ducreyi-Infektion beteiligt ist. Vermutlich wirken auch hier Strategien der Kolonisationsresistenz wie z. B. im Darm. Dysfunktionale Floren, Dysbiosen, scheint die Fähigkeit zur Kolonisationsresistenz und Schutz des Organismus weitgehend zu fehlen. Diese Liste ließe sich beliebig verlängern.

Eine weitere Schnittstelle zwischen den bakteriellen Gesellschaften und dem angeborenen Immunsystem stellen die körpereigenen Antibiotika, antimikrobielle Peptide, dar. Sie unterstützen die Bakterien bei der Kolonisationsresistenz. Zwei wichtige Beispiele sind die weiblichen Geschlechtsorgane und die Haut. Fehlfunktionen im Bereich der antimikrobiellen Peptide können erhebliche Gesundheitsprobleme mit sich bringen. Gerade die weiblichen Geschlechtsorgane sind hier besonders wichtig, da zum einen die Fähigkeit, Kinder zu zeugen und dem Kind eine komplikationslose Schwangerschaft zu geben, betroffen sein kann. Studien zeigen einen engen Zusammenhang zwischen dem Schutz vor Infektionen und der Bereitstellung von antimikrobiellen Peptiden (Yarbough et al. 2015). Dabei regeln sowohl die Geschlechtshormone als auch der Menstruationszyklus zusammen mit der Scheidenflora die Bildung und Bereitstellung der antimikrobiellen Peptide.

Funktioniert dieses Zusammenspiel nicht, besteht die Gefahr besonders von sexuell übertragbaren Infektionen. Beispiele sind Trichomonaden, Sproßpilze, Viren und insbesondere auch Chlamydien. Deren Auswirkung auf die Fruchtbarkeit ist bekannt. Solche Infektionen können Unfruchtbarkeit über verschiedene Mechanismen auslösen. Die Beschädigung der Eileiter durch Chlamydien und damit gehäufte Eileiterschwangerschaften ist eine kritische Angelegenheit. Manche Viren wie Cytomegalie, Herpes simplex oder Parvovirus verursachen häufig Schwangerschaftsabbrüche. In der vorangeschrittenen Schwangerschaft sind Infektionen die häufigste Ursache für vorzeitige Wehen, Entzündungen des Mutterkuchens und nach der Geburt, der Gebärmutter.

Der andere erwähnte Bereich ist die Haut. Hautzellen, die Keratinozyten, bilden ebenfalls antimikrobielle Peptide. Sie sind zum einen für eine gesunde Zusammensetzung der Hautflora nötig, zum anderen unterstützen sie die Hautflora bei der Kolonisationsresistenz (Schröder 2011). Eines dieser Peptide wird Psoriasin genannt. Psoriasin macht dem Darmbakterium Escherichia coli das Leben schwer. So werden z. B. Wunden vor Infektionen geschützt und ihre Heilung geht rascher vonstatten. Andere Peptide schützen die Haut vor Staphylococcus aureus, den typischen Eitererreger, oder vor Candida albicans. Es besteht der Verdacht, dass bei bestimmten Krankheitsbildern wie der Neurodermitis, der atopischen Dermatitis, die Haut weniger antimikrobielle Peptide gegen Staphylococcus aureus als beim Gesunden bildet. Die Folge sind vermehrte, quälende Infektionen.

Dieses Beispiel führt uns in einen anderen Wirkungsbereich der bakteriellen Floren, der Regelung des Immunsystems. Eine gesunde, gut funktionierende Flora insbesondere die Darmflora unterstützt das Immunsystem in seiner Funktion. Heute ist man davon überzeugt, dass viele Erkrankungen des Immunsystems wie Allergien und Autoimmunerkrankungen auf eine Fehlfunktion der bakteriellen Floren, auf eine Dysbiose also, zurückgeführt werden können. In der Regel ist es nicht das Werk eines einzelnen Bakteriums. Meist ist eine ganze Reihe von Keimen beteiligt. Die Wissenschaftsjournalistin Evelin Strauss drückt das sehr blumig aus: Eine Symphonie der bakteriellen Stimmen (Strauss 1999). Bei einer Dysbiose klingt der Bakterienchor längst nicht mehr harmonisch. Die Koordination der einzelnen Bakteriengruppen funktioniert nicht mehr gut.

Die wichtige Gruppe der proentzündlich wirkenden TH17 Immunzellen wird durch Clostridien ähnliche Keime den segmentierten fadenförmigen Bakterien (wissenschaftliche Abkürzung SFB) gesteuert. Allerdings sind sie nicht allein verantwortlich, sondern werden durch andere Symbionten unterstützt. Unter optimalen Bedingungen funktioniert diese Steuerung gut. Dabei hilft die von anderen Symbionten gebildete Buttersäure. Sie hemmt eine überschießende Bildung des Immunbotenstoffes Interleukin 17. Bei einer Dysbiose kann Interleukin 17 zu viel gebildet werden und seine entzündungsproduzierende Eigenschaft nimmt überhand (Shaw et al. 2012). Das Ergebnis ist katastrophal. Verschiedenste Autoimmunerkrankungen können angestoßen werden. Dazu gehören die rheumaähnliche Gelenksentzündung, die rheumatoide

Arthritis, die Multiple Sklerose oder entzündliche Darmerkrankungen (Jetten 2011) wie die Crohnsche Krankheit.

Die Häufigkeit von Autoimmunerkrankungen und allergischen Erkrankungen wie Asthma nimmt seit etlichen Jahren in den westlichen Industrienationen rapide zu. Wissenschaftler gehen davon aus, dass dies durch eine Veränderung der Zusammensetzung der Darmflora als auch ihrer Funktion hervorgerufen wird. Dafür machen sie die Ernährung aber auch vermehrte hygienische Maßnahmen wie antibakterielle Wasseraufbereitung, Entkeimung, Pasteurisierung oder Sterilisierung der Nahrung, nicht unterbrochene Kälteketten für Tiefkühlkost, Impfung und den breitgestreuten Einsatz von Antibiotika und Desinfektionsmittel verantwortlich. Gerade die Ernährungsgewohnheiten haben einen raschen, weitreichenden und auch vorhersehbaren Effekt auf die Vielfalt und Stabilität der bakteriellen Floren (Walter und Ley 2011). Über die Nahrungsinhaltsstoffe direkt oder über ihre bakteriellen Stoffwechselprodukte wird wie bereits beschrieben das Immunsystem über eine Vielzahl von Pfaden beeinflusst. Wichtige Relaisstationen sind die bereits erwähnten Protein G-gekoppelten Rezeptoren für das bakterielle Stoffwechselprodukt Essigsäure, Acetat. Gleichzeitig erkennen sie auch Pflanzeninhaltsstoffe der Kreuzblütler wie Rettich und Brokkoli. Sie bremsen die durch die Dysbiose beflügelte Entzündungsreaktion. Verzichten wir auf solche Lebens- (und Heil-)mittel leisten wir ungebremsten Entzündungsreaktionen Vorschub (Cahenzli et al. 2012).

Viele immunologische Fehlreaktionen, d.h. immunologische Krankheiten, nehmen ihren Lauf schon mit der Geburt. Dies ist typisch für die meisten Allergien. Entscheidend ist hier eine gesunde bakterielle Flora insbesondere im Darm. Die Bedeutung der optimalen bakteriellen Besiedlung und die wichtigen Einflüsse durch die Art der Geburt, Stillen und den Aufbau einer stabilen Darmschleimhaut für die Regulation des Netzwerkes des Immunsystems haben wir bereits in Kap. 4-3 besprochen. Eine optimale Entwicklung balanciert dieses Netzwerk und damit das Verhältnis zwischen Antikörper bildendem System, B-Zellsystem und dem Zell zerstörenden System, T-Zellsystem, aus. Bei Allergien überwiegt das B-Zellsystem (Brandtzaeg 2002). Die notwendige Toleranz gegenüber Nahrungsmitteln oder anderen ungefährlichen Fremdstoffen, Antigenen, bleibt aus. Zu den Einflüssen, die diese Entwicklung unterstützen, gehören auch die abnehmende Vielfältigkeit der bakteriellen Floren in der Umwelt. Studien führen dies auf die zunehmende Verstädterung zurück (Hanski et al. 2012). Dieser Trend beschränkt sich nach Auffassung der Autoren nicht auf westliche Städte in Europa und den USA. Vielmehr scheint es ein globaler Megatrend zu sein. Der Hintergrund ist, dass Umweltkeime die Zusammensetzung der Haut- und Darmflora beeinflussen. Typisch für Allergiker ist demnach der Verlust der Vielfältigkeit ihrer bakteriellen Floren, d.h. die Entwicklung einer Dysbiose. Wissenschaftlich werden diese Überlegungen als „Biodiversitätshypothese" bezeichnet. Dysbiotische Floren sind nur sehr eingeschränkt in der Lage entzündungshemmende der Allergie entgegenwirkende Immunsignale wie den Immunbotenstoff Interleukin 10 zu bilden. Jeder kann sich vorstellen, was es bedeutet, wenn wie von der UN für 2050 prognostiziert 2 Drittel der Weltbevölkerung in Städten mit wenig Kontakt zu Grünflächen leben (vgl. United Nations 2012). Allergien und Autoimmunerkrankungen werden zu einer der großen Gesundheitsgeißeln der Menschheit. Parallel dazu hat die Verarmung der Darmflora des Menschen einen gravierenden Einfluss unter anderem auf den Stoffwechsel z. B. in Form von Übergewicht, ein inzwischen weltweites Problem (Li et al. 2008). Es ist die biologische Konsequenz, wenn wir unsere evolutionäre Veranlagung als Jäger und Sammler vielleicht auch noch als Landwirt verleugnen und uns zur Massenware „Sesselpupser" entwickeln, die lediglich noch auf den Bildschirm starren und eine krankhafte Angst vor allem Natürlichen einschließlich Bakterien haben.

Ein mindest genauso großes Problem dürften die Stoffwechselprodukte aus den Dysbiosefabriken insbesondere des Darms sein. Diese Produkte und ihre Auswirkung sind wie der Inhalt der Büchse der Pandora z. T. katastrophal. Besonders vielfältig sind solche Metabolite beim Eiweißfäulnisstoffwechsel. Anscheinend geht die Produktion von Schrott mit einer geringeren Bereitstellung der wichtigen kurzkettigen Fettsäuren einher. Acetat, Propionat und Butyrat werden einzeln oder insgesamt weniger dem Körper zur Verfügung gestellt. Damit stehen weniger ihrer ernährenden, schützenden und regulierenden Produkte dem menschlichen Organismus zur Verfügung (vgl. Kap. 4-1). Hierdurch kann die Darmbewegung zum Nahrungsbreitransport als auch die Darmschleimhautbarriere geschwächt werden. In der Folge verschlechtern sich viele Krankheiten insbesondere psychische Erkrankungen wie Autismus oder Depression.

Aus diesem Grunde wäre eine angemessene Ernährung mit Obst, Gemüse und Kohlehydraten, die die Buttersäure erhöhen, wünschenswert. Solche Nahrungsmittel beschleunigen die Darmpassage des Nahrungsbreies und normalisieren die Stoffwechsellage. Gerade bei Patienten, die unter den Auswirkungen von schädlichen Substanzen aus dem Eiweißstoffwechsel leiden, besteht wenig Liebe für eine gesunde Ernährung. Zu diesen Erkrankungen zählen Autismus oder tiefgreifende psychische Entwicklungsstörungen. Diese Patienten bevorzugen eine eingeschränkte Nahrungsvielfalt, d.h. so viel industrielle Fertigprodukte und so wenig Obst und Gemüse wie möglich (Finegold et al. 2002). Auch bei anderen seelischen Leiden spiegelt die Ernährung das typische Verhaltensmuster des Erkrankten wider. Patienten mit Alzheimer Demenz z. B. schätzen Fleisch und haben einen entsprechend hohen Konsum (Finch 2010). Zusätzlich belastet die bevorzugte Zubereitungsart den Menschen mit entzündungsstimulierenden Substanzen, z. B. AGE, Stoffe, die vermehrt mit Zuckerresten gekoppelt sind (vgl. Kap. 7-1).

Kehren wir zu den unerwünschten Stoffwechselprodukten aus bakterieller Hand zurück. Die Vielzahl der Substanzen als auch die Vielzahl phantasievoller Herstellungswege ist erstaunlich. Leider ist den meisten zu eigen, dass sie Nervenzellen oder auch andere Zellen schädigen. In der amerikanischen Literatur wird unumwunden von Neurotoxinen, Giftstoffe für das Nervensystem, gesprochen (Finegold et al. 2002). Meist sind es einige

Keimgruppen mit einer Vorliebe für Eiweiße, die hier federführend sind. Dabei handelt es sich um Bakterien der Clostridien-, Bacteroides- oder auch Peptococcusgruppe. Und wie man sich schon denken kann, ist der Ausgangsstoff Eiweiß. Das dürfte auch die Häufungen von psychischen Krankheiten wie Autismus in Ländern mit hohem Eiweißkonsum, meist westliche Industrienationen, erklären. Hingegen waren solche Erkrankungen wie die Chinastudie zeigt, in den ländlichen Gebieten Chinas mit sehr niedrigem Eiweißkonsum höchst selten (Campbell und Campbell 2011). Nicht zuletzt wird durch Eingriffe des Menschen selbst die Situation zugespitzt. Amerikanische Mikrobiologen gehen davon aus, dass Antibiotika hier sehr hilfreich sind. Sie vermuten, dass nach Antibiotikaeinnahme im Darm mindestens ein Keim in der Lage ist, Neurotoxine zu bilden (Finegold et al. 2002). Diese können dann über den Vagusnerv direkt per Express ins Gehirn befördert werden und dort Unheil anrichten.

Von was für Stoffen sprechen wir dabei? Es sind Stoffwechselprodukte insbesondere der Eiweißbausteine Tryptophan, Tyrosin, Phenylalanin. Tryptophan–abkömmlinge lösen Symptome wie Angst, Depressionen und Defizite bei geistigen Leistungen z. B. der Erkenntnisfähigkeit sowie Verhaltensabnormitäten aus (de Angelis et al. 2015). Dies gilt auch für die Substanz mit dem unaussprechlichen Namen 3-(3-Hydroxyphenyl)-3-Hydroxypropionsäure, kurz aber nicht viel besser HPHPA. Sie wird beschuldigt an der Ausprägung von Autismus und Schizophrenie beteiligt zu sein (Shaw 2010). Nicht immer sind fehlgeleitete Bakterien die alleinigen Übeltäter. In einigen Fällen mischt auch der menschliche Körper mit. Eine solche Coproduktion ist Trimethylamin N-Oxid kurz TMAO (Wang et al. 2011). Die Quelle ist der Nährstoff Cholin. Die Bakterien bauen Cholin um. Allerdings bekommt die Substanz in der Leber den letzten Schliff. Erst einmal im Blutkreislauf angelangt, kann sie bei den Blutgefäßen eine Arteriosklerose auslösen und die Weichen für Herzkreislauferkrankungen stellen.

Eine weitere Stoffwechselsubstanz, rein aus bakterieller Produktion, entfaltet ihre Wirkung über ein Irreführen des Immunsystems. Diese Substanz heißt para-Cresolsulfat, eine Verbindung des Rumpfes einer Aminosäure mit Schwefel. Sie hat die unschöne Eigenschaft, dem Immunsystem vorzutäuschen, sie sei ein wichtiges Eiweiß der Nervenscheiden. In der Tat finden sich bei der Multiplen Sklerose Antikörper gegen das basische Myelinprotein.

Da die Auswahl an weiteren unerfreulichen bakteriellen Metaboliten riesengroß ist, möchte ich mich auf eine letzte Substanz, die es aber faustdick hinter den Ohren hat, beschränken. Dies ist Ammoniak, das aus den Eiweißbausteinen freigesetzt wird. Hauptakteure sind die sogenannten Hyperammoniumproduzenten. Sie begnügen sich nicht mit ein bisschen Ammoniak, sondern arbeiten im Megamaßstab. Ammoniak ist ein starkes Gift für Zellen. Zudem kurbelt es perfekt Entzündungen über den Immunzellbotenstoff TNFα an (Kerr et al. 2011). Die Hyperammoniumproduzenten setzen mit ihrem Ammoniak den Körper unter Feuer. Dieses Problem ist z. Zt. in der Medizin noch nicht richtig angekommen. Hingegen in der

Tierzucht z. B. der Schafzucht wird dieses Thema bearbeitet (Eschlauer et al. 2002).

Viele der hier vorgestellten Probleme und damit Erkrankungen sind eine Antwort auf unser Verhalten sowie unserem Ernährungsstil. Bereits vorher hatte ich beschrieben, dass Nahrung im besonderen Maß die Zusammensetzung unserer bakteriellen Gesellschaften sowohl in der Anzahl als auch in der Artenvielfalt, der Diversität, bestimmt. Letztendlich bestimmen wir damit, ob unsere bakteriellen Gesellschaften gut funktionieren und ob sie hilfreiche Produkte liefern oder uns mit Katastrophen versorgen. Auch mit Nichtwissen können wir uns nicht herausreden. Die Geschichte mit der Eiweißbelastung ist alt. Wollte man den Naturheilkundeärzten wie F. X. Mayr oder Max Bircher-Benner nicht glauben, so hätte man den berühmten amerikanischen Arzt und Nobelpreisträger G. H. Whipple es abnehmen können, als er von der Gefahr der Eiweißvergiftung sprach und 1916 eine wissenschaftliche Arbeit dazu veröffentlichte (Whipple et al. 1916).

Vielleicht verändert ein neuer Zweig der Wissenschaft, die Metabolomik, die Sichtweise. Durch die technischen Weiterentwicklungen kann mit der „high throughput" Technologie mit hohen Durchflussraten eine sehr große Anzahl von Stoffwechselprodukten, ihre Konzentration sowie ihre Veränderungsraten in bestimmten Körperbereichen ermittelt werden. Die Ergebnisse werden mit der zeitgleich bestimmten Gen- und Proteinaktivität verknüpft (Nicholson und Wilson 2003). Solche Massen an Daten werden allerdings erst vor dem Hintergrund von

Wahrscheinlichkeitsrechnungen der Systembiologie verständlich. Diese zurzeit noch enorm aufwändige Methode könnte zukünftig Grundlage einer personalisierten Gesundheitsfürsorge werden (Nicholson et al. 2005). Ihre erste Feuerprobe hat sie bereits bestanden. Im Tierversuch wurde eine typische Konstellation für eine Leberegelinfektion ermittelt (Wang et al 2004). Vielleicht gelingt es so, in Zukunft Krankheitsbilder mit typischen bakteriellen Stoffwechselprodukten zu verknüpfen.

Wir haben gesehen, dass es kaum einen Bereich gibt, in dem Bakterienfloren nicht mitwirken. Wie bereits besprochen machen unsere bakteriellen Mitarbeiter in der Darmflora auch vor Krebsmitteln nicht Halt und inaktivieren sie. Ein höchst aktueller und brisanter Aspekt ist ihre Rolle bei der Wirksamkeit moderner Krebstherapien (Siegmund-Schultze 2017). Studien zeigen, dass 25 % der Patienten mit Checkpoint-Inhibitoren-Immuntherapie nicht auf diese ansprechen. Nun scheinen Wissenschaftler hier einen Ansatz bei der Darmflora gefunden zu haben. Bei diesen Patienten liegt eine Dysbiose mit verringerter Vielfalt der Keimgruppen vor. Insbesondere der Schleimhaut schützende Keim, Akkermansia mucinphila, ist vermindert. Ist dieser bakterielle Mitarbeiter weniger in der Darmflora vertreten, schlägt die Krebstherapie weniger gut an. Zudem treten häufiger Rückfälle auf und die Patienten sterben im Mittel früher. Im Tierversuch verbesserte die Gabe dieses Keimes die Wirksamkeit der Krebstherapie. Hingegen hob eine Antibiotikatherapie im Vorfeld die unterstützende Hilfe der Darmflora auf (Routy et al. 2018). Anscheinend ist eine optimale Regulierung des Immunsystems durch eine gut funktionierende Darmflora ein entscheidender Punkt.

5 BAKTERIELLE GESELLSCHAFTEN UND KRANKHEITEN

5-5 Exkurs: Schwangerschaftsvergiftung

DIE SCHWANGERSCHAFTSVERGIFTUNG, PRÄ-EKLAMPSIE, ist ein schweres für Mutter und Kind bedrohliches Krankheitsbild. Ca. 3 – 7 % aller Schwangerschaften münden in eine Präeklampsie. Man nimmt an, dass 18 % der Sterbefälle in der Schwangerschaft auf einer Präeklampsie beruhen.

Die Hauptkrankheitszeichen sind ein Bluthochdruck, der während der Schwangerschaft erst auftritt, Wassereinlagerungen in das Gewebe und eine vermehrte Eiweißausscheidung im Urin. Häufig lässt sich auch eine Störung der Leberfunktion nachweisen.

Die Ergebnisse der Mikrobiomforschung und die Studien zur Schleimhautdurchlässigkeit als auch zu Endotoxinwirkungen haben Wissenschaftler veranlasst, diese in die Vorgänge bei der Präeklampsie einzubeziehen (Sawchuck und Wittmann 2014). Dabei ist eine neue Sichtweise herausgekommen, die der Natur und Biologie des Superorganismus Mensch entspricht. Wir erinnern uns daran, dass ein erheblicher Teil der Zellen in unserem Körper Bakterien sind. Haut und Schleimhäute schützen das Körperinnere vor der immensen Zahl an Bakterien. Hierbei nimmt die Regulation der Darmschleimhaut durch Zonulin und Zell-Zellverbindungen, die „tight junction", eine bedeutende Rolle ein. Bei der Präeklampsie wird eine gesteigerte Durchlässigkeit beobachtet. Zonulin wird *vermehrt gebildet. Die parallel dazu sich entwickelnde Dysbiose mit Keimverschiebung verstärkt die Störung der Darmfunktion. Studien haben gezeigt, dass im 3ten Trimenon eine Dysbiose die Regel ist. Da das Hormon Progesteron, das in der Schwangerschaft erhöht ist, die Darmbewegung verlangsamt, unterstützt dies die Entwicklung der Dysbiose. Vermehrt werden Zellwandbruchstücke, Endotoxine, in den Körper eingeschleust und überfordern die Entgiftungsstationen. Die Folge sind Entzündungsreaktionen mit vermehrter Bildung von Entzündungsbotenstoffen. Insbesondere sind die Gefäße des Mutterkuchens, der Leber, der Niere und des Herzkreislaufes betroffen. Die Gefäßwandentzündung macht sich in einem erhöhten Blutdruck und einer Erhöhung des Druckes im Bauchraum bemerkbar. Der Druck schädigt die Bauchorgane zusätzlich, so dass letztendlich ein Versagen der Organe droht. Gleichzeitig kann sich der Druck im Bauchraum negativ auf den Brustkorb mit Lunge und Herz und auf den Schädelinnenraum auswirken. Oft geht der erhöhte Innendruck mit schweren Folgeproblemen einher. Ein Beispiel für einen erhöhten Druck im Schädelinneren ist das Auftreten von Krämpfen. Eine nicht seltene Komplikation der Präeklampsie.*

5 BAKTERIELLE GESELLSCHAFTEN UND KRANKHEIT

5-6 Endotoxine: Wichtige Bindeglieder zwischen Gesundheit und Welt der Bakterien

ENDOTOXINE GEHÖREN ZU DEN Top Ten der Gefährdungsmoleküle. Als Bruchstücke einer bedeutenden Gruppe von Bakterien begleiten sie die Evolution des Menschen von Anbeginn. Dennoch ist ihr Bekanntheitsgrad als eher mäßig zu bezeichnen. Man weiß von ihrer Existenz. Die intensivere Beschäftigung mit ihnen ist jedoch in die Wissenschaft abgeschoben worden. Dabei sind Endotoxinprobleme allgegenwärtig. Sie haben Bedeutung für den Stoffwechsel bzw. Stoffwechselentgleisungen, die Regulierung des Immunsystems und für die Verläufe internistischer Erkrankungen. Gerne wirken sie als Brandbeschleuniger bei der Entwicklung von Allergien, der Ausbildung der Arteriosklerose und von Alterungsprozessen. Als wir eine Endotoxindiagnostik aufbauten, war das Interesse von medizinischer Seite daran recht gering. Anders sieht es in der Tierzucht aus. Hier ist man der Problematik gegenüber aufmerksam, da es um viel Geld geht. Endotoxine belasten nämlich den Zuchterfolg. Beim Menschen reicht das Interesse eher zur Forschung und für die Bildung hochinteressanter, aber weitgehend unbeachteter Modelle.

Wie bereits erwähnt sind Endotoxine keine Entdeckung der letzten 10 Jahre. Bereits Anfang des 20ten Jahrhunderts betraten sie die wissenschaftliche Bühne. 1920 beobachteten der amerikanische Forscher Gregory

Schwartzmann und der italienische Bakteriologe Guiseppe Sanarelli unabhängig die Wirkung von Präparationen zerstörter Bakterien auf den Körper. Wurde Versuchstieren zweimal hintereinander die Bakterienpräparation mit hohem Endotoxingehalt injiziert, trat eine über die gesamte Niere verstreute Gerinnung des Blutes in den Blutgefäßen auf. Dieses Phänomen bezeichnen Mediziner als DIC, disseminierte intravasale Coagulation. Endotoxine als typische Bestandteile der Zellwand von gram-negativen Bakterien lösen diesen Vorgang aus. Gram-negativ bezeichnet einen typischen Ausfall einer Gruppe von Bakterien in der sogenannten Gramfärbung. Diese Färbung ist eine der ältesten und grundlegendsten bakteriologischen Methoden. Sie ermöglicht eine Unterscheidung der Bakterien in die zwei großen Gruppen: In die Bakterien, die sich so anfärben lassen, also gram-positiv sind und in die nicht anfärbbaren gram-negativen Bakterien. Diese Färbung ist ein Spiegel, wie die Zellwand aufgebaut ist. Zur Gruppe der gram-negativen Bakterien gehört Escherichia coli oder die heute so bekannten Bacteroides-Arten. Sie alle besitzen auf ihrer Oberfläche für den Typ charakteristische Moleküle, die Endotoxine bzw. chemisch ausgedrückt Lipopolysaccharide. Jede Art bildet ihr eigenes, typisches Lipopolysaccharid. Somit sind Endotoxine keine einheitlichen Moleküle sondern eher eine Gruppe von Molekülen mit ähnlichem Aufbau. Sie bestehen aus Fetten und Zucker. Sowohl die Zusammensetzung als auch die Länge der Zuckerketten und die Art des Fettanteils bestimmen, wie aggressiv das Endotoxin im Körper wirkt (Mani et al. 2012), von einer nützlichen Anregung des Immunsystems bis hin zu seiner Überforderung als auch des gesamten Körpers. Somit ist nicht ein Endotoxinmolekül so gefährlich wie das andere. Insbesondere die Klassiker im Darm Escherichia coli und die Salmonellen als Krankheitserreger tun sich mit ihrem Endotoxin unangenehm hervor. Wichtig ist auch, dass eine Bakterienzelle nicht nur ein Molekül auf seiner Zelloberfläche beherbergt sondern viele. Eifrige Wissenschaftler haben für Escherichia coli einen Bestand von 1 Million Endotoxinmoleküle je Zelle berechnet. Man kann sich leicht vorstellen, wie viel Endotoxinmoleküle den Körper belasten würden, wenn mit einem Schlag alle Escherichia coli-Zellen im Darm, mehrere 100 Millionen, ihr gesamtes Endotoxinpotential freisetzen würden. Ein richtiger Endotoxin Overkill würde wie eine Lawine den Körper überrollen und schwerste gesundheitliche Probleme auslösen.

Unter normalen Lebensbedingungen kommen wir laufend mit Endotoxinen in Kontakt wenn auch nicht in sehr hohen Mengen. Denn, sie entstehen immer bei bakteriellem Wachstum oder Tod. Dieser kann auch, wie bereits beschrieben, durch bakteriologische Feinde, die Bakterienviren, hervorgerufen werden. Ich hatte dies bereits im Kapitel 4-3 bei der Regulierung des Wachstums in bakteriellen Gesellschaften beschrieben. Die Arbeit von Bakteriophagen, den Bakterienviren, ist mit der wichtigste Grund für das Sterben von Bakterien in der Natur. Allerdings gebührt dem Menschen die Ehre, am erfolgreichsten und auch am langfristigsten Bakterien umzubringen. Dabei ist er recht erfinderisch und ungebremst. Eine bevorzugte Methode ist der Einsatz von Antibiotika. Sie werden in vielen Bereichen unseres Lebens zur Behandlung von Krankheiten oder zur

Förderung des Masterfolges in der Tierzucht eingesetzt. Auch einige Krebsmittel wirken Bakterien abtötend. Ein weiterer Bereich sind Desinfektionsmittel, die Dank der Werbung nicht nur in wichtigen medizinischen Bereichen eingesetzt werden sondern auch in rasch wachsenden Mengen auf dem Babystuhl, in der Küche usw. Dies sind selbstverständlich nur einige Beispiele aus einer großen Anzahl von Möglichkeiten, Bakterien umzubringen. Dementsprechend können Endotoxine immer und überall entstehen. Naturgemäß kommt es zu einer optimalen Produktion an Standorten mit einer hohen bakteriellen Bevölkerungsdichte. Dazu zählt der einfache Komposthaufen genauso wie die Biogasanlage oder der Mastbetrieb. Auch unser Körper ist ein Bereich mit sehr, sehr vielen Bakterien und Bildung von reichlichen Mengen von Endotoxinen. Damit können sie über verschiedenste Wege in den Körper gelangen, wenn sie nicht schon im Körper gebildet werden. Einer der wahrscheinlich wichtigste und auch arbeitsmedizinisch relevante Weg ist die Luft (Werk 2013). In der Umwelt gebildete Endotoxine lassen sich auf Staubteilchen als Taxi Huckepack durch die Gegend wirbeln. Mit der Atemluft gelangen sie in die Bronchien und je nach Teilchengröße sogar bis in die Lungenbläschen, wo sie dann Unsinn anstellen.

Eine weitere Quelle für Endotoxine sind verunreinigte Nahrungsmittel und Flüssigkeiten. Die größte Menge jedoch wird laufend im Darm gebildet. Die Endotoxine werden dann hauptsächlich über die Darmschleimhaut aufgenommen. Ein Teil von ihnen wird durch die Schleimhautzellen transportiert und weitergereicht. Ein anderer Teil mogelt sich zwischen den Zellen an den

Türwächtern, den „tight junction", vorbei ins Körperinnere. Unter günstigen Bedingungen bei gut aufgestellter Darmschleimhaut sind das keine großen Mengen. Dafür sorgt unter anderem auch eine reichliche Auswahl an Biowerkzeugen, die Endotoxine chemisch verändern und ihnen so den Giftstachel ziehen. Nimmt der bakterielle Zerfall zu und/oder verschlechtert sich die Funktion der Darmschleimhaut z. B. durch Stress, Medikamente oder andere belastende Umstände, wird der Körper mit höheren Konzentrationen der Endotoxine belastet.

Nicht zuletzt bestimmen wir mit unserem Ernährungsverhalten, wie viel der bakteriellen Bruchstücke aufgenommen werden. Essen wir zu fett, gelangen mehr Endotoxine in den Kreislauf, die dann für mehr Ärger sorgen (Laugerette et al. 2011). Auch große Mengen einfacher Kohlenhydrate helfen Endotoxine in den Körper zu gelangen (Mani et al. 2012). Diese beiden Faktoren dürften ein Grund dafür sein, warum in den ländlichen Gegenden in China westliche Zivilisationskrankheiten wie Bluthochdruck, Diabetes und Depressionen sehr selten sind. In der bekannten Chinastudie berichten die Autoren, dass in China auf dem Land nur ca. 14,5 % Fett bezogen auf die Gesamtkalorienzahl pro Tag verzehrt wird (Campbell und Campbell 2011). Westler hingegen verkonsumieren mindestens doppelt so viel Fett pro Tag. Für die in China gegessenen Kohlenhydrate gilt, dass sie überwiegend aus Gemüse stammen und daher nicht rasch verfügbar sind. Somit könnte die Endotoxinbelastung in China geringer sein als in westlichen Ländern. Letztere sind Hochburgen von Erkrankungen, die durch Endotoxine hervorgerufen werden oder an denen diese beteiligt sind. Das Unheil wird hauptsächlich durch das höchst effektive Auslösen von Entzündungsreaktionen verursacht. Endotoxine heften sich an die Toll like receptor (vom Typ TLR4) (vgl. auch Kap. 4-6). Einmal an den Sensor gebunden, wird die Entzündungskaskade aktiv. Entzündungsbotenstoffe der weißen Blutkörperchen und anderer Zellen werden gebildet und stellen die Zeichen auf Entzündung. Das kann von einer stillen Entzündung bis hin zu einer sturmartigen akuten Reaktion des Immunsystems mit verheerender Auswirkung auf den Körper reichen. Letztere ist ein relativ seltenes Ereignis, das schwerstkranke Patienten betrifft, die einer intensiv-medizinischen Behandlung bedürfen. Endotoxine wirken, wie bereits gesagt, als Brandbeschleuniger innerer Erkrankungen. Wahrscheinlich durch Aktivierung des Entzündungssystems können Erkrankungen wie Leukämie oder rheumatische Krankheiten einen akuten Schub erfahren (Furuse et al. 1983).

Eine weitere unangenehme Auswirkung ist eher mechanischer Natur. Endotoxine binden an die Moleküle des Bindegewebes, wissenschaftlich extrazelluläre Matrix (Heine 2005). Damit verstopfen sie das Molekularsieb. Der Transport des Bindegewebswassers und damit die Versorgung als auch Entgiftung der Gewebe wird beeinträchtigt. Ein bekanntes Beispiel ist das Radixödem, das zu dem weitverbreiteten Phänomen des Spitzbauches führt. Heute als Apfelbauchform bezeichnet. Die Radix oder Wurzel ist der Bereich, der den Darm an der Rückwand des Bauches befestigt. Zugleich sammeln sich in ihm die Gefäße (Lymph- und Blutgefäße), die versorgen und abtransportieren. Wird hier das Molekularsieb verstopft, kommt es zum Stau, der die Darmschlingen nach vorne zum Bauchnabel drängt. Diese Überlegung stammt von dem berühmten Naturheilkundler F. X. Mayr (Rauch 1994). Sie spielt eine bedeutende Rolle in der Diagnostik und Behandlung von Erkrankungen z. B. bei der F. X. Mayr-Kur.

Kommen wir zu den Endotoxin verknüpften Krankheitsbildern. Typischerweise macht sich eine akute Endotoxinbelastung wie eine Grippe bemerkbar. Ein z. T. heftiges Krankheitsgefühl, Schüttelfrost, Glieder- und Kopfschmerzen sind typisch. Jedoch treten diese Symptome nicht immer auf. Insbesondere merken wir sie nicht oder nur in geringem Maße bei schleichenden Endotoxinämien. Nichts desto weniger können sie über Entzündung wie beim Schmorbrand erhebliche Störungen auslösen. Ein wichtiger Knotenpunkt ist die chronische Aktivierung des Entzündungspfades NFκB. Über ihn gibt es eine Verbindung zum RANK/RANKL-System. Das Eiweiß RANKL aktiviert den Rezeptor RANK (Rezeptor Aktivator des nukleären Faktors kappa B) auf Knochenzellen und löst damit eine Knochensubstanz abbauende Tätigkeit aus. Bei einer Fehlregulation kommt es zu Osteoporose.

Einige Depressionsformen führen etliche Wissenschaftler aufgrund von Studien auf eine entzündliche Reaktionslage zurück. Ein Hinweis auf eine Beteiligung von Endotoxinen ist die Bildung von Antikörpern gegen Endotoxinen (Maes et al. 2008). Bei depressiven Patienten finden sich hohe

Konzentrationen dieser speziellen Abwehrstoffe im Blut und zwar deutlich häufiger als bei Patienten ohne Depression. Gleichzeitig spricht auch das Muster der Botenstoffe weißer Blutkörperchen, der Interleukine, für diese Annahme. Bei den Patienten lassen sich deutlich erhöhte Konzentrationen entzündungsstimulierender Interleukine nachweisen. Das Gehirn erkennt das veränderte Interleukinmuster als auch die bakteriellen Toxine. Da Gehirnzellen ebenso die Toll-like-Rezeptoren Typ 4 aufweisen, können Endotoxine zudem direkt in Gehirnzellen Entzündungsreaktionen auslösen (McCusker und Kelley 2013).

Eine weitere Facette im Spektrum der Endotoxinwirkungen ist ihre Beteiligung an der Arterienverkalkung, der Arteriosklerose, und damit an Krankheiten wie Schlaganfall, Herzinfarkt und Bluthochdruck. Auch hier scheinen in vielen Fällen Endotoxine an diesem Geschehen beteiligt zu sein. Sie lösen an den Endothelien, den Zellen der Gefäßinnenwand, entzündliche Reaktionen aus. Toll-like-Rezeptoren Typ 4 vermitteln die Wirkung der Endotoxine. An den geschädigten Zellen lagern sich weiße Blutkörperchen, Gerinnungsplättchen und weitere Blutbestandteile an und verengen den Durchmesser der Blutgefäße für den Blutfluss. Im Laufe der Zeit dehnen sie sich aus und lagern Kalk ein. Dadurch werden die Arterien starr und unflexibel. Man spricht nun von einer Arteriosklerose, der Arterienverkalkung. Meist folgt ein erhöhter Blutdruck. Sind Gefäße des Herzens, die Herzkranzgefäße, betroffen, besteht die Gefahr eines Herzinfarktes im Rahmen einer akuten Hemmung des Blutflusses. Tritt diese Situation bei

Gehirngefäßen auf, kann solch ein Ereignis einen Gehirnschlag nach sich ziehen.

In den letzten Jahren wurde auch in der Laienpresse viel darüber geschrieben, dass das Verhältnis zwischen zwei großen Keimgruppen der Darmflora der Firmicutes zu den Bacteriodetes Auslöser von Übergewicht sei. Vielschichtige Vorgänge auf eine Ursache zurückzuführen erweist sich in aller Regel als gefährlich. So auch mit dieser Überlegung. Seit geraumer Zeit haben wissenschaftliche Studien einen weiteren Mechanismus aufgezeigt: die metabolische Endotoxinämie. Wie die Wortwahl zeigt, stecken auch hier Endotoxine dahinter.

Zum einen können sie die Durchlässigkeit der Darmschleimhaut erhöhen und damit ihre Möglichkeit in das Körperinnere zu gelangen (Mani et al. 2012). Zum anderen beeinflussen sie den Stoffwechsel massiv (Cani et al. 2008). Endotoxine führen zu einer gering gradigen, leisen Entzündung, die besonders Zellen in Leber, Fettgewebe und Muskeln betrifft. In Folge wird mehr Fett gespeichert. Auch die Wirkung des Zucker regulierenden Hormons Insulin wird herabgesetzt, wissenschaftlich Insulinresistenz (Manco et al. 2010). Gleichzeitig erhöht sich durch eine entzündliche Reaktionslage die Gefahr, dass sich eine Arteriosklerose entwickelt (Neves et al. 2013). Zahlreiche Studien belegen die negative Wirkung einer fettreichen Ernährung, wie sie in westlichen Industrieländern gängig ist (Cani et al. 2008).Was die Situation nicht besser macht, ist die Förderung unseres Appetites über die Hormone Cholecystokinin und Glukagon-like peptide 1 durch Endotoxine.

Bisher haben wir nur über die Auswirkung geringer Mengen von Endotoxinen im Körper gesprochen. Schon hier finden sich viele unerfreuliche Probleme. Was geschieht bei einem Endotoxin-Gau? Ein Ereignis, was nicht so häufig aber dafür umso gefährlicher ist. Betroffen sind schwerstkranke Patienten, die einer intensivmedizinischen Betreuung bedürfen. Wird der Körper dieser geschwächten Patienten von einer Endotoxinlawine überrollt, kündigt ein Organ nach dem anderen seinen Dienst in der Gemeinschaft auf. Im medizinischen Sprachgebrauch wird dies als Multiorganversagen bezeichnet. Betroffen sind Lunge, Darm, Niere, Leber und Herz. Mehr als 30 % der Patienten überleben so ein Geschehen nicht.

Sie können sich leicht vorstellen, dass viel Forschungsarbeit in dieses Problem investiert wurde. Die Ergebnisse veränderten das Verständnis über die Arbeitsweise von Organen. Hilfreich war dabei die Entdeckung, dass der Herzschlag bei Gesunden nicht gleichförmig ist. Hierbei ist das autonome Nervensystem der Taktgeber. Es ist verantwortlich für die Steuerung der Herzfunktion sowie der Kommunikation und Abstimmung mit den anderen Organen. Erst beim nahenden Tode „marschiert" das Herz im absoluten Gleichtakt. Entdeckt wurde dieses Verhalten bei mathematischen Analysen des EKGs. Das beschwingte Tanzen des Herzens wurde als Herzschlagvariabilität, englisch: heart rate variability (Abbkürzung HRV), bezeichnet. Mit der Messung der Herzschlagvariabilität zusammen mit entsprechenden mathematischen Ansätzen konnte der Fehlfunktion des autonomen Nervensystems unter Endotoxinbelastung nachgegangen werden (Foteinou et al. 2010). Dabei zeigte sich eine Kopplung der Organe über Signale des autonomen Nervensystems. Die Balance des ständigen Wechsels zwischen Unabhängigkeit und Verknüpfung der Organe bestimmt unsere Gesundheit (Buchman 2002). Hier greifen Endotoxine an. Bei Krankheit und mit zunehmendem Alter behindern sie die Kommunikation und die Balance zwischen den Organen. Gerät unsere Gesundheit in eine Schieflage, verschlechtern sich ebenso wie im Alter die Chancen das alte Gleichgewicht wieder zu erlangen (Goldberger et al. 2002). Das Fazit ist, dass Endotoxine ein wichtiges Bindeglied zwischen unserer Gesundheit und der Welt der Bakterien darstellen.

Literatur

1. Barabasi A.-L.. Network medicine – from obesity to the "Diseasome". The New England Journal of Medicine 357 (2007), S. 404-407.
2. Blaser M.. Missing Microbes. Oneworld Publication, London, 2014.
3. Brandtzaeg P.. Current understanding of gastrointestinal immunoregulation and its relation to food allergy. Annals New York Academy of Sciences 964 (2002), S. 13-45.
4. Buchman T. G.. The community of the self. NATURE 420 (2002), S. 246-251.
5. Cahenzli J., Balmer M. L., McCoy K. D.. Microbial-immune cross-talk and regulation of the immune system. Immunology 138 (2012), S.12-22.
6. Campbell T. C., Campbell Th. M.. China Study. Verlag Systemische Medizin AG, Bad Kötzting. 2. Auflage, 2011.
7. Cani P. D. et al.. Changes in gut microbiota control metabolic endotoxemia-induced inflammation in high-fat diet-induced obesity and diabetes in mice. Diabetes 57 (2008), S. 1470-1481.
8. Christakis N. A., Fowler J. H.. The spread of obesity in a large social network over 32 years. The New England Journal of Medicine 357 (2007), S. 370-379.
9. De Angelis M. et al.. Autism spectrum disorders and intestinal microbiota. Gut Microbes 6 (2015), S. 207-213.
10. Dethlefsen L., McFall-Ngai M., Relman D. A.. An ecological and evolutionary perspective on human-microbe mutualism and disease. NATURE 449 (2007), DOI: 10.1038/nature06245.
11. Eschenlauer S. C. P. et al.. Ammonia production by ruminal microorganisms and enumeration, isolation, and chracterization of bacteria capable of growth on peptides and amino acids from the sheep rumen. Applied and Environmental Microbiology 68 (2002), S. 4925-4931.
12. Europäische Beobachtungsstelle für Drogen und Drogensucht. Abwasseranalyse und Drogen – eine

europäische städteübergreifende Studie. emcdda.europa.eu/topics/pods/waste-water-analysis (2018).
13. Fasano A.. Zonulin and its regulation of intestinal barrier function: The biological door to inflammation, autoimmunity, and cancer. Physiological Review 91 (2011), S. 151-175.
14. Finch C. E.. Evolution of the human lifespan and diseases of aging: Roles of infection, inflammation, and nutrition. Proceedings of the National Academy of Science 107 (2010), S. 1718-1724.
15. Finegold S. M. et al.. Gastrontestinal microflora studies in late-onset autism. Clinical Infectious Diseases 35 (2002), S. S6-S16.
16. Foteinou P. T. et al.. Multiscale model for the assessment of autonomic dysfunction in human endotoxemia. Physiological Genomics 42 (2010), S. 5-19.
17. Frazier Th. H., DiBaise J. K., McClain C.. Gut microbiota, intestinal permeability, obesity-induced inflammation, and liver injury. Journal of Parenteral and Enteral Nutrition 20 (2011), DOI: 10.1177/0148607111413772.
18. Furuse K. et al.. Bacteriophage distribution in human faeces: Continuous survey of healthy subjects and patients with internal and leukaemic diseases. Journal of general Virology 64 (1983), S. 2039-2043.
19. Gesundheit.de. Weiche Schanker. www.gesundheit.de 2018.
20. Goldberger A. L. et al.. Fractal dynamics in physiology: Alterations with disease and aging. Proceedings of the National Academy of Science 99 (2002), S. 2466-2472.
21. Hackenbroch V.. Weltformel des Stoffwechsels. Spiegel 46 (08. November 2004), S. 182-187.
22. Hanski I. et al.. Environmental biodiversity, human microbiota, and allergy are interrelated. Proceedings of the National Academy of Science 109 (2012), DOI: 10.1073/pnas.1205624109.
23. Heine H.. Die extrazelluläre Matrix als Attraktor für Verschlackungsphänome. Ärztezeitschrift für Naturheilverfahren 46 (2005), S. 263-266.
24. Jetten A. M.. A helping hand against autoimmunity. NATURE 472 (2011), S. 421-422.

25. Kerr B. J. et al.. Effect of dietary inorganic sulfur level on growth performance, fecal composition, and measures of inflammation and sulfate-reducing bacteria in the intestine of growing. Journal of Animal Science 89 (2011), S. 426-437.
26. Laugerette F. et al.. Complex links between dietary lipids, endogenous endotoxins and metabolic inflammation. Biochimie 93 (2011), S. 39-45.
27. Li M. et al.. Symbiotic gut microbes modulate human metabolic phenotypes. Proceedings of the National Academy of Science 105 (2008), S. 2117-2122.
28. Loscalzo J., Kohane I., Barabasi A.-L.. Human disease classification in the postgenomic era: A complex systems approach to human pathobiology. Molecular systems biology 3 (2007), DOI: 10.1038/msv4100163.
29. Luciani A. et al.. Lysosomal accumulation of gliadin p31-43 peptide induces oxidative stress and tissue transglutaminase-mediated PPARγ downregulation in intestinal epithelial cells and coelic mucosa. Gut 59 (2010), S. 311-319.
30. Maes M., Kubera M., Leunis J-C.. The gut-brain barrier in major depression: Intestinal mucosal dysfunction with an increased translocation of LPS from gram negative enterobacteria (leaky gut) plays a role in the inflammatory pathophysiology of depression. Neuroendocrinology Letters 29 (2008), S. 117-124.
31. Manco M., Putignani L., BottazzoG. F.. Gut microbiota, lipopolysaccharides, and innate immunity in the pathogenesis of obesity and cardiovascular risk. Endocrine Reviews 31 (2010), DOI: 10.1210/er.2009-0030.
32. Mani V. et al.. Growth and development symposium: Endotoxin, inflammation, and intestinal function in livestock. Journal of Animal Science 90 (2012), S. 1452-1465.
33. Mazmanian S. K., Round J. L., Kasper D. L.. A microbial symbiosis factor prevents intestinal inflammatory disease. NATURE 453 (2008), S. 620-625.
34. McCusker R. H., Kelley K. W.. Immune-neural connections: How the immune system's response to infectious agents influences behavior. The Journal of Experimental Biology 216 (2013), S. 84-98.

35. Müller M.. Neurodermitis: Anzeichen, Auslöser, Vorbeugung – NetDoktor.de. 2016. https://www.netdoktor.de/krankheiten/neurodermitis.
36. Neves A. L. et al.. Metabolic endotoxemia: a molecular link between obesity and cardiovascular risk. Journal of Molecular Endocrinology 51 (2013), S. R51-R64.
37. Nicholson J. K., Wilson I. D.. Understanding 'Global' Systems Biology: Metabonomics and the continuum of metabolism. Nature Reviews 2 (2003), S. 668-674.
38. Nicholson J. K., Holmes E., Wilson I. D.. Gut microorganisms, mammalian metabolism and personalized health care. Nature Reviews Microbiology 3 (2005), DOI: 10.1038/nrmicroll152.
39. Perry S. et al.. Infection with Helicobacter pylori is associated with protection against tuberculosis. PLoS ONE 5 (2010), e8804.
40. Rauch E.. Lehrbuch der Diagnostik und Therapie von F. X. Mayr. Karl F. Haug Verlag, Heidelberg, 1994.
41. Relman D. A.. The human microbiome: Ecosystem resilience and health. Nutrition Reviews 70 (2012), DOI: 10.1111/j.1753-488/2012.00489.x.
42. Rensburg van J. J. et al.. The human skin microbiome associates with the outcome of and is influenced by bacterial infection. mBio 6 (2015), S. e01315-15.
43. Rittirsch D. et al.. Zonulin as prehaptoglobin2 regulates lung permeability and activates the complement system. American Journal of Physiological Lung Cell Molecular Physiology 304 (2013), S. L863-L872.
44. Routy B. et al.. Gut microbiome influences efficacy of PD-1-based immunotherapy against epithelial tumors. Science 359 (2018), DOI: 10.1126/science.aan3706.
45. Sawchuck D. J., Wittmann B. K.. Pre-eclampsia renamed and reframed: Intra-abdominal hypertension in pregnancy. Medical High Hypothesis 83 (2014), S. 619-632.
46. Schatalova G.. Wir fressen uns zu Tode. Goldmann Verlag, München, 2002.
47. Schröder J.-M.. Antimicrobial peptides in healthy skin and atopic dermatitis. Allergology International 60 (2011), S. 17-24.

48. Shaw M. H. et al.. Microbiota-induced IL-1ß, but not IL-6, is critical for the development of steady-state T_H17 cells in the intestine. The Journal of Experimental Medicine 209 (2012) DOI: 10.1084/jem.20111703.
49. Shaw W.. Increased urinary excretion of a 3-(3-hydroxyhenyl)-3-hydroxypropionic acid (HPHPA), an abnormal phenylalanine metabolite of Clostridia spp. in the gastrointestinal tract, in urine samples from patients with autism and schizophrenia. International Journal on Nutrition, Diet and Nervous System 13 (2010), S. 135-143.
50. Siegmund-Schultze N.. Krebstherapie, Immunsystem und Mikrobiom – das künftige Triumvirat. Deutsches Ärzteblatt 114 (2017), S. A2100-A2105.
51. Skardelly M. et al.. Expression of zonulin, c-kit, and glial fibrillary acidic protein in human gliomas. Translation Oncology 2 (2009), S. 117-120.
52. Stecher B., Berry D., Loy A.. Colonization resistance and microbial ecophysiology: Using gnotobiotic mouse models and single-cell technology to explore the intestinal jungle. FEMS Microbiological Reviews 37 (2013), S. 793-829.
53. Strauss E.. Microbes, immunity, and disease: A symphony of bacterial voices. Science 284 (1999), S. 1302-1304.
54. United Nations, Department of Economic and Social Affairs. World Urbanizition Prospects, The 2011 Revision. United Nations, New York, 2012.
55. Vaarala O., Atkinson M. A., Neu J.. The „Perfect Storm" for Type 1 Diabetes. The complex interplay between intestinal microbiota gut permeability, and mucosal immunity. Diabetes 57 (2008), S. 2555-2558.
56. Walter J., Ley R.. The human gut microbiome: Ecology and recent evolutionary changes. Annual Reviews of Microbiology 65 (2011), S. 411-29.
57. Wang Y. et al.. Metabonomic investigations in mice infected with Schistosoma mansoni: An approach for biomarker identification. Proceedings of the National Academy of Science 101 (2004), S. 12676-12681.
58. Wang Z. et al.. Gut flora metabolism of phosphatidylcholine promotes cardiovascular disease. NATURE 472 (2011), DOI: 10.1038/nature09922.

59. Wardwell L. H., Huttenhower C., Garrett W. S.. Current concepts of the intestinal microbiota and the pathogenesis of infection. Current Infectious Disease Reports 13 (2011), S. 28-34.
60. Wells J. M. et al.. Epithelial cross talk at the microbiota – mucosal interface. Proceedings of the National Academy of Science 108 (2011), S. 4607-4614.
61. Wenner M.. Improving health by targeting gut bacteria: A Q&A with Jeremy Nicholson. Scientific American (16. Juni 2008).
62. Werk R.. Endotoxinbeladener Feinstaub. Biologische Mechanismen und klinische Wirkung. Arzneimittel-Therapie-Kritik & Medizin und Umwelt. Hans Marseille Verlag GmbH München, 2015, Folge 4, S. 907-912.
63. Whipple G. H. et al.. Intestinal obstruction. Journal of experimental Medicine 23 (1916), S. 123-135.
64. Yarbrough V. L., Winkle S., Herbst-Kralovetz M. M.. Antimicrobial peptides in the female reproductive tract: A critical component of the mucosal immune barrier with physiological and clinical implications. Human Reproduction Update 21 (2015), S. 353-377.

6 ERNÄHRUNG – TRIEBFEDER DER EVOLUTION UND GESUNDHEIT

6-1 Ernährung und Evolution
6-2 Nahrung und der 2te genetische Code
6-3 Bakterielle Gesellschaften als Mittler zwischen Nahrung und Gesundheit
6-4 Das TOR zur Gesundheit
6-5 Ernährung, Immunsystem und Darmflora
6-6 Exkurs: Superfood - Muttermilch

6 ERNÄHRUNG – TRIEBFEDER DER EVOLUTION UND GESUNDHEIT

HABEN SIE IN DER LETZTEN Zeit in einer deutschen Stadt in einem Straßencafé gesessen? Vielleicht haben Sie dann, während Sie einen Cappuccino oder einen Espresso getrunken haben, die Passanten beobachtet. Wenn ja, wird Ihnen vielleicht aufgefallen sein: Viele Passanten sind dick. Manche haben eine übermäßige Körperfülle, so dass sie sich sogar mit dem Laufen schwer tun. Mediziner bezeichnen das dann als Adipositas bzw. in besonders schweren Fällen als Adipositas permagna. Erstaunlicherweise scheint dieses Straßenbild jedoch die wenigsten zu beunruhigen. Vor einigen Jahren wurde Übergewicht im Deutschen Ärzteblatt noch „differenziert" betrachtet. Auf dem Titelblatt der Ausgabe 40 von 2009 prangte ein Bild mit der Überschrift: „Übergewicht – Das überschätzte Risiko."

Als vordergründige Probleme werden festgestellt: 15 Millionen Deutsche sind adipös, sprich fettleibig. Die Folgekosten der Fettsucht werden auf jährlich 13 Milliarden Euro beziffert, Stand 2009 (Hauner 2009). Interessanterweise wird bei der Aufzählung der Risikofaktoren die Fehlernährung als letzter Punkt erwähnt (Lenz 2009). Machen wir eine Zeitreise zurück in die Vergangenheit, indem wir uns Bilder oder Filmberichte der Jahre 1970 oder 1980 anschauen. Vergleichen wir die Menschen von damals mit denen von heute, dann dürfte der eine oder andere erschreckt sein. Auch vor 30, 40 Jahren gab es dicke Menschen, aber sie waren deutlich seltener. Bei jungen Menschen waren sie selten, eher die

Ausnahme. Die massive Fettleibigkeit, die Adipositas, war eine Rarität. Aktuelle Daten der Weltgesundheitsorganisation, WHO, in Genf berichten eine weltweite Zunahme der Fettleibigkeit bei Jugendlichen, unabhängig ob es sich um reiche oder arme Länder handelt. Waren 1975 3 % der Jugendlichen zwischen 5 und 19 Jahren adipös, so sind es heute 11 % (Oelrich 2017). Hierbei sind die Übergewichtigen nicht berücksichtigt. Die in dem erwähnten Bericht angegebenen Risikofaktoren familiäre Veranlagung, niedriges Einkommen, Stress, Essstörungen, Hormonstörungen, Medikamente und Bewegungsmangel sind nicht neu. Das gab es auch schon 1900 und viele hatten relativ und absolut ein deutlich geringeres Einkommen als das, was heute als niedrig bezeichnet wird. Sie erklären meiner Meinung nach nicht, wieso die Häufigkeit des Übergewichtes sprunghaft angestiegen ist. Welche Faktoren haben uns solch eine gigantische Veränderung beschert?

Erinnern wir uns an den Film „Supersize me." Er beschreibt den rapiden und massiven Gewichtszuwachs des „Filmhelden". Er ernährt sich ausschließlich von dem Essen einer amerikanischen Fastfoodkette. Nach Angaben der WHO genügen 90 % der industriell gefertigten Nahrung nicht den Richtlinien für eine gesunde Ernährung Jugendlicher. Vielen ist der deutsche Mikrobiologe und Mediziner Werner Kollath durch seinen Kollath Frühstücksbrei bekannt. Jahrelang hatte er große Tierversuchsreihen mit unterschiedlicher Nahrung durchgeführt. 1950 veröffentlichte er seine Ergebnisse in einem Buch (Kollath 1950). Er warnte vor einer mesotrophen Ernährung, einer Fehl- und Mangelernährung durch industriell gefertigte Nahrung. Sie führt seiner Meinung nach zu einer Unterversorgung des Körpers mit wichtigen Nährstoffen. Erst viele Jahre später, so ab 30 Jahren, stellen sich fortgeschrittene Schäden, Neigung zu Infektionen, chronische Leiden, chronische Müdigkeit und Leistungsschwäche ein. Nach noch längerer Zeit treten dann häufig Störungen an den Blutgefäßen und bösartige Tumore auf.

Über 40 Jahre später veröffentlichte ein Landwirtschaftswissenschaftler ein Buch mit dem Titel „Vom Lebendigen in Lebensmitteln" (Hoffmann 1997). Seine Bedenken sind, dass die Nahrungsmittel immer leerer werden. Durch die modernen Techniken der industriellen Landwirtschaft wird die Produktion von Masttieren als auch von Feld- und Gartenfrüchten erheblich erhöht. Gleichzeitig nimmt aber die biologische Wertigkeit der so gestandenen Nahrungsmittel deutlich und nachweisbar ab. Dabei geht es nicht – zumindest nicht allein – um die Grundstoffe wie Eiweiß, Fette und Kohlenhydrate. Andere Bestandteile wie Mineralien, Spurenelemente und spezielle Pflanzenstoffe haben einen erheblichen Einfluss auf unsere Gesundheit und Entwicklung.

Dabei ist das Thema Nahrung definitiv kein neues, insbesondere keine Erfindung der letzten Jahre. Vor 2.300 Jahren hielt der israelitische Prophet Jesus Sirach fest: „Mein Kind, prüfe, was für deinen Leib gesund ist und sieh was für ihn ungesund ist, das gib ihm nicht" (Jesus Sirach, Altes Testament, 37/31). Im Mittelalter hielt der berühmte Arzt Paracelsus fest: „Lasst eure Nahrung eure Heilmittel sein".

In der menschlichen Evolution waren Nahrungsmittel wie Hamburger oder Fertigprodukte mit z. B. hohem Zucker- und Fettgehalt nicht vorgesehen. Ganz offensichtlich üben diese Art der Nahrung und ihre biologischen Eigenschaften einen erheblichen Einfluss auf unsere Entwicklung und Gesundheit aus. Übergewichtige und adipöse Kinder und Jugendliche werden ihre Probleme an ihre Kinder weitergeben. Dadurch kann sich die Fettleibigkeit aufschaukeln und zu riesigen Folgeproblemen führen. Mediziner und Statistiker beobachten weltweit eine Zunahme chronischer Erkrankungen, die immer früher und immer öfter zu einer Pflegebedürftigkeit führen. Eine der Gründe ist die Verarmung der mikrobiellen Gesellschaften des Menschen. Die Politik versucht dem Problem der zunehmenden Pflegebedürftigkeit durch Erhöhung des Anteils an jungen Leuten entgegenzutreten. Allerdings ist anzunehmen, dass diese Maßnahmen nichts bewirken werden, solange das Grundproblem nämlich die Versorgung der Bevölkerung mit gesunder Nahrung und Verbesserung der Ernährungsgewohnheiten nicht gelöst wird. Vielleicht ist dann in einigen Jahrzehnten die Welt durch professionelle Kranke erobert.

Im Folgenden möchte ich den stiefmütterlich behandelten Aspekt, dass Nahrung zusammen mit ihrer Aufbereitung durch unsere Darmflora-/Darmschleimhaut-system einen enormen Einfluss auf unsere aktuelle Gesundheit und die nachfolgender Generationen hat, darstellen.

6 ERNÄHRUNG – TRIEBFEDER DER EVOLUTION UND GESUNDHEIT

6-1 Ernährung und Evolution

IN DER WISSENSCHAFT GIBT es eine große Übereinstimmung, dass Nahrung eine der wichtigsten Triebfedern für die Evolution ist. Nicht nur bei Bakterien oder niedrigen Tieren wirkt dieses Prinzip sondern auch bei den Menschen. Sechs wichtige Genkomplexe gehören zu denen, die den homo zu dem homo sapiens, den modernen Menschen, wie er heute lebt, machten. Die HAR oder human accelerated regions entsprechen sechs Genkomplexen, die diese Entwicklung ausmachen. Zwei Genkomplexe (HAR1 und ASPM) förderten die Gehirnentwicklung. Der $FOXP_2$ Genkomplex förderte die Sprache und damit das logische Denken, die menschliche Gesellschaft und Kultur. Lediglich ein Genkomplex (HAR2) betrifft die Bewegung und zwar hier die Beweglichkeit des Daumens, die die Hand zu einem universellen Werkzeug macht. Demgegenüber stehen zwei Genkomplexe, die die Ernährung betreffen. Der AMY2 Genkomplex betrifft die Vervielfachung der Gene für Stärkeabbau. Zudem gibt es ein Gen (LCT), das die Laktosetoleranz und damit die Verwertung von tierischer Milch über die Stillperiode hinaus ermöglicht. Zwei Beispiele sollen die Bedeutung von Nahrung für die Evolution erläutern (Pollard 2009).

Wie sehr Nahrung die Entwicklung unseres Körpers beeinflusst hat, lässt sich an unseren Zähnen ablesen. Das Farbsehen, wie wir es heute bei uns kennen, scheint auf den ersten Blick vielleicht nicht direkt mit der Nahrung zusammenzuhängen. Vor vielen Millionen Jahren gab es noch nicht den Supermarkt mit gut gefüllten Regalen voller Nahrungsmittel. Unsere Vorfahren mussten ihre Nahrung mühselig zusammensuchen. Das verursachte nicht nur knurrende Mägen, sondern war auch gefährlich, wenn man auf dem Speiseplan von Raubtieren wie Tiger stand. Da war man auf alle möglichen Quellen angewiesen. Sehr angenehm war es dann auch, wenn diese noch gut schmeckten. Früchte waren so etwas. Vor 35 Millionen Jahren gab es eine gewaltige Innovation bei den Pflanzen. Die ersten gelb-orangenen Früchte kamen auf den Markt. Für unsere Vorfahren war das ein Problem, da sie rot-grün blind waren und die Früchte nicht so ohne weiteres erkennen konnten. Glücklicherweise änderte sich das, indem sie das Drei-Farbsehen entwickelten. Nun konnten sie die wunderschönen gelb-orangenen Früchte vor dem grünen Blatthintergrund erkennen und sie ernten. Der zusätzliche Bonus war, dass sie mit dem Drei-Farbsehen Reifegrad und Beschaffenheit sowie die Genießbarkeit abschätzen konnten. Das war ein gewaltiger Vorteil gegenüber den Verwandten, die das nicht konnten. Irgendwann verschwanden diese weniger Glücklichen von der Bildfläche.

Hand in Hand ging diese Entwicklung mit der des Gebisses und der Zahnform einher. Die Aufgabe der Zähne ist, Nahrung aufzuschließen und die Verdauung zu optimieren. Von älteren Menschen mit Gebiss wissen wir, wie wichtig der Aufschluss der Nahrung im Mund ist. Viele haben ein verändertes Geschmacksempfinden. Die Gerichte sind für jüngere Menschen oft fade. Das hat natürlich auch erhebliche Auswirkungen auf die Zusammensetzung und Funktion der Darmflora. Somit dürfte verständlich sein, dass die Zähne, die Passgenauigkeit von Ober- und Unterkiefer auf 1/10 mm einen entscheidenden Einfluss auf unsere Entwicklung hatten. Sie haben mitbestimmt, welche Nahrung dem frühen Menschen verdauungstechnisch zur Verfügung stand und welche Ernährungsergebnisse zusammen mit der Darmflora den menschlichen Körper beeinflussten. Immerhin ist unser heutiges Gebiss im Wesentlichen seit 20 Millionen Jahren das gleiche (Lechler 2001).

Auch, wenn das Gebiss lange Zeit gleich geblieben ist, bedeutet das nicht, dass die Evolution ruht. In den letzten 100 Jahren sind die Speisen weicher geworden und es muss weniger gekaut werden. Parallel dazu sind die Kiefer schmaler geworden und für die Zähne gibt es weniger Platz. Dadurch wird das Gebiss anfällig für Fehlbiss und Karies, eine langfristige Arbeitsgarantie für Zahnärzte und Kieferorthopäden.

Aber kommen wir zur aktuellen Wirkung von Nahrung auf unsere Gene.

6 ERNÄHRUNG – TRIEBFEDER DER EVOLUTION UND GESUNDHEIT

6-2 Nahrung und der 2te genetische Code

DIE EVOLUTIONÄREN VORGÄNGE, die eine solch derartige Entwicklung wie die des Kau- und Sehapparates erzeugten, waren nicht schnell. Sie haben über Millionen von Jahren gewirkt. Eine direkte Erklärung für unsere Frage - Wie ist es zur sprunghaften Zunahme der Fettleibigkeit gekommen? - geben sie nicht. Wohl zeigen sie, wie wichtig Ernährung ist. Ein solcher schnell wirkender, Generationen überschreitender Mechanismus ist der zweite genetische Code, die Epigenetik. In Kapitel 4-1 und 4-2 haben wir gesehen, welche ungeahnten Einflüsse unsere Gene nach ihrer Pfeife tanzen lassen. Dabei dürfte der Nahrung und deren Verwertung durch unsere fleißigen bakteriellen Mitarbeiter im Darm der Platz der ersten Pfeife im Gesamtorchester zustehen (Fernandez-Twin und Ozanne 2010). Die Funktionen der bakteriellen Gesellschaft im Darm und Epigenetik sind untrennbar untereinander verbunden. Wissenschaftlich besteht eine große Einigkeit, dass die Nahrung bei Mensch und Säugetieren zu ähnlicher Arbeitsweise der Darmflora geführt und die Entwicklung der Arten mitbestimmt hat (Muegge et al. 2011). Die Mehrzahl der Nahrungsstoffe, die in unserem Körper eine epigenetische Wirkung entfalten, sind von unseren bakteriellen Mitarbeitern im Darm bearbeitet worden.

Die Natur bietet solche Substanzen in Hülle und Fülle an. Die Quellen sind Obst, Gemüse und andere Pflanzen. In

Pflanzen üben diese „sekundären Pflanzeninhaltsstoffe" Schutzfunktionen aus und wirken bei dem Aufbau der Wurzelbakterienflora mit (Brencic und Winans 2005). Dazu gehören Farbstoffe wie Carotinoide oder Anthocyane, die den Pflanzen ihre typische gelb-orange oder blaue Farbe geben. Sie fangen die ultraviolette Strahlung ab, die sonst die Erbinformation der Pflanze schädigen könnte. Substanzen, die eine seifenähnliche Wirkung entfalten, die Saponine, schützen die Pflanzen vor gierigen Mäulern. Auch Bitterstoffe, die das Wasser im Mund zusammenziehen, Tannine, verderben Pflanzenfressern den Appetit und sind gleichzeitig wichtige Botenstoffe für die Kommunikation mit der eigenen Bakterienflora der Wurzeln. Darüber hinaus haben einige Substanzen, wie das Senföl von Brunnenkresse, Meerrettich und Senf eine hemmende bis abtötende Wirkung auf Bakterien und Pilze. Bisher wurden weit über 3.000 Verbindungen aus ätherischen Pflanzenölen isoliert (Teuscher 2003). Zahl steigend. Für viele Verbindungen wurde in Studien beim Menschen eine schützende Wirksamkeit nachgewiesen. Für noch mehr Substanzen wird sie für wahrscheinlich gehalten. Sie senken den Blutdruck, halten Gefäße fit und vermindern das Herzinfarkt- sowie das Krebsrisiko. Molekularbiologische Versuche haben zusätzlich ihre entzündungshemmende und zellregulierende Wirkung entdeckt. Alles in allem sind die sekundären Pflanzeninhaltsstoffe wahre Wunderwaffen (Scalbert und Williamson 2000).

Weltweit verzehren langlebige Menschen in den „blue zones" wie Okinawa, Sardinien und Abchasien viel reifes Obst und Gemüse, das diese Stoffe enthält. Ein Teil der guten Gesundheit der oft über 100jährigen wird damit erklärt. Typischerweise achten die Langlebigen in Okinawa darauf, dass im Essen vier Farben enthalten sind. Allerdings sind Wissenschaftler mit den Pflanzeninhaltsstoffen zumindest von der wissenschaftlichen Seite nicht glücklich. Viele dieser Pflanzenstoffe können im Dünndarm nicht aufgenommen werden. Zudem lassen sich im Blut zu geringe Mengen nachweisen, als dass sie eine Wirksamkeit entfalten können. Das liegt z. T. daran, dass bei diesen Substanzen zu viele Moleküle miteinander verknüpft sind oder sie aufgrund ihrer chemischen Eigenschaften nicht aufgenommen werden können. Der technische Begriff für diese Situation ist Bioverfügbarkeit. Sie landen also weitgehend ungenutzt im Dickdarm.

Das gilt auch für die beliebten „Pflanzenhormone", die Isoflavone aus Soja. Dennoch sind ganze Völker von ihrer helfenden Wirkung überzeugt und glücklich mit ihnen. In China verwendet man Pflanzen und damit Pflanzeninhaltsstoffe seit Jahrtausenden erfolgreich in der traditionellen Medizin, um Leiden und Krankheit zu heilen. Sogar der härtest gesottene westliche Wissenschaftler muss zugeben, dass eine Pflanzensubstanz namens Artemisin gut gegen Malaria wirkt und sogar möglicherweise eine krebshemmende Eigenschaft aufweist (Liao et al. 2008).

Der Schlüssel zum Verständnis ist die Darmflora. Mit über 3 Millionen Genen hat die bakterielle Darmgesellschaft eine Fähigkeit, Stoffwechsel zu betreiben, hinter der sich die vom Menschen verstecken kann. Der Weg über das

Darmflora-/Darmsystem wird daher oft als ein Weg verstanden, die Wirksamkeit und Sicherheit von Medikamenten und hier Pflanzenstoffe zu regeln. Eine Reihe von Spezialisten aus der Bakteriengruppe der Clostridien ähnlichen und Actinobakterien beschäftigen sich mit dem Aufgabenbereich, Pflanzeninhaltsstoffe für den Körper aufzubereiten. Aus der riesigen Anzahl von Verbindungen produzieren sie eine relativ kleine Anzahl von wirksamen und Körper gängigen Stoffen wie Hippursäure. Sie zerschneiden die Moleküle, hängen Verbindungen an und knacken andere. Kurz sie werkeln an diesen Stoffen und machen sie z. T. aktiver (Duynhoven van et al. 2011). Damit es läuft wie geschmiert, stellt sich die bakterielle Gesellschaft im Darm um, wenn mehr von den Pflanzenstoffen geliefert werden. Im Körper angelangt, greifen die getunten Stoffe in die epigenetische Programmierung ein. Sie kehren schädliche Veränderungen wie die übermäßige Anheftung von Methylresten an Genkomplexe um. Dadurch verhindern sie Störungen z. B. des Stoffwechsels oder Entgleisungen von Stammzellen zu Krebszellen wie Dickdarm-, Brust- oder Lungenkrebs (Middleton et al. 2000). Ein weiterer epigenetischer Effekt betrifft die Entzündungswege. Pflanzenstoffe bremsen die Entzündungswege aus. Dadurch fällt in vielen Bereichen wie Altern und unausgeglichenes Immunsystem eine positive Wirkung an. Alterungsprozesse werden durch sekundäre Pflanzeninhaltsstoffe wie Resveratrol gebremst. Davon kann man sich selbst überzeugen. Die Bilder von Langlebigen im Internet, z. B. in Okinawa, unter Okinawa centenarian study zeigen das (Willcox et al. 2001).

In der Zwischenzeit hat die Wissenschaft für eine Reihe von Substanzen gut gesicherte Ergebnisse ihrer Wirkung auf das epigenetische System erarbeitet (Choi und Friso 2010). So wurden für Curcumin, dem gelben Farbstoff der Kurkumawurzel, oder Epigallocatechinat, ein Wirkstoff aus grünem Tee, und Resveratrol aus Rotwein und andere der Nachweis hierfür geführt. Allerdings haben nicht alle Substanzen den gleichen Wirkmechanismus. Einige Substanzen sind darüber hinaus in der Lage eine Metastasierung, eine Aussaat von Krebszellen, zu behindern.

In diesem Reigen von natürlichen Substanzen ist eine noch wert besonders hervorgehoben zu werden. Das ist die Buttersäure (wissenschaftlich: Butyrat). Trotz ihres Namens hat sie nichts mit Butter zu tun. Sie wird von unseren fleißigen bakteriellen Mitarbeitern im Darm in erheblichen Mengen gebildet. Unter geordneten Bedingungen wandeln sie lösliche Ballaststoffe, Fette und Eiweiße in Buttersäure und andere kurzkettige Fettsäuren um. Am wichtigsten sind die Pflanzenspeicherstoffe wie Stärke und Inulin mit 10 bis 60 g pro Tag als Quelle für Buttersäure. Immerhin sind über 25 % der Darmbakterien mit dieser Aufgabe beschäftigt. Dies zeigt, wie wichtig diese Stoffwechselprodukte sind. Eine Hauptaufgabe ist die optimale Energieversorgung der Dickdarmschleimhautzellen durch Buttersäure. Bei guter Energieversorgung können sie dann die bereits beschriebenen Aufgaben wie Mithilfe bei der Immunregulation, der Entzündungs- und Krebshemmung wahrnehmen. Zusätzlich sind der Dickdarm und seine Schleimhaut neben der Niere das wichtigste Organ bei der

Regelung des Wasserhaushaltes. Von besonders wichtiger Bedeutung ist allerdings die Wirkung der Buttersäure auf das epigenetische System. Mengenmäßig dürfte Buttersäure hierfür der wichtigste Faktor sein. Auch ihre Bedeutung ist mehr als erheblich. Buttersäure wirkt auf Eiweiße ein, die das genetische Material umhüllen und damit dessen Aktivität bestimmen. Die Liste der positiven Wirkungen für Buttersäure ist lang, sehr lang. Die Effekte alle aufzuführen und zu beschreiben, würde ein ganzes Buch füllen. Im Kapitel 4-8 über Entzündungen haben wir einen sehr wichtigen Faktor, NFκB, kennengelernt, der einer der Hauptwege der Entzündungsreaktionen regelt. Zur Erinnerung: Über 2.000 Gene stehen unter seiner Fuchtel. Alles Gene, die mit Entzündung in Zusammenhang stehen wie die Botenstoffe der Immunzellen, Interleukin 1, Interleukin 2 und Interleukin 6 oder der Entzündungsbotenstoff TNFα (tumor necrosis factor α, zu Deutsch: Tumornekrosefaktor α). Letzterer wirkt bei verschiedenen chronischen Entzündungen wie Rheuma oder einigen Hautproblemen. Über diesen Weg wird auch die Bildung eines Enzyms, die NO-Synthase, beeinflusst. Stickoxid ist ein wichtiger Ausgangsstoff für die Bildung Oxipernitrit, dem aggressiven freien Radikal z. B. für das Abtöten von Bakterien, Viren, Krebszellen usw.. Butyrat bremst auch den Abbau von Bindegewebe und das Freisetzen von Krebszellen und beugt so der Metastasierung vor. Für uns alle ist auch die Beeinflussung des Zellzyklus und der Zellvermehrung wichtig. Butyrat setzt Krebszellen vor die Wahl ihr terroristisches Verhalten aufzugeben und sich in der Zellgemeinschaft wieder zu resozialisieren. Tun sie das nicht und beharren auf ihren schädlichen Charakter zwingt sie Buttersäure zum Selbstmord (wissenschaftlich: Apoptose). Wen wundert es, dass Buttersäure und seine Verbindungen für Therapiezwecke eingesetzt wurden (Werk und Heinrich 2006).

So werden Melanomzellen, Hautkrebszellen, durch den Einfluss von Buttersäure bestrahlungsempfindlicher. Die Verbindung mit dem Eiweißbaustein Arginin wurde erfolgreich zur Bekämpfung von EBV-Infektionen (Epstein Barr Virus) nach Organtransplantationen eingesetzt. Damit wurde nicht nur Abstoßreaktionen sondern auch die Überlebensrate verbessert. (vgl. auch Kapitel 4-1)

Wissenschaftler haben darauf hingewiesen, dass sich kleine Änderungen des bakteriellen Stoffwechsels im Darm erheblich auf die Balance des Körperstoffwechsels und der Versorgung mit Buttersäure auswirken (Wong et al. 2016). Das führt natürlich zu einer Einschränkung der positiven Wirkung auf das epigenetische System wie hier beschrieben. Verzichten wir in unserer Ernährung auf die Rohstoffe für die Buttersäureproduktion, indem wir wenig Ballaststoffe und Stärkeprodukte essen, beeinträchtigen wir möglicherweise erheblich die gesundheitsfördernde Wirkung der bakteriellen Stoffwechselleistungen. Zugleich nimmt die Artenvielfalt der Darmflora und ihre Stoffwechselfähigkeit ab. Die Anzahl der bakteriellen Gene kann vom Optimalfall mit 3 Millionen Gene im Darmmikrobiom auf 400 000 sinken (Le Chatelier et al. 2013). In meiner langjährigen Erfahrung in der Stuhldiagnostik habe ich eher eine deutliche Unter–

versorgung als eine Normalversorgung mit Buttersäure beobachtet.

6 ERNÄHRUNG – TRIEBFEDER DER EVOLUTION UND GESUNDHEIT

6-3 Bakterielle Gesellschaften als Mittler zwischen Nahrung und Gesundheit

AUCH IN DER WISSENSCHAFT gibt es glückliche Umstände und Zufall. Nicht alles ist akribisch durchdacht und vorausgeplant. Dies trifft für die China Study über die Ernährung und deren Auswirkung auf die Gesundheit zu (Campbell und Campbell 2011). Sie war ein Gemeinschaftsprojekt amerikanischer und chinesischer Wissenschaftler. China war durch den Krebstod von Chou En-Lai, des chinesischen Premierministers der Volksrepublik, 1976 plötzlich und schmerzhaft mit diesem tragischen Krankheitsbild konfrontiert. Bis dahin war es wie einige andere dem westlichen Lebensstil zugeordnete Krankheiten wie Diabetes nicht in das öffentliche Bewusstsein vorgedrungen. Die Staatsorgane organisierten daraufhin die Erstellung eines Krebsatlas für China. Das Ergebnis brachte etliche Vorannahmen ins Wanken. Eine davon war die genetische Verursachung von Krebs. Genetische Ursachen sind mit 2 bis 4 % eher gering zu bewerten. Allerdings zeigte sich hier die besondere Bedeutung von Umweltfaktoren wie Ernährung.

Krebserkrankungen sind um 1980 in den ländlichen Gebieten eine Ausnahme. Auch Erkrankungen wie Multiple Sklerose, MS, gehören im Gegensatz zu Nordamerika und insbesondere Nordeuropa zur absoluten Rarität. Nach Angaben der Deutschen Multiple Sklerose Gesellschaft leben in Deutschland 200.000 Erkrankte und jährlich kommen 2.500 neue Patienten hinzu. Eine weitere Geisel der westlichen Welt die Demenz, die Alzheimer-Erkrankung wird auf eine hochkalorische Ernährung mit viel Eiweiß zurückgeführt (Finch 2010). Wissenschaftlich liegt eine Vielzahl von Daten vor, die diese Ernährungsform mit einer beschleunigten Entwicklung von Krankheiten und einer verkürzten Lebensspanne verknüpft.

Als Muster der Ernährung in den ländlichen Gebieten Chinas zeichnet sich eine hauptsächlich pflanzliche Nahrung mit deutlich geringerem Eiweiß- und Fettanteil als in der westlichen Ernährung ab. Auch die Eiweiße und Fette sind hauptsächlich pflanzlich. 10 % des aufgenommenen Eiweißes sind tierisch. Das bezieht auch Milch, Milchprodukte wie Käse, Eier und Fisch mit ein. Ein Becher Joghurt hat so viel tierisches Eiweiß, wie in den ländlichen Gebieten pro Tag verzehrt wird. In vielen „blue zones", Regionen, in denen überdurchschnittlich viel fitte Langlebige wohnen, z. B. Okinawa, wird ähnlich wenig tierisches Eiweiß gegessen. Dies wird als einer der Gründe für das deutlich geringere Vorkommen von westlichen „Zivilisationskrankheiten" wie Krebs in diesen Bevölkerungen angesehen. Fleisch an sich, insbesondere aber rotes Fleisch, wird beschuldigt, das genetische Material, die DNA, zu beschädigen (Toden et al. 2007). In geringerem Maßstab wird dies auch durch Milcheiweiß, Kasein, und z. T. durch Sojaeiweiß bewirkt. Gekochtes rotes Fleisch schwächt zudem die Dickdarmschleimhautbarriere.

Normalerweise wird Eiweiß zu nahe 100 % im Dünndarm aufgenommen. Jedoch trifft dies heute nicht mehr in dem Ausmaß zu. Gründe hierfür sind unter anderem eine verminderte Aufnahme durch eine geschädigte Dünndarmschleimhaut. Ebenfalls werden Eiweiße weniger aufgenommen, wenn die Verdauung gestört ist. Der häufigste Grund dürfte hierfür ungenügendes Kauen sein. Zu wenig Magensäure schränkt den Aufschluss von Eiweiß im Magen ein. Vielfach sind hier Medikamente wie Säureblocker die Ursache.

Eiweiße, die im Dünndarm nicht aufgenommen wurden, gelangen in den Dickdarm zusammen mit ca. 200 g abgeschilferten Dünndarmschleimhautzellen also einem mittleren Steak. Täglich! Eine derartig große Menge Eiweiß in Bereichen hoher Bakteriendichte ist eigentlich eine Garantie für Probleme. Insbesondere dann, wenn die Wachstumsbedingungen z. B. durch eine langsame Darmpassage des Darminhaltes eine Eiweißfäulnis begünstigen. Das ist eine Situation, wie sie sich häufig unter einer energiedichten westlichen Ernährung zeigt. Die China Study berichtet, dass Chinesen in ländlichen Gebieten mehr als doppelt so viele Ballaststoffe zu sich nehmen. Diese Füllstoffe beschleunigen die Darmpassage und sorgen durch bakteriellen Abbau für eine Ansäuerung des Darminhaltes. Dadurch wird die Bildung von Eiweißabbaustoffen durch Fäulnis eingeschränkt. Bereits Anfang des 20. Jahrhunderts sprachen Ärzte wie F. X. Mayr, Kellogg und Bircher-Benner von Selbstvergiftung durch bakterielle Stoffwechselprodukte aus dem Darm. Insbesondere üppige Ernährung und langsame Darmpassage des Nahrungsbreis im Darm sind ideale

Bedingungen für die Bildung dieser Schadstoffe. Gerade bei Nordeuropäern und westlichem Ernährungsverhalten finden sich diese Probleme.
Eine der kritischen Substanzen ist dabei Ammoniak. Ammoniak wirkt schon in kleinen Mengen zell- und nervenschädigend. Auch Entzündungen werden durch diese Substanz angestoßen, indem die Bildung des Entzündungsbotenstoffes TNFα äußerst effektiv gesteigert wird. Die Folge sind erhebliche Entzündungsreaktionen an der Darmschleimhaut. Über die Darm-Hirn-Kommunikationsachse wird die Botschaft „Entzündung" rasch dem Gehirn gemeldet. Hier laufen dann die bereits beschriebenen Reaktionen einschließlich psychischer ab. Da die Leber für die Entsorgung von Ammoniak zuständig ist, muss sie eine höhere Entgiftungsleistung erbringen. Das kostet viel Energie, die Menschen sind müde.

Neben Eiweißen stellt das Stoffwechselprodukt Harnstoff, welches der Körper bildet, eine wichtige Quelle für Ammoniak dar (Wrong 1978). Zahlreiche Bakterien wie Helicobacter pylori besitzen das Enzym Urease, das Harnstoff spaltet und dabei Ammoniak freisetzt. Im Darm setzen die „Hyperammoniumproduzenten" wie Peptostreptococcus oder Clostridien aus den Aminosäuren Ammoniak frei. In der Tiermedizin ist man sich der Ammoniakproblematik bewusst (Eschlauer et al. 2002). Der effektive Masterfolg hängt von einem optimalen Darmstoffwechsel der Zuchttiere ab. Eine übermäßige Ammoniakbildung schränkt den Erfolg ein. Daher beschäftigt sich eine Reihe von wissenschaftlichen Studien mit dieser Thematik. Die Belastung mit Ammoniak wird erheblich durch eine ballaststoffarme Ernährung verschärft. Durch Ballaststoffe wird die Darmpassage deutlich beschleunigt. Die aus Ballaststoffen gebildeten Säuren säuern den Stuhl an, so dass Ammoniak chemisch als Ammonium gebunden und damit ungefährlich ausgeschieden wird. Neben Ammoniak können Darmbakterien eine Reihe weiterer schädlicher Substanzen insbesondere aus Eiweißbaustoffen, den Aminosäuren, bilden. Ausgehend von den Aminosäuren Phenylalanin, Tyrosin und Tryptophan werden eine Vielzahl schädlicher Verbindungen wie Skatol gebildet, das dem Stuhl seinen charakteristischen Geruch verleiht (Finegold et al. 2002). Viele dieser Substanzen werden für Verhaltensstörungen verantwortlich gemacht. So kann das normale Sozialverhalten eingeschränkt sein. Sie scheinen auch Stimmungslagen zu beeinflussen bis hin zu zwanghaftem, triebhaftem Verhalten. Auch Bewegungsformen, die andauernd wiederholt werden und eine gewisse Schmerzunempfindlichkeit, wurden beschrieben. Da diese Verhaltensmuster zusammen mit den angeführten Verbindungen regelmäßig bei Autismus auftreten, sehen manche Wissenschaftler einen Zusammenhang (Finegold et al. 2002).

Ein weiteres Abbauprodukt ist das para-Cresolsulfat. Diese Verbindung wird von dem Immunsystem als ein Eiweiß verstanden, das bei der MS, der Multiple Sklerose, vermehrt im Urin vorzufinden ist. Dadurch kann das Immunsystem fehlgesteuert werden. Es greift die Myelin-Eiweiße in den Nervenscheiden an und zerstört sie.

6 ERNÄHRUNG – TRIEBFEDER DER EVOLUTION UND GESUNDHEIT

6-4 Ein TOR zur Gesundheit

VOR ÜBER 2.300 JAHREN sprach der israelitische Prophet Jesus Sirach über Ernährung. Anscheinend schon damals genau wie heute war die Überernährung ein Thema. In der Bibel sind zwei seiner Warnungen niedergeschrieben (Jesus Sirach 37/30 und 31): „Viele haben sich zu Tode gefressen; wer aber mäßig isst, der lebt desto länger."

Dieses Thema nahm Anfang des 20. Jahrhunderts der amerikanische Wissenschaftler MacCay auf. Er führte lange Versuchsreihen durch. Nach Abschluss der Untersuchungen hatte er die ersten experimentellen Belege erarbeitet, die bestätigen, dass eine unterkalorische Ernährung der einzig funktionierende Weg zur Lebensverlängerung ist. 1930 hielt er fest: „Die Kalorienreduktion um 20 % ist die einzige Möglichkeit, das Leben von Säugetieren zu verlängern." Weltweit belegen gesunde und fitte Langlebige in den „blue zones" wie Okinawa und auf Sardinien dies. Sowohl in Japan als auch auf Okinawa gilt die Regel sichi-hachibu. Der Magen sollte nur $^7/_8$ gefüllt werden.

1991 wurde der biologische Mechanismus des „Friss nicht so viel"-Systems entdeckt. Es ist das TOR-Netzwerk. TOR steht für target of rapamycin (zu Deutsch: Ziel von Rapamycin). Rapamycin ist ein Antibiotikum der gleichen chemischen Gruppe wie Erythromycin, das von einem Bakterium Namens Streptomyces hygroscopicus gebildet wird. Dieses Bakterium wurde aus Erdproben der Osterinsel Rapa-Nui isoliert. Sinnigerweise erhielt das entdeckte Antibiotikum den Namen Rapamycin (Loewith et al. 2011).

Zurück zum TOR-Netzwerk. Das TOR-Netzwerk von Säugetieren wird als mTOR bezeichnet (m steht für mammalian = Säugetier). Nach und nach zeigte sich die Vielfalt der Wirkungen, der Einflussfaktoren und der Akteure in diesem Geflecht. mTOR ist der Superschalter im Zellstoffwechsel und Zellwachstum (Layalle et al. 2008). Hier greift Rapamycin ein und „schaltet" mTOR auf Sparflamme. Optimale Versorgung und Wachstumsbedingungen hingegen bringen die Zellen auf Trab. Die Produktion von Eiweißen einschließlich der Bildung von Ribosomen, die die Erbinformation in Eiweiße übersetzt, kommt in Schwung. Fettsäuren zum Einbau in die Zellhülle oder die Nervenscheiden haben Hochkonjunktur. Wie bei einer überhitzten Konjunktur treten aber bald Nachteile des üppigen Wachstums auf. Allen voran müssen Mitochondrien den Energiehunger der Zellen stillen. Als Nebenprodukt entstehen mehr freie Radikale (vgl. Kap. 4-8). Sie schädigen Biomoleküle, die die Zellen vermüllen. Besonders hart trifft es Muskeln und Gefäße. Sie werden schwächer und ihre Leistung nimmt ab. Die Zellen altern schneller. Die Gefahr, dass Zellen zu Tumorzellen entgleisen, nimmt zu. Die Nachhaltigkeit wird dem Wachstum geopfert. Die Pflege der Zellen und Organe sowie die Entsorgung des Abfalls in Form schädlicher Stoffwechselprodukte werden hinten angestellt. Der Hausputz wird unter den Tisch gekehrt.

Da im mTOR-Netzwerk das Stoffwechselhormon Insulin ein Mitspieler ist, liegt nahe, dass die Verfügbarkeit von Glucose eine Rolle spielt. Seit langem ist bekannt, dass Blutzuckerwerte über 120 mg/ml Stress im Körper machen. Wissenschaftler fanden bei Menschen, die über 100 Jahre alt sind, einen besonders guten Blutzuckerstoffwechsel. Hintergrund ist, dass der Zuckerstoffwechsel in der Leber besser funktioniert und die Verwertung von Zucker in den Muskeln glatter läuft. Zudem funktioniert das Bauchfettgewebe besser und es bildet weniger proentzündliche Zytokine (Barzilai et al. 2012). Betrachtet man die Langlebigen in den „blue zones" der Welt findet man wenig dicke und überhaupt keine adipösen Menschen. Auch zeichnet sich ihre Ernährung dadurch aus, dass sie wenig rasch verfügbare Zucker enthält. Neben Glucose stimuliert der Eiweißbaustein Leucin mTOR. Der mTOR-Komplex empfindet Leucin als Aufruf zu vermehrter Aktivität. Leucin wird vornehmlich in allen tierischen Produkten, egal ob es sich dabei um Fleisch, Milchprodukte oder Fisch handelt, gebildet (Vitalstofflexikon 2018). Besonders heftig schlägt Käse zu Buche. Allerdings finden sich auch hohe Leucinmengen in Hülsenfrüchten wie Linsen, Sojabohnen und Nüssen, hingegen sehr wenig in Gemüsen, Obst und Salaten. Möglicherweise findet sich hierin ein Grund dafür, dass die Ernährung wie in den ländlichen Gebieten Chinas und Okinawa so gesund ist.

Die Form der Ernährung mit weniger Eiweiß, insbesondere tierischen Eiweißes, hohem Gemüseanteil und geringer Ernährungsdichte fördern nicht die Aktivität des mTOR-Komplexes, sondern scheinen sie eher zu reduzieren (Layalle et al. 2008). Eine deutliche kalorische Einschränkung hingegen hemmt effektiv mTOR. Sie signalisiert dem mTOR-Komplex, dass die üppigen Zeiten vorbei sind und Leben auf Sparflamme angesagt ist. Wird dem Körper Energie über die bakteriellen Stoffwechselprodukte Essigsäure, Propionsäure und Buttersäure zur Verfügung gestellt, scheint die Glucosefalle umgangen zu werden. Entsprechend nehmen Ballaststoffe in der Ernährung im ländlichen China und bei vielen Langlebigen eine bedeutende Rolle in der Ernährung ein. Bei gehemmtem mTOR-Komplex fahren die Zellen ihren Stoffwechsel herunter. Die Mitochondrien können besser funktionieren ohne hohen freien Radikalausstoß. Die Zellen stellen Wachstum und Vermehrung hinten an und kümmern sich um den Hausputz. Beschädigte Strukturen und Stoffe wie Eiweiße werden recycled. Eine Verjüngungskur ist angesagt.

Aus wissenschaftlichen Studien weiß man darüber hinaus, dass die aus Ballaststoffen bakteriell gebildete Buttersäure einen Schutz für die Darmschleimhautzellen darstellt (Bajka et al. 2008). Buttersäure hemmt die schädigende Wirkung von Nahrungseiweiß im Dickdarm. Neben dem mTOR-Netzwerk kann ein weiteres hilfreiches System über Nahrung angesprochen werden. Der nukleäre Faktor erythroid 2 related factor 2, abgekürzt Nrf2, ist der Hauptschalter in Sachen Entgiftung, Zellabwehr und Stress (Itoh et al. 1997). Positiv ausgedrückt, ist er das Kernstück der Zellreparatur. Über 200 Gene gehorchen seinem Kommando. Viele der Gene sind verantwortlich für den Schutz der Zellen. Primär geht es dabei um die Verhinderung und die Reparatur von Schäden durch freie Radikale. Dazu gehört auch der Genkomplex ARE. ARE steht für antioxidant response element, also für die Elemente, die vor oxidativen Stress durch freie Radikale schützen (Itoh et al. 1997). Daneben werden auch vermehrt Entgiftungsenzyme gebildet, die Chemikalien einschließlich Schwermetalle aus der Umwelt in Nahrung und Luft entgiften. Nrf2 schützt auch in gewisser Weise die Kraftwerke unserer Zellen, die Mitochondrien. Die Mitochondrien arbeiten unter dem Einfluss von Nrf2 effektiver und runder.

Das breite Wirkungsspektrum erklärt ebenfalls die positiven Effekte auf Alterungsprozesse (Gifford 2017). Unter seinem Einfluss werden Alterungsprozesse verlangsamt und die Selbstheilungskräfte im Körper unterstützt. Weltweit sammeln Wissenschaftler Belege dafür, dass eine Aktivierung von Nrf2 eine Reihe von Erkrankungen lindert oder deren Verlauf verlangsamt (Ma 2013). Beispiele sind die erfolgversprechenden Ansätze bei Diabetes, Herzkreislauferkrankungen, Multiple Sklerose, Epilepsie und nervenzellabbauende Krankheiten wie Parkinson. Die Aktivierung und damit die Hilfe kommen aus der Natur: die sekundären Pflanzeninhaltsstoffe wie Bitterstoffe, Polyphenole z. B. Resveratrol, grüner Tee, Carotinoide, blaue Farbstoffe aus Früchten wie Heidelbeeren oder schwefelhaltige Verbindungen aus Kohlsorten und Lauchgewächsen (Teuscher 2003). Die Liste lässt sich noch erheblich erweitern. Nicht zuletzt sorgt auch die Buttersäure dafür, dass Nrf2 einen Gang zulegt. Eine reiche Kombination oder Nrf2-Aktivatoren finden sich in der traditionellen Okinawa-Küche. Typisch ist auch die Forderung, dass jedes Gericht 4 Farben enthalten sollte. Die Farben stehen für die Gruppen der unterschiedlichen sekundären Pflanzeninhaltsstoffe. Ein weiteres Beispiel für eine Ernährung, die über die zuvor beschriebenen Mechanismen vor Krankheiten schützen kann, ist die Mittelmeerküche.

6 ERNÄHRUNG – TRIEBFEDER DER EVOLUTION UND GESUNDHEIT

6-5 Ernährung, Immunsystem und Darmflora

ERNÄHRUNG, DAS IMMUNSYSTEM UND die Darmflora sind intensiv miteinander verflochten (Shanahan und Murphy 2011). Wir haben bereits Beispiele kennengelernt, wie die Darmflora Nahrungsstoffe und damit ihre Wirkung auf den Körper verändert. Nahrungsstoffe können auch über die Darmschleimhaut auf das Immunsystem einwirken. Das Immunsystem nimmt nun seinerseits Einfluss auf die Darmflora und ihre Funktion. Ebenfalls kann Nahrung direkt Einfluss auf das Immunsystem nehmen (Shi et al. 2017).

Das Immunsystem nimmt über verschiedene Wege die Zusammensetzung und Verhältnisse der einzelnen Nährstoffe wahr. Dadurch verschiebt sich das Verhältnis der einzelnen Gruppen von Immunzellen zueinander. Gleichzeitig verändert sich dadurch sowohl seine Balance als auch die Reaktionsfähigkeit. Unter ungünstigen Bedingungen kann die Abwehr von Infektionserregern z. B. geschwächt sein. Eine Reihe anderer Nahrungsinhaltsstoffe wie Zink und Selen hingegen stärken die Infektabwehr.

Für eine wichtige Nährstoffgruppe, die Fette, ist eine direkte Wirkung auf das Immunsystem belegt. Jedoch wirkt nicht ein Fett wie das andere. Das aktive Prinzip sind nicht die Fette an sich sondern die aus der Fettverbindung gelösten Fettsäuren. Die Omega-3-

Fettsäuren wirken entzündungshemmend auf das Immunsystem. Ihnen werden eine Reihe von Wirkungen zugeschrieben wie die Widerstandsfähigkeit gegenüber Infektionen, Vorbeugung von Herzkreislaufkrankheiten, Stoffwechselerkrankungen, Demenz usw.. Vorzugsweise finden sie sich in Öl von Meeresfischen, in Pflanzen wie Leinölsaat und in Algen. Omega-6-Fettsäuren hingegen sind im Übermaß genossen entzündungsfördernd. Zu wenig von ihnen kann wiederum zu verzögertem Wachstum, Wundheilungsstörungen, Infektanfälligkeit und Blutarmut führen. Die Hauptlieferanten für Omega-6-Fettsäuren sind insbesondere Nüsse und Öle aus Distel und Sonnenblumenkernen aber auch tierische Produkte.

Wohl eine deutlich stärkere entzündungsfördernde Wirkung haben die industriell gehärteten Fette, die auch als Transfette bzw. Transfettsäuren bekannt sind. Sie werden für entzündliche Darmerkrankungen, Bluthochdruck, Übergewicht und Diabetes verantwortlich gemacht. Transfettsäuren finden sich z. B. in Backmargarine, Fertigbackwaren wie Kekse, Pommes frites oder in „fast food" wie Hamburger (Zentrum der Gesundheit 2018). Die Immunzellen erkennen Fettsäuren über die bereits vorgestellten Toll-like-Rezeptoren (vgl. Kap. 4-8). Je nach Art der Fettsäure werden unterschiedliche Informationskanäle aktiviert. Die Muster an gebildeten Interleukinen, Immunzellbotenstoffe, unterscheiden sich. Bei Omega-3-Fettsäuren werden entzündungshemmende Interleukine bereitgestellt, bei Omega-6-Fettsäuren entzündungsfördernde wie IL-1ß (Christ et al. 2018). Das Enzym PKR (Protein kinase R) vermittelt bei fettreicher Ernährung die Information an den bekannten Entzündungspfad NFκB. Dies dürfte auch erklären, warum mit einer fettreichen Nahrung zusammen mit einem Übermaß an industriellen Transfettsäuren Übergewicht und Zuckerkrankheit ausgelöst werden können.

Die veränderte Immunlage beeinflusst die Darmflora. Sie verändert sich und damit ihre Funktionsweise. Sie verstärkt die negative Wirkung der fettreichen Ernährung. Die wissenschaftliche Erforschung der Darmflora zeigt, dass die Darmflora den Fettstoffwechsel in den Fettspeicherzellen reguliert. So fördern manche Dysbiosen den Appetit (Levy et al. 2015). Es wird eine größere Menge an Nahrung gegessen. Die China Study hat gezeigt, dass Chinesen in ländlichen Gebieten deutlich weniger Fett, insbesondere keine industriellen Transfette, im Vergleich zur westlichen Ernährung aufnahmen (Campbell und Campbell 2011). Typisch ist auch der geringe Anteil der industriellen Transfettsäuren in der Mittelmeerkost.

Die Bedeutung von Vitaminen für die Gesundheit ist heute ein Allgemeinplatz. Wir wissen, dass wir täglich auf eine ausreichende Zufuhr über die Ernährung achten müssen. Hingegen ist wenig bekannt, dass verschiedene Darmbakterien wie Bifidobakterien und Laktobazillen Vitamine bilden. Hierzu zählen die Vitamine B_{12}, B_6, B_5 und B_3 sowie Biotin und Vitamin K. Entsprechend verfügen sie über Stoffwechselwege für Vitamine. Hierfür ist Vitamin B_{12} ein Beispiel. Nicht alles Vitamin B_{12} in der Nahrung wird vom Körper aufgenommen. 80 % dieses restlichen Vitamin B_{12} wird von fleißigen Mitarbeitern im Darm bearbeitet. Sie verstoffwechseln Vitamin B_{12} in

Abbauprodukte, Corrinoide. Anscheinend profitieren einige Gruppen von Darmbakterien mit einer besseren Fitness. Das hat dann positive Auswirkungen auf das Immunsystem (Finegold et al. 2002).

Ein weiteres Beispiel für die Wirkung von Nahrungsstoffen auf Darmflora und Immunsystem ist Vitamin D. Vitamin D regelt den Knochenstoffwechsel. Daneben wirkt es auf das Immunsystem. Vitamin D balanciert das Immunsystem aus und erhöht unsere Widerstandsfähigkeit gegenüber Infektionskrankheiten. Auch verbessert sich so seine Fähigkeit Krebszellen abzutöten. Vitamin D wird unter Mitwirkung von Sonne in der Haut gebildet. Viele Ärzte gehen davon aus, dass nur durch Einfluss der Sonne genügend Vitamin D gebildet wird. Demgegenüber berichten Mediziner, die Vitamin D-Konzentrationen im Blut bestimmen, immer wieder etwas anderes. Sie beobachten bei Finnen im Vergleich zu anderen Europäern besonders hohe Vitamin D-Konzentrationen. Hier liegt die Vermutung nahe, dass Vitamin D über die Nahrung aufgenommen wird. Finnen haben eine Vorliebe für Vitamin D reichen Lachs, Bückling und Hering. An übermäßigem Sonnenschein kann es jedenfalls dort nicht liegen. Vitamin D aus der Nahrung spricht Vitamin D-Rezeptoren auf den Darmschleimhautzellen an. Hierdurch wird die Stabilität der Darmschleimhaut gefördert und einer Dysbiose, einer Verschiebung der Darmflora, entgegengewirkt (Sun 2010). Vitamin D übt gleich eine ganze Reihe von Wirkungen an den Darmschleimhautzellen aus. Die „tight junction", die Verknüpfungen zwischen den Darmschleimhautzellen, werden verbessert. Zugleich wird die Abwehr von

Infektionserregern gestärkt, denn Vitamin D fördert die Bildung antimikrobieller Substanzen der Darmschleimhautzellen die Infektionserreger abtöten. Weiterhin werden Entzündungen gehemmt. Auch hiervon profitiert das Immunsystem und antwortet mit einer besseren Reaktionslage.

6 ERNÄHRUNG – TRIEBFEDER DER EVOLUTION UND GESUNDHEIT

6-6 Exkurs: Muttermilch

IM VORANGEGANGENEN WURDE ein Ausschnitt der biologischen Effekte von Nahrung auf die menschliche Entwicklung und Gesundheit beschrieben. Ein Lebensmittel besonderer Qualität ist die Muttermilch. Sie kann gerechtfertigterweise als „Superfood" dargestellt werden. Ihre wissenschaftliche Untersuchung geht parallel zur Weiterentwicklung der Mikrobiologie einher.

Ihren Beginn nahm sie 1886 mit Escherich, dem Namensgeber für das wohl bekannteste Darmbakterium Escherichia coli. Escherich entdeckte den Zusammenhang zwischen der Darmflora und der Verdauung von Muttermilch im Säugling. Seitdem werden immer neue positive Effekte der Muttermilch beschrieben.

1930 bereits vermuteten Wissenschaftler einen besonderen Kohlehydratanteil in der Muttermilch der als Bifidusfaktor bekannt wurde. Gemeint war damit ein Faktor der Muttermilch, der das Wachstum von Bifidobakterien unterstützt. Später wurde erkannt, dass es sich um Oligosaccharide handelt, die auch als humane Milcholigosaccharide, abgekürzt HMO, bezeichnet werden. Mehr als 100 verschiedene Oligosaccharide wurden bisher beschrieben. Ihre chemische Zusammensetzung und Anteil ist für die menschliche Muttermilch typisch. In der Milch von Kühen, Ziegen und

Schafen sind die Konzentrationen der Oligosaccharide um das 100 bis 1.000fache niedriger. Auch chemisch zeichnet sich eine Besonderheit ab. 50 – 80 % der Muttermilch des Menschen haben Fucosylreste und 10 – 30 % Sialsäurereste. Primaten wie Schimpansen oder Gorilla müssen mit deutlich weniger von diesen Produkten auskommen. Sialsäure ist von enormer Bedeutung für die Gehirn- und Gehirnleistungsentwicklung. Im Vergleich haben gestillte Kinder im Alter von 7 Jahren einen höheren IQ als nicht gestillte Kinder. Ebenfalls wird durch Stillen die Erkenntnisfähigkeit verbessert (Bode 2012).

Oligosaccharide mit Fucosylresten zeichnen sich durch ihren Schutz vor Infektionen aus. Sie verhindern die Bindung von Krankheitserregern im Darm wie Campylobacter und Entamöba histolytica. Auch wirken sie einer Übertragung von HIV von der Mutter auf das Kind entgegen. Oligosaccharide der Muttermilch bieten weiterhin einen Schutz gegenüber Noro- und Rotavirusinfektionen. Interessant ist zudem, dass durch gelegentliches Verschlucken Muttermilch die Schleimhäute der oberen Luftwege bedeckt und damit schützt. Gestillte Kinder haben so weniger Mittelohrentzündungen durch Pneumokokken, Pseudomonas oder Haemophilus influenzae. Reduziert ist ebenfalls die Anfälligkeit gegenüber RSV-Infektionen. Bei gestillten Kindern wurden vergleichsweise weniger Harnwegsinfektionen durch Escherichia coli beobachtet. Hier geht man davon aus, dass im Darm aufgenommene und über den Urin ausgeschiedene Oligosaccharide der Muttermilch eine Rolle spielen.

Allerdings werden nur unter 1 % der Muttermilcholigosaccharide im Darm aufgenommen. 99 % der Oligosaccharide erreichen unverarbeitet den Dickdarm. Hier stellen sie das Substrat für Bifidobakterien, insbesondere Bifidobacterium infantis, dar. Genetische Analysen haben gezeigt, dass Bifidobacterium infantis über einen kompletten Genkomplex zur Bindung, Spaltung und Aufnahme von Oligosacchariden verfügt. Die Oligosaccharide werden zu kurzkettigen Fettsäuren, insbesondere Essigsäure, Propionsäure und Buttersäure, abgebaut. Möglicherweise sind diese auch an den Veränderungen der Darmschleimhaut, die unter Muttermilcholigosacchariden beobachtet werden, beteiligt. Ein weiterer wichtiger Effekt betrifft das Immunsystem. Oligosaccharide aus Muttermilch balancieren das Immunsystem aus. Das Cytokinprofil ist ausgeglichener. Studien scheinen zu belegen, dass sich weniger Allergien ausprägen.

Literatur

1. Bajka B. H. et al.. Butyrylated starch protects colonocyte DNA against dietary protein-induced damage in rats. Carcinogenesis 29 (2008), S. 2169-2174.
2. Barzilai N. et al.. The critical role of metabolic pathways in aging. Diabetes 61 (2012), S. 1315-1322.
3. Bode L.. Human milk oligosaccharides: Every baby needs a sugar mama. Glycobiology 22 (2012), S. 1147-1162.
4. Brencic A., Winans S. C.. Detection of and response to signals involved in host-microbe interactions by plant-associated bacteria. Microbiology and Molecular Biology Reviews 69 (2005), S. 155-194.
5. Campbell T. C., Campbell Th. M.. China Study. Verlag Systemische Medizin, Bad Kötzting. 2. Auflage, 2011.
6. Choi S-W., Friso S.. Epigenetics: A new bridge between nutrition and health. American Society of Nutrition 1 (2010), S. 8-16.
7. Christ A. et al.. Western diet triggers NLRP3-dependent innate immune reprogramming. Cell 172 (2018), S. 162-175.
8. Duynhoven van J. et al.. Metabolic fate of polyphenols in the human superorganism. Proceedings of the National Academy of Science 108S (2011), DOI: 10.1073/pnas.1000098107.
9. Eschenlauer S. C. P. et al.. Ammonia production by ruminal microorganisms and enumeration, isolation, and characterization of bacteria capable of growth on peptides and amino acids from the sheep rumen. Applied and Environmental Microbiology 68 (2002), S. 4925-4931.
10. Fernandez-Twinn D. S., Ozanne S. E.. Early life nutrition and metabolic programming. Annals of the New York Academy of Sciences 1212 (2010), S. 78-96.
11. Finch C. E.. Evolution of the human lifespan and diseases of aging: Roles of infection, inflammation, and nutrition. Proceedings of the National Academy of Science 107S (2010), S. 1718-1724.
12. Finegold S. M. et al.. Gastrointestinal microflora studies in late-onset autism. Clinical Infectious Diseases 35 (2002), S. S6-S16.

13. Gifford B.. Gerontologie Der Methusalem-Effekt. Spektrum der Wissenschaft (2017), S. 42-49.
14. Hauner H.. Übergewicht: Alles halb so schlimm? Deutsches Ärzteblatt 106 (2009), S. 639-640.
15. Hoffmann M.. Vom Lebendigen in Lebensmitteln. DEUKALION Verlag, Holm, 1997.
16. Itoh K. et al.. An Nrf2/small Maf heterodimer mediates the induction of phase II detoxifying enzyme genes through antioxidant response elements. Biochemical Biophysical Research Communications 236 (1997), S. 313-322.
17. Kollath W.. Der Vollwert der Nahrung und seine Bedeutung für Wachstum und Zellersatz. Wissenschaftliche Verlagsgesellschaft, Stuttgart, 1950.
18. Layalle S., Arquier N., Léopold P.. The TOR pathway couples nutrition and developmental timing in Drosophila. Developmental Cell 15 (2008), S. 568-577.
19. Le Chatelier E. et al.. Richness of human gut microbiome correlates with metabolic markers. Nature 500 (2013), S. 541-546.
20. Lechler T.. Die Ernährung als Einflussfaktor auf die Evolution des Menschen. Dissertation, Universität Hannover, 2001.
21. Lenz M. et al.. Morbidität und Mortalität bei Übergewicht und Adipositas im Erwachsenenalter. Deutsches Ärzteblatt 106 (2009), S. 641-648.
22. Levy M. et al.. Microbiota-modulated metabolites shape the intestinal microenvironment by regulating NLRP6 inflammasome signaling. Cell 163 (2015), S. 1428-1443.
23. Liao H., Banbury L. K., Leach D. N.. Antioxidant activity of 45 Chinese herbs and the relationship with their TCM characteristics. Advance Access Publication 5 (2008), S. 429-434.
24. Loewith R., Hall M. N.. Target of rapamycin (TOR) in nutrient signaling and growth control. Genetics 189 (2011), S. 1177-1201.
25. Ma Q.. Role of Nrf2 in oxidative stress and toxicity. Annual Review of Pharmacology and Toxicology 53 (2013), S. 401-426.

26. Middleton E., Kandaswami C., Theoharides T. C.. The effects of plant flavonoids on mammalian cells: Implications for inflammation, heart disease, and cancer. Pharmacological Reviews 52 (2000), S. 673-751.
27. Muegge B. D. et al.. Diet drives convergence in gut microbiome functions across mammalian phylogeny and within humans. Science 332 (2011), DOI: 10.1126/science.1198719.
28. Oelrich Chr.. Adipositas: Bald gibt es mehr fettleibige Kinder als solche mit Untergewicht. (2017), https://www.welt.de/gesundheit/article 169502150.
29. Pollard K. S.. Der feine Unterschied. Spektrum der Wissenschaft (Juli 2009), S. 56-62.
30. Scalbert A., Williamson G.. Dietary intake and bioavailability of polyphenols. Journal of Nutrition 130 (2000), S. 2073S-2085S.
31. Shanahan F., Murphy E.. The hybrid science of diet, microbes, and metabolic health. American Journal of Clinical Nutrition 94 (2011), S. 1-3.
32. Shi N. et al.. Interaction between the gut microbiome and mucosal immune system. Military Medical Research 4 (2017), S. 1-7.
33. Sun J.. Vitamin D and mucosal immune function. Current Opinions in Gastroenterology 26 (2010), S. 591-595.
34. Teuscher E.. Gewürzdrogen. Wissenschaftliche Verlagsgesellschaft mbH, Stuttgart, 2003.
35. Toden S. et al.. High red meat diets induce greater numbers of colonic DNA double-strand breaks than white meat in rats: Attenuation by high-amylose maize starch. Carcinogenesis 28 (2007), S. 2355-2362.
36. Vitalstoff-Lexikon. Lebensmittel Leucin (2017), http://www.vitalstoff-lexikon.de
37. Werk R., Heinrich J.. Molekulare Wirkungsmechanismen von n-Butyrat. Erfahrungsheilkunde 55 (2006), S. 413-422.
38. Willcox B., Willcox C., Suzuki M.. The Okinawa Way. Penguin Books. Ltd. London, 2001.
39. Wong A. C. N. et al.. The interplay between intestinal bacteria and host metabolism in health and disease: Lessons

from Drosophila melanogaster. Disease Models & Mechanisms 9 (2016), S. 271-281.
40. Wrong O.. Nitrogen metabolism in the gut. The American Journal of Clinical Nutrition 31 (1978), S. 1587-1593.
41. Zentrum der Gesundheit (2017), https://www.zentrum-der-gesundheit.de/transfettsaeuren.html

7 ERNÄHRUNGSLÖSUNGEN VON GESTERN – GESUNDHEITSPROBLEME VON HEUTE

7-1 Nahrungsmittelmassenproduktion: Quelle von Krankheit

7-2 Exkurs: Die Rolle der Darmflora des Menschen beim Austausch von Antibiotikaresistenzen

7-3 Ausblick: Experimente an den menschlichen Mikrofloren – Experimente am Menschen

7 ERNÄHRUNGSLÖSUNGEN VON GESTERN – GESUNDHEITSPROBLEME VON HEUTE

BAKTERIELLE GESELLSCHAFTEN DES MENSCHEN und in der Natur sind, wie die vorangegangenen Seiten zeigen sollten, an immens vielen Lebensprozessen beteiligt. Das gilt sowohl für Krankheiten als auch Gesundheit. Der renommierte britische Wissenschaftler Jeremy Nicholson stellte hierzu fest:
Mir ist keine Krankheit bekannt, die nicht einen Bezug zum Darmmikrobiom hat (Wenner 2008).

Dennoch schädigen wir die Lebensbedingungen der bakteriellen Gemeinschaften, unsere eigenen sowie die in der Natur. Ein über Millionen von Jahren gewachsenes Miteinander und gegenseitiger Unterstützung wird zunehmend durch die Menschheit gestört. Als Reaktion breiten sich Zivilisationskrankheiten wie Allergien, Fettsucht, Diabetes, Bluthochdruck, Depressionen und Krebs wie eine Epidemie über die ganze Erde aus. Weltweit ist sich eine große Zahl der Mediziner einig, dass der „Erfolg" dieser Erkrankungen der westlichen Ernährung geschuldet ist (Campbell und Campbell 2011). Eine Studie von Anfang 2019, die in der renommierten wissenschaftlichen Zeitschrift The Lancet veröffentlicht wurde, beziffert weltweit ernährungsbedingte Todesfälle auf 11 Millionen im Jahr 2017 (Afshin et al. 2019).

Wie an Infektionen erkranken Menschen aus Ländern ohne westliche Ernährung, sobald sie sich dieser Ernährungsform zuwenden. Sie bezahlen die trendige Ernährung mit Krankheit.

„Ich glaube, dass unser Verständnis von Krankheit zutiefst falsch ist... Nervosität, Verzweiflung und Erschöpfung sind die tragischen Krankheitsbilder ... Sie verwüstet mehr Leben, zerstört mehr Familien und verursacht mehr Armut als schwere Erkrankungen."
Heute würde der britische Arzt Lawrie MacPherson, Autor des Buches „Nature hits back", seine Feststellung mit der westlichen Ernährung und nicht an erster Stelle mit Nervosität, Verzweiflung und Erschöpfung erklären (MacPherson 1936).

Die Probleme dieser Ernährungsform sind seit Jahrzehnten bekannt. Ihre Ursachen liegen jedoch weiter zurück. Im 19ten Jahrhundert waren Hunger und Versorgungsengpässe keine Seltenheit. Viele Kinder starben an Keuchhusten und anderen Infektionskrankheiten (Blaser 2014). Die Lösungen, die die neu aufkommenden Naturwissenschaften boten, wurden nur zu gerne angenommen. Sie wurden so fest in den täglichen Ablauf eingebaut, dass ein Leben ohne sie nicht mehr denkbar war. Pasteurisierung zur Haltbarmachung und Keimabtötung z. B. der Milch oder der Einsatz von Kunstdünger bestachen durch ihre Effektivität.

7 ERNÄHRUNGSLÖSUNGEN VON GESTERN – GESUNDHEITSPROBLEME VON HEUTE

7-1 Nahrungsmittelmassenproduktion: Quelle von Krankheit

DASS „FAST FOOD" NICHT DER GESUNDHEIT zuträglich ist, d.h. durchaus krankmachen kann, sollte man seit dem Film „Supersize me" wissen. 2003 drehte der amerikanische Filmemacher, David Spurlock, diese Dokumentation (de Vries 2004). Im Eigenversuch ernährte sich Spurlock nur noch von fast food und das dreimal am Tag. Der Erfolg war ihm gewiss. Innerhalb von 30 Tagen hatte er 11,1 kg zugenommen und war schön rund geworden. Den stolzen Umfang begleiteten unter anderem Stimmungsschwankungen, eine Leber, die an ihrer Aufgabe wuchs, d.h. beginnende Fettleber und deutlich erhöhter Cholesterinspiegel.

Das „fast food"-Problem ist nicht, wie man meinen könnte, erst in den letzten 40 bis 50 Jahren entstanden. Die Warnung vor industrieller Nahrung blickt auf nahezu 100 Jahre zurück, auch wenn der deutsche Mikrobiologe, Prof. Werner Kollath (Kollath 1950), und die deutsche Pharmakologin, Dr. Johanna Budwig, vielleicht die bekanntesten sind. Das besondere Bedenken Dr. Budwig's galt insbesondere industriell gehärteten Fetten, z. B. in Margarine. Sie war der Meinung, dass diese Fette Krebserkrankungen Vorschub leisten (Budwig 1959)

Die Wurzeln der industriellen Nahrungsmittelproduktion gehen jedoch viel weiter in die Vergangenheit zurück

(Finch 2010). Der Ausgang dürfte in der industriellen Revolution Ende des 18ten und im 19ten Jahrhundert liegen. Zu dieser Zeit kam es zu einer industriellen technischen und gesellschaftlichen Umwälzung. Mit der technischen und wissenschaftlichen Entwicklung wurde die industrielle Produktion von Gebrauchs- und Wirtschaftsgütern möglich. Die Produkte waren gleichförmig und in beliebiger Menge kostengünstig herstellbar im Gegensatz zu handwerklich gefertigten. Um die Verteilung und Vertrieb der Güter günstig zu gestalten, siedelten sich die neuen Industrieunternehmen in verkehrstechnisch günstig gelegenen Städten an. Immer mehr Arbeiter wurden benötigt. Dementsprechend zogen viele Landbewohner auf Suche nach einer Arbeit in die Industriezentren. Für die besitzlosen Arbeiter in den Städten entfiel damit die Eigenversorgung z. B. mit einem eigenen Gärtchen. Damit war der Markt für die industrielle Nahrungsmittelproduktion geschaffen.

Die Entwicklung beschleunigte sich rasant, als fähige Chemiker, Apotheker u. a. Wissenschaftler auf den Plan traten. In der zweiten Hälfte des 19ten Jahrhunderts boomte die Nahrungsmittelindustrie. Viele Firmen wie Nestlé, Maggi, Libby's usw. wurden in dieser Zeit gegründet. Eines der brillantesten Produkte war der Fleischextrakt des Chemikers Freiherr Justus von Liebig, ursprünglich als Nahrung für die Armen gedacht. Der Fleischextrakt gewann internationale Berühmtheit, als von Liebig mit ihm die an Cholera erkrankte Tochter Emma seines Freundes vor dem sicheren Tod bewahrte. Der Liebig'sche Fleischextrakt bildete die Grundlage für den von der Fa. Maggi seit 1886 produzierten Fleischextraktersatz, den

Maggi-Suppenwürfel. Im gleichen Zeitraum legte der Schweizer Apotheker, Henry Nestlé, den Grundstein für den heute weltumspannenden Konzern Nestlé. Er hatte einen Muttermilchersatz für Säuglinge mit einem löslichen Milchprodukt entwickelt. Auch in Amerika entstanden viele Nahrungsmittelfirmen. Eine davon ist Libby's. Ab 1875 fertigten sie Rindfleischkonserven. Auch heute noch gibt es sie als Corned Beef in den Regalen jedes Supermarktes.

Wie auch damals so wirkt bis heute die Lebensmittelchemie und –technologie als Entwicklungs– beschleuniger. Ein Beispiel dafür ist die Universität Kopenhagen. Sie erforscht Verfahren, um Obst und Gemüse zu Kristallen und Pulver zu trocknen. Der dahinter stehende Gedanke ist, Nahrungsmittelreste und Abfälle aus Überproduktion einzusetzen (Deutsche Mittelstands Nachrichten 2018). Der zunehmende Konsum industrieller Nahrungsmittel erforderte eine Produktivitätssteigerung und Vermassung der Nahrungsmittelproduktion. Zunehmend konnten Kleinunternehmen dieses nicht mehr leisten. Da war eine Massenausweitung sämtlicher beteiligter Zweige wie Landwirtschaft, Tierzucht, Nahrungsmittelproduktion und Vertrieb nötig. Auch die Landtechnik, Saatgut- und Schädlingsbekämpfungsindustrie musste sich verändern und wachsen. Heute haben sich die beteiligten Konzerne konzentriert, weltweit. Übriggeblieben sind nur wenige Weltkonzerne, die zwischen 50 bis 80 % der Weltproduktion beherrschen (Konzernatlas 2017). Nur vier Konzerne bestimmen die weltweite Produktion an Fleisch mit einem enormen Ausstoß. Um es „anschaulicher" zu machen: 2012 wurden allein in Deutschland 3.244.000 Rinder, 58.35 Millionen Schweine und ca. 627 Millionen Hühner geschlachtet und verarbeitet (Fleischatlas 2014). Diese Massen haben auch für uns Konsequenzen, die über die Nahrungsmittelqualität hinausgehen. Hochrechnungen zeigen, dass die Zunahme der Bestände an Kühen bis zu 2050 einen Anstieg der Methanbelastung in der Umwelt um 70 % bewirken wird. Methan führt zur Klimaerwärmung. Heute unterstützen drei Landtechnikkonzerne (50 % des Weltmarktes) und vier Großkonzerne für Agrarrohstoffe, die 70 % des Weltmarktes ausmachen, die Landwirtschaft (Konzernatlas 2017). Auch der Lebensmittelhandel hat sich dieser Entwicklung angeschlossen. In Deutschland werden 85 % des Bedarfs durch vier Supermarktketten gedeckt.

Man darf folglich formulieren, dass Argumente wie Rationalisierung, Kostenminimierung, Effektivität und Globalisierung sowie freier Wettbewerb zu Monokulturen der einzelnen Industriesparten führte. Die Monokulturen der Industrie spiegeln sich in den Monokulturen der Land- und Gartenwirtschaft sowie der Tierzucht wieder. Die vor der Industrialisierung bestehende Vielfalt in der Landwirtschaft einschließlich Tierzucht wurde zugunsten der Massenproduktion und Rentabilität aufgegeben. Dabei sind Monokulturen keine ökologische sondern eine künstliche Lebensform. Sie führen in hohem Maße zur Gefährdung durch Krankheiten insbesondere durch Parasiten, Bakterien, usw. sowie durch Stress. Um Monokulturen langfristig stabil zu halten, waren Eingriffe, Tricks, erforderlich. Hier erwies sich die chemische Industrie, die sich parallel zur Pharmaindustrie Mitte des

19ten Jahrhunderts entwickelt hatte, als äußerst hilfreich. Die Entdeckung von chemischen Düngemittel, Schädlings- und Unkrautbekämpfungsmittel (Pestizide und Herbizide) brachte eine enorme Produktivitätssteigerung. Ähnliches wurde ab Mitte des 20^{igsten} Jahrhunderts in der Tierzucht durch Antibiotika für die Mast erreicht.

Dieses Thema hat eine derartige Brisanz, dass es sogar in eine der renommiertesten hochwissenschaftlichen Zeitschriften den Proceedings of the National Academy of Science USA (kurz PNAS) schaffte (Boeckel van et al. 2015). Der Bericht beschäftigte sich mit der weltweiten Entwicklung des Antibiotikaeinsatzes in der Tierzucht. 2010 wurden weltweit ca. 63 Tausend Tonnen Antibiotika verwandt. Bis 2030 wird ein Zuwachs um 67 % auf rund 105 Tausend Tonnen erwartet. Antibiotika werden je nach Substanz üblicherweise in wenigen Milligramm bis zu wenigen Gramm je Tag eingesetzt. Am meisten kommen Antibiotika in der Zucht von Schweinen gefolgt von Hühnern zum Einsatz. Zur Mast werden allerdings geringere Mengen Antibiotika als zur Behandlung von Infektionen eingesetzt, wissenschaftlich bezeichnet man das als subinhibitorische Konzentrationen. Demgegenüber wurden in der Humanmedizin 2010 ca. 70 Milliarden Antibiotikaeinzeldosen verbraucht. Bei 500 mg pro Dosis entspricht das ca. 35 Tausend Tonnen weltweit (Boeckel van 2014).

Aus diesen Basisindustriezweigen Landwirtschaft/ Tierzucht, Nahrungsmittelproduktion und Verkauf, Pharmazie-/Chemieindustrie bildete sich ein Wertschöpfungskreislauf. Mit jeder Umdrehung wurde er schneller und effektiver. Zusätzlich beschleunigen ihn noch das allgemeine Wachstum und das stärker werdende Konsumverhalten. Politik und übergeordnete Organisationen wie die EU trugen das ihre durch Normierungen und gesetzliche Regelungen bei. Der enorme Erfolg dieses industriellen Kreislaufes ließ die Politik und die Gesellschaft kritikloser gegenüber den Nachteilen für Mensch und Umwelt werden.

An einigen Beispielen möchte ich die Problematik der Massenmonokulturen für den Menschen beschreiben. Die Nachteile von intensiven pflanzlichen Monokulturen mit Senkung des Grundwasserspiegels, Reduzierung der Artenvielfalt von Obst, Gemüse und Getreide, Auslaugung der Böden und Beeinträchtigung der Bodenflora sind bekannt. Viel wird auch der aufgrund der Anfälligkeit von Monokulturen gegenüber Schädlingen erforderliche Pestizid-, Herbizid- und Düngereinsatz diskutiert. Der Konzernatlas berichtet, dass z. B. in China 557 kg Dünger je Hektar Ackerfläche im Jahr verwendet werden. In Ägypten sind es sogar 615 kg (De 2014). Der weltweite Verbrauch von Pestiziden erreichte 2014 die stolze Menge von 2 Millionen Tonnen. 75 % der Menge fiel auf die gebräuchlichsten Pestizide HCH, DDT und Melathion (DE). Viele der eingesetzten Substanzen haben eine hormonähnliche Wirkung. Seit vielen Jahren häufen sich hier die Berichte über die Wirkungen dieser Substanzen auf Mensch und Tier. Sie können zu dem bereits beschriebenen Syndrom, der endocrine disruption, führen (Diamanti-Kandarakis et al. 2009) (vgl. Kap. 4-4). Beim Ungeborenen kann dieser zum Zeitpunkt der Anlage der Geschlechtsorgane zu einer Entwicklungsstörung führen.

Darunter versteht man, dass entsprechende Chemikalien in das endokrine System, dem Hormonsystem, eingreifen. Die Folge sind Tumore z. B. Brustkrebs bei der Frau und Hodenkrebs beim Mann, Geburtsdefekte und Fehlbildungen z.B. der Geschlechtsorgane oder herabgesetzte Bildung von Spermien. Das weibliche Geschlecht entwickelt sich in Richtung männlich und umgekehrt. Die medizinische Bedeutung kann man daraus ablesen, dass 2009 die endokrinologische Gesellschaft der USA auf 65 Seiten eine wissenschaftliche Stellungnahme veröffentlichte (Diamanti-Kandarakis et al. 2009). Zu den Krankheitsbildern, die mit hormonaktiven Chemikalien verknüpft werden, gehören u. a. das polycystische Ovarialsyndrom, Endometriose, Ovulationsstörungen, Laktationsstörungen, Myome, chronisches Fatigué Syndrom, Spermienbildung, Schilddrüsen- und Stoffwechselproblematiken usw..

Zudem können geistige Fähigkeiten wie Lernfähigkeit, Aufmerksamkeit und Erkenntnisfähigkeit gestört sein. Eine Reihe von Wissenschaftlern führen die Abnahme der durchschnittlichen Intelligenz in der Bevölkerung westlicher Industrienationen in den letzten 10 bis 15 Jahren auf die Wirkung dieser Substanzen zurück (Jäger 2018). Allerdings wurde bereits der Zusammenhang von Lifestyle und Ernährung und andererseits der Erkenntnisfähigkeit, ein wichtiger Aspekt der messbaren Intelligenz, beobachtet. So ist zu befürchten, dass die Abnahme der Ernährungsqualität ein weiterer Faktor ist, der die durchschnittliche Bevölkerungsintelligenz beeinträchtigt (vgl. Kap. 4-10).

Eine nicht gerade geringe Menge der Pestizide und Herbizide gelangt über pflanzliche Fütterungsmittel in die Tierzucht und in das Fleisch. Damit ist für den Menschen der Kreislauf geschlossen.

Auf einen weiteren gesundheitlich wichtigen Aspekt haben Landwirtschaftswissenschaftler wie Manfred Hoffmann ehemals Professor an der Fachhochschule Weihenstephan hingewiesen (Hoffmann 1997). Sowohl in der intensiven Landwirtschaft als auch in der Tierzucht ist die biologische Qualität der Produkte betroffen. In Studien konnte gezeigt werden, dass die biologische Qualität von Pflanzenprodukten und Tieren abnimmt, je mehr auf einen Raum wachsen. Ebenso verringert eine zu hohe Düngung die biologische Qualität. Dasselbe trifft auch für eine vorzeitige Ernte, d.h. vor dem Reifepunkt, bei Gemüse und Obst zu. Das alles sind Faktoren, die in der industriellen Tierzucht und Landwirtschaft nicht berücksichtigt werden und werden können. Letztendlich erhält der Verbraucher Nahrungsmittel mit einer minderen biologischen Qualität. Oft merkt er dann, dass der Geschmack solcher Produkte fade und leer ist. Die Unterschiede beim sortentypischen Geschmack nehmen ab, so dass eine Sorte wie die andere schmeckt. Zudem hat sich die Vielfalt der angebotenen Früchte deutlich reduziert. Wir verlernen natürliche Aromen zu schmecken und verlieren damit eine evolutions-biologisch wichtige Fähigkeit (Lechler 2001). Hier möchte ich anmerken, dass die Abwehr von Infektionen z. T. mit Geschmacksrezeptoren gekoppelt ist (Lee et al. 2014). Hinzu kommt auch, dass die Sättigung nicht nachhaltig ist. Vielleicht haben die hier vorgetragenen Aspekte die Regierung des indischen

Bundesstaates Sikkim bewegt, konventionelle Lebensmittel ab 01.04.2018 für den Konsum zu verbieten. Konventionelle Lebensmittel werden von dem Staat eingezogen und wie Gefahrenstoffe entsorgt (Geier 2018).

Ein bekannteres Beispiel stellt die Verwendung von Antibiotika in der Tierzucht. Die enge Haltung großer Mengen von Tieren auf kleinem Raum hat von Seiten der Infektion ein erhebliches Problem. In der Mastindustrie sind z. B. 100 000 bis 200 000 Schweine keine Seltenheit. Der Trend dürfte sich in Zukunft deutlich verstärken. Weltweit steigt der Appetit auf Fleisch rasant. In Asien ist der Fleischkonsum von 7g pro Tag und Kopf zwischen 1960 und 2013 auf 25 g gestiegen (Boeckel van et al. 2017). Somit wird das Mastergebnis, d.h. die Menge und Geschwindigkeit der Fleischproduktion, wirtschaftlich immer wichtiger. Seit vielen Jahren weiß man, dass Antibiotika das Mastergebnis deutlich verbessern. Dabei werden Antibiotika allerdings in relativ geringen Mengen eingesetzt. Das ist mit dem Nachteil verbunden, dass Antibiotika in geringen Konzentrationen, wissenschaftlich subinhibitorischen Konzentrationen, wie Beschleuniger für Resistenzentwicklungen wirken. Im Handumdrehen sind sie im Mastbetrieb verteilt. Zudem funktioniert die Darmflora mit ihren riesigen Mengen an Bakterien wie ein Schmelztiegel, in dem Antibiotikaresistenzen zwischen den verschiedenen Keimgruppen ausgetauscht werden können (Saylers et al. 2004). Eine weitere Bereicherung an resistenten Keimen kommt über Futtermittel. Dabei spielt die Düngung mit Gülle, mit der resistente Keime auf landwirtschaftliche Flächen großzügig verteilt werden, einen erheblichen Anteil. Zunehmend häufen sich die

Belege dafür, dass auch resistente Keime aus menschlichen Bereichen einschließlich Kliniken über diesen Weg mitverteilt werden (vgl. 7-2). Die Bedrohung durch vielfachresistente Keime wächst natürlich durch solche Mechanismen. Die Wissenschaftler der Charité in Berlin schätzen, dass bis 2050 mehr Menschen an Infektionen mit multiresistenten Keimen, sogenannte Superbakterien, sterben werden als an Krebs (ntv 2015).

Durch die riesigen Ausmaße der Tierzuchtindustrie treten zunehmend Probleme auf, an die früher keiner gedacht hat. Exotische Probleme rücken immer mehr in das Zentrum. Eines dieser Probleme ist auf die enormen Güllemengen zurückzuführen. Neben der hohen Konzentration an schädlichen Verbindungen wie Skatol, Cresol usw. gelangen auch vielfachresistente Bakterien über Oberflächenwasser mit den Flüssen ins Meer. Da Gülle im Meer z. T. verklappt wird, werden Meerestiere als auch küstennahes Meereswasser mit diesen vielfachresistenten Bakterien belastet. Unlängst wurden „Superbakterien" auch an deutschen Stränden nachgewiesen (Ostsee Zeitung 2018). Erste Berichte über Infektionen durch solche Keime sind bereits bekannt geworden.

Eine biologisch ungewöhnliche Geschichte ist die seit einigen Jahren beobachtete Infektion von Meeressäugern wie Delphinen, Wale und Seeottern mit Toxoplasma gondii. Toxoplasma gondii ist ein einzelliger Parasit, ein Cousin des Malariaerregers. Er kann bei abwehrgeschwächten Menschen schwere, bedrohliche Infektionen hervorrufen. Kritisch ist eine Infektion in der Schwangerschaft. In einigen Fällen kann das Ungeborene absterben oder mit schweren Missbildungen geboren werden. Normalerweise infiziert Toxoplasma gondii Landtiere. Besonders Katzen und Nager, Mäuse aber auch Menschen gehören zu seinem Klientel. Nunmehr haben amerikanische Wissenschaftler im Gehirn verendeter Meeressäuger diesen Parasiten gefunden (Gibson et al. 2011). Sie haben sich die Frage gestellt, wie kommt der Landtierparasit Toxoplasma in das Gehirn von Robben zum Beispiel. Die Wissenschaftler machten sich an das Puzzle mit detektivischer Genauigkeit. Sie waren überrascht die Quelle in der Massentierhaltung zu finden. Über den bereits beschriebenen Weg mit der Gülle ins Meer sind sie dort zu einem Problem für die Tiere geworden und vielleicht auch einmal für den Mensch (Solomon 2013). In der Zwischenzeit scheint Toxoplasma weltweit nachweisbar, auch im Mittelmeer.

Die hier vorgestellten Themen sind nur ein kleiner Bruchteil der bereits bekannten wissenschaftlichen Daten. Dennoch gehen viele Wissenschaftler und Politiker davon aus, dass wir „den Bakterien ein Stück voraus" sind (Richter-Kuhlmann 2017): Die Lösung könnte jedoch relativ einfach sein. So berechnete die Arbeitsgruppe um den Wissenschaftler van Boeckel 2017 in dem angesehenen wissenschaftlichen Magazin Science, dass eine weltweite Beschränkung des Fleischkonsums auf 40 g pro Kopf und Tag mit dazu beitragen würde, bis 2030 den Antibiotikaeinsatz um 80 % zu senken (van Boeckel et al. 2017). Derzeit konsumieren die Amerikaner 260 g Fleisch pro Kopf und Tag.

Parallel zur Landwirtschaft und Tierzucht sowie Chemie- und Pharmaindustrie wuchs die Nahrungsmittelindustrie rasant. Die Konzentrierung von Produktionsstätten nahm und nimmt zu. Immer mehr Menschen werden von immer weniger Produzenten versorgt. Das ist natürlich optimal für eine breite Verteilung z. B. von Infektionserregern. Ein Hygienefehler an einer entscheidenden Stelle kann zu einer sehr großen Zahl Betroffener führen. Zudem erfolgt die Verteilung sehr rasch. Die Formel heißt hier: Je mehr Konsumenten umso rascher und größer, also effektiver, ist die Verbreitung von nahrungsmittelbedingten Infektionen und auch anderer lebensmittelbedingten Erkrankungen.

Ein willkürliches Beispiel stammt aus dem Jahr 1999. In den Vereinigten Staaten von Amerika ist das Center for Disease Control and Prevention (zu Deutsch: Zentrum zur Kontrolle von Krankheiten und Vorbeugung, kurz CDC) mit der Aufarbeitung von lebensmittelbedingten Infektionen betraut. Damals berichteten sie von 76 Millionen Fällen lebensmittelbedingter Erkrankungen (Mead et al. 1999). Davon machten Infektionen 14 Millionen Fälle aus. Zum Teil sind bei einem Ausbruch bis zu 500 000 Leute betroffen. Seit 1999 hat sich die Situation bis heute eher verschlechtert. Zudem haben Betriebswirte mit Lebensmitteltechnologen daran gearbeitet, Nahrungsmittel kostengünstiger und konsumfreundlicher zu produzieren (Grimm 2014). Ein Beispiel sind der hohe Zucker-, Salz- und Fettgehalt solcher Nahrungsmittel. Über eine Gewöhnung an einen so veränderten Geschmack, werden die Menschen an diese Nahrungsmittel „angepasst". Wir können sicher sein, dass sich der menschliche Körper im Laufe der Evolution nicht an eine derart unangemessene Zusammensetzung von Nahrungsmittel, an Geschmacksverstärker, Mittel zur

Steigerung der Haltbarkeit, Pestizide usw. angepasst hat. Wir bezahlen mit unserer Gesundheit dafür.

Sowohl bei der Produktion dieser Nahrungsmittel als auch im Körper können schädliche Verbindungen entstehen. Eine Substanzklasse möchte ich aufgrund ihrer besonderen Bedeutung im Rahmen dieses Buches näher beschreiben. Dies ist die Gruppe der AGE, der Advanced Glycated Endproducts, im Deutschen kann man es mit übermäßig verzuckerte Endprodukte umschreiben. Im Rahmen einer rein chemisch ablaufenden Reaktion können Zuckermoleküle an Eiweiße und Fette angeheftet werden. Dadurch werden diese zu sehr kritischen Substanzen im Körper. Sie stimulieren nämlich im Körper das Entzündungssystem. Besondere Rezeptoren auf den Zelloberflächen, die RAGE, stoßen die Entzündungs-reaktionen in der Zelle an (Gkogolou und Böhm 2012). Da die AGE mit vielen industriellen Nahrungsmitteln immer wieder aufgenommen werden, können sie einen chronischen Entzündungsreiz darstellen. Auch im Körper selber können AGE gebildet werden. Dieser Vorgang wird z. B. durch ernährungs- oder krankheitsbedingte hohe Blutzuckerwerte begünstigt. Für den Körper stellen AGE ein Gefahrensignal dar. Der chronische Einfluss führt zur Alterung der Haut und Sehnen. Eine Reihe von Krankheiten wie Alzheimer wird mit der AGE-Problematik in Verbindung gebracht. Leider werden diese Mechanismen von der Mehrzahl weder erkannt noch in Zusammenhang mit industriellen Nahrungsmitteln gebracht. Auch in der Medizin fehlt, wie es so schön heißt, die Sensibilisierung. Dementsprechend dürften die bisherigen Daten zu den AGE und anderen nahrungsbedingten Krankheiten eher die Spitze des berühmten Eisberges darstellen. Dafür spricht eine neuerlich erschienene Studie (Christ et al. 2018). Der Körper reagiert auf bestimmte Fette ebenso wie auf viel Zucker in industriell produzierten Nahrungsmitteln wie auf eine Infektion. Diese Situationen lösen effektiv Entzündungsreaktionen aus. Da wir eigentlich dauernd zu viel Fett, insbesondere industriell gehärtete Fette, mit der Nahrung aufnehmen, ist hier ein weiterer chronischer Entzündungsreiz gegeben. Bisher ist wenig untersucht worden, wie die Bearbeitung dieser Nahrungsmittel durch die Darmflora den Körper zusätzlich belasten. Bekannt ist allerdings, dass schwerkranke Patienten, die über Nahrungssonden ernährt werden, häufig auf diese künstliche Nahrung mit massiven Durchfällen reagieren.

Durch seine weitgehende Abhängigkeit von der industriell produzierten Nahrung ist der Verbraucher in die Vermassung und in den Wertschöpfungskreislauf der Nahrungsindustrie einbezogen. Das gilt auch für dessen Schattenseiten. Unbestreitbar begünstigt das Konsumverhalten westlicher, industrieller Nahrungs-produkte die Entstehungen der sogenannten Zivilisationskrankheiten wie Diabetes, Bluthochdruck, Übergewicht usw.. Krankheiten treten als Nebenwirkungen der Nahrungsmittel auf. Damit hat der Boom der Nahrungsmittel die Medizin erreicht. Sie musste der Zunahme an Zivilisationskrankheiten gerecht werden und sich entsprechend des Mengenzuwachses verändern. Sie wurde zur Medizinindustrie und wie politisch gefordert marktkonform. Entsprechend der in der Industrie üblichen Vorgaben sollen Qualitäts- und Dokumentationsvorgaben,

Leitlinien und Reglementierung zu gleichförmigen medizinischen Leistungen, Medizinprodukten, führen. Der US amerikanische Soziologe George Ritzer hat hierfür den Begriff McDonaldisierung eingeführt (Dorsey und Ritzer 2016). Der Begriff lehnt sich an die Maxime der gleichnamigen Fastfoodkette an.

Zusammen mit dem Nervenarzt E. Ray Dorsey erschien 2015 ein Beitrag wie in der Medizin eine McDonaldisierung aussehen müsste und würde. Genauso wie bei der Nahrungsmittelindustrie und den damit verbundenen Zweigen des Nahrungswertschöpfungs–kreislaufes baut sie auf den gleichen Forderungen auf: Effizienz, Berechenbarkeit, Voraussehbarkeit und Kontrolle. Tatsächlich werden diese Forderungen schon heute umgesetzt und die Umsetzung überprüft. Dazu gibt es Zertifizierungs- und Akkreditierungsinstitute für Kliniken, medizinische Laboratorien und auch Arztpraxen. Ein lukratives, florierendes System. Diese Form der Medizin lässt so etwas wie Menschlichkeit und menschliche Wärme, da nicht normier- und kontrollierbar, nicht zu. Daher ist es nicht verwunderlich, wenn Patienten die Übertechnisierung und menschliche Kälte in der Medizin rügen. Vielleicht berichtet irgendwann das Center for Disease Control über McDonaldisierungs-bedingte Erkrankungen. Der Nachschub von Kranken ist ja durch die „normale" Ernährung garantiert.

7 ERNÄHRUNGSLÖSUNGEN VON GESTERN – GESUNDHEITSPROBLEME VON HEUTE

7-2 Exkurs: Die Rolle der Darmflora des Menschen beim Austausch von Antibiotikaresistenzen

EIN SEHR UNGELIEBTES THEMA ist die Bedeutung der Darmflora für die Weitergabe von Antibiotikaresistenzen. Ihre Bedeutung wächst stetig, nicht zuletzt aufgrund der massiven Zunahme des Antibiotikaverbrauchs. Eine internationale Studie berichtete 2018 von einer Steigerung der Antibiotikatagesdosen um 65% zwischen 2000 und 2015 (Klein et al. 2018). Der teilweise unreflektierte Einsatz von Antibiotika hat Folgen. So wurde unter vielen anderen Beispielen Anfang 2018 von einem Neisseria gonorrhoe Stamm berichtet, Erreger des Trippers, der gegenüber alle derzeit eingesetzten Antibiotika resistent ist. Nahezu zur gleichen Zeit erschien ein Bericht des amerikanischen Center for Disease Control Prevention, der amerikanischen Behörde zur Kontrolle von Erkrankungen ähnlich dem deutschen Robert Koch Institut. Sie stellten eine Verbreitung „unheilbarer" Infektionen in den USA fest. Allein 2017 konnten sie 221 Fälle von Infektionen mit solchen Stämmen nachweisen. Dabei gehen sie davon aus, dass die Zahl der symptomlosen Träger solcher Keime um ein vielfaches höher ist, nämlich jeder 10te in der Bevölkerung (Woodworth et al. 2018). Die Darmflora ist ein Schmelztiegel für eine Vielzahl genetischer Eigenschaften und deren Austausch. Dies betrifft auch Mechanismen, die die Wirkung von Antibiotika aufheben, also Antibiotikaresistenzen. Wissenschaftlich gilt dies für die

Massentierhaltung in Zuchtbetrieben als gesichert. Allerdings wird auch der umgekehrte Weg vom Krankenhaus über die Kläranlagen auf den Acker und in den Stall beschrieben (Behr's Hygiene Newsletter 2014). Unter dem Druck kontinuierlicher Antibiotikagaben bilden sich resistente Keime, die im Darm ihre Resistenzgene mit anderen austauschen. Über tierische Lebensmittel wie Fleisch gelangen solche Keime zu uns. Mit dem Verzehr oder Kontakt solch eines verunreinigten Nahrungsmittels nehmen wir sie auf. In der Zwischenzeit häufen sich die Berichte, dass auch in der Darmflora des Menschen ein Austausch von Resistenzgenen stattfindet (Saylers et al. 2004). Dabei kann der Austausch nicht nur zwischen normalen Mitgliedern der Darmflora sondern auch mit passagären Keimen stattfinden. Passagäre Keime werden verschluckt und nach kurzer Verweildauer ausgeschieden. Das hindert sie jedoch nicht, selbst Gene aufzunehmen oder weiterzureichen. Sie nehmen ihre erworbenen Resistenzen aus dem Darm mit in die Umwelt, wo sie von einem neuen menschlichen oder tierischen Gastgeber aufgenommen werden können. Zu den darmpassagären Keimen gehören auch Infektionserreger wie Pneumokokken als Erreger von Lungen- und Atemwegsinfektionen und Staphylokokken, die eitrige Infektionen hervorrufen können. So liegen Untersuchungen vor, die Resistenzgenaustausch für Erythromycin, ein für Kinder gern eingesetztes Antibiotikum, oder Tetrazyklin zwischen Keimen der Darmflora wie Bacteroides, Clostridien oder Bifidobakterien und Krankheitserregern nachweisen.

Der Austausch von Antibiotikaresistenz in der Darmflora ist ein heute nicht zu unterschätzendes Problem. Immer häufiger können im Stuhl resistente auch vielfach resistente (multiresistente) Keime in der Routinediagnostik nachgewiesen werden.

7 ERNÄHRUNGSLÖSUNGEN VON GESTERN – GESUNDHEITSPROBLEME VON HEUTE

7-3 Ausblick: Experimente an den menschlichen Mikrofloren – Experimente am Menschen

WIE ICH IHNEN, VEREHRTE LESERINNEN UND GEEHRTE LESER, auf den vorangegangenen Seiten gezeigt habe, brauchen wir Bakterien und bakterielle Gesellschaften wie die Luft zum Atmen. Jeder Schaden, sei es durch Nahrung, Verhalten oder Antibiotika, trifft uns selbst und unsere menschliche Gesellschaft. Renommierte Wissenschaftler wie der englische Forscher Nicholson betonen haben wir durch Missachtung unserer Symbionten ein genetisches Experiment an ihnen und damit auch an uns selbst in Gang gebracht, dessen Ausgang ungewiss ist (Nicholson et al. 2005) Der Wiener Biologe Rupert Riedl bemerkt: Wir sind jedoch alle „für kollektive Dummheit in Sippenhaft." Bei einem interessanten Gespräch über traditionelle chinesische Medizin wies mich ein befreundeter Kollege auf das Standardwerk in der TCM, der „Gelbe Kaiser", hin. In diesem sagt der Autor: „Wo die Vernunft abhanden gekommen ist und wo der gesunde Menschenverstand ausgeschlossen bleibt, dort herrscht Krankheit."

Mit Blick auf die Gesellschaftsentwicklung wird der eine oder andere wenig Bedauern mit einem Aussterben des homo sapiens haben. Ich für meinen Teil würde es jedoch bedauern, wenn solche fantastischen Leistungen wie die von Mozart, Beethoven, Goethe, den Beatles oder Michelangelos auf immer vergessen würden.

In den uralten Texten der traditionellen indischen Medizin heißt es:
„Gute Gesundheit ist die beste Quelle für tugendhaftes Handeln, den Erwerb von Wohlstand, die Erfüllung von Wünschen und spirituelle Befreiung. Krankheiten zerstören dagegen die Gesundheit, das Wohlergehen und das Leben selbst." Für die richtigen Entscheidungen in Sachen Gesundheit liegen in der Verantwortung jedes Einzelnen. Ich möchte mit den Worten Friedrich Bonhoeffer's schließen:
„Verantwortung und Freiheit sind einander korrespondierende Begriffe. Verantwortung setzt sachlich – nicht zeitlich – Freiheit voraus, wie Freiheit nur in der Verantwortung bestehen kann."

Literatur

1. Afshin A. et al.. Health effects of dietary risks in 195 countries, 1990-2017: a systematic analysis for the global burden of disease study 2017. The Lancet (2019), DOI: htps://doi.org/10.1016/S0140-6736(19)30041-8.
2. Behr's Hygiene Newsletter. Resistente Bakterien: Vom Krankenhaus über Kläranlagen auf den Acker und in den Stall. Behr's Hygiene Newsletter, 2014.
3. Boeckel van T.P.. Global antibiotic consumption 2000 to 2010: an analysis of national pharmaceutical sales data. THE LANCET. Infectious Diseases 14 (2014), S. 742-750.
4. Boeckel van T.P. et al.. Global trends in antimicrobial use in food animals. Proceedings of the National Academy of Science 112 (2015), S. 5649-5654.
5. Boeckel van T.P. et al.. Reducing antimicrobial use in food animals. Science 357 (2017), S. 1350-1352.
6. Blaser M.. Missing Microbes. Oneworld Publication, London, 2014.
7. Budwig J.. Das Fettsyndrom. Hyperion-Verlag, Freiburg im Breisgau, 1959.
8. Campbell T. C., Campbell Th. M.. China Study. Verlag Systemische Medizin AG, Bad Kötzting. 2. Auflage, 2011.
9. Christ A. et al.. Western diet triggers NLRP3-dependent innate immune reprogramming. Cell 172 (2018), S. 162-175.
10. De A.. Targeted delivery of pesticides using biodegradable polymeric nanoparticles. SpringerBriefs in Molecular Science (2014), DOI: 10.1007/978-81-322-1689-6_2.
11. Deutsche Mittelstands Nachrichten. Mit Vakuum-Technologie gegen Lebensmittel-Verschwendung. Deutsche Mittelstands Nachrichten, (26. Februar 2018).
12. Diamanti-Kandarakis E. et al.. Endocrine-disrupting chemicals: An endocrine society scientific statement. Endocrine Reviews 30 (2009), S. 293-342.
13. Dorsey E. R., Ritzer G.. The McDonaldization of medicine. The Journal of the American Medical Association Neurology 73 (2016), S. 15-16.

14. Finch C. E.. Evolution of the human lifespan and diseases of aging: Roles of infection, inflammation, and nutrition. Proceedings of the National Academy of Science 107 (2010), S. S1718-S1724.
15. Fleischatlas 2014, 6. Auflage. Heinrich-Böll-Stiftung, Berlin, 2014.
16. Geier B.. Willkommen in Sikkim. Schrot & Korn. Februar 2018.
17. Gibson A. K. et al.. Polyparasitism Is Associated with Increased Disease Severity in Toxoplasma gondii-Infected Marine Sentinel Species. PLoS Neglectic Tropical Diseases 15 (2011). doi: 10.1371.journal.pntd.0001142.
18. Gkogklou P., Böhm M.. Advanced glycation end products: Key players in skin aging? Dermato-Endocrinology 4 (2012), S. 259-270.
19. Grimm H.-U.. Die Suppe lügt. Droemer-Knaur Verlag, München, 2014.
20. Hoffmann M.. Vom Lebendigen in Lebensmitteln. Deukalion Verlag, Holm, 1997.
21. Jäger P.. Menschliches Gehirn: Unser IQ sinkt seit rund 20 Jahren. FOCUS Online (18. Februar 2018), https:/www.focus.de/gesundheit/werden-menschen-duemmer-umw...
22. Klein E. Y. et al.. Global increase and geographic convergence in antibiotic consumption between 2000 and 2015. Proceedings of the National Academy of Science 115 (2018), DOI: 10.1073/pnas.1717295115.
23. Kollath W.. Der Vollwert der Nahrung und seine Bedeutung für Wachstum und Zellersatz. Wissenschaftliche Verlagsgesellschaft, Stuttgart, 1950.
24. Konzernatlas 2017. Heinrich-Böll-Stiftung, Berlin, 2017.
25. Layalle S., Arquier N., Léopold P.. The TOR pathway couples nutrition and developmental timing in Drosophila. Developmental Cell 15 (2008), S. 568-577.
26. Lechler T.. Die Ernährung als Einflussfaktor auf die Evolution des Menschen. Dissertation, Universität Hannover, 2001.

27. Lee R. J. et al.. Bitter and sweet taste receptors regulate human upper respiratory innate immunity. The Journal of Clinical Investigation 124 (2014), S. 1393-1405.
28. Macpherson, L.. Nature hits back. Methuen & Co. Ltd., London, 1936.
29. Mead P. S. et al.. Food-related illness and death in the United States. Emerging Infectious Diseases 5 (1999), S. 607-625.
30. Nicholson J.K., Holmes E., Wilson J.D.. Gut microorganism, mammalian metabolism, and personalized health care. Nature Reviews Microbiology 3 (2005), DOI: 10.1038/nrmicrol1152.
31. ntv. Millionen werden sterben. Multiresistente Keime schlimmer als Krebs. ntv (02. Juni 2015).
32. Ostsee Zeitung. Gefährliche Keime in Gewässern. Ostsee Zeitung (08. Februar 2018).
33. Richter-Kuhlmann E.. Den Bakterien ein Stück voraus. Deutsches Ärzteblatt 114 (2017), S. B186-B191.
34. Salyers A., Gupta A., Wang Y.. Human intestinal bacteria as reservoirs for antibiotic resistance genes. TRENDS in Microbiology 12 (2004), Doi:10.1016/j.tim.2004.07.004.
35. Solomon Chr.. Warum Katzen Delfine umbringen. Spektrum der Wissenschaft (2013), S. 80-85.
36. De Vries G. C.. Super Size Me. The Film Journal (01. November 2004).
37. Wenner M.. Going with his gut bacteria. Scientific American (01. Juli 2008).
38. Woodworth K. R. et al.. Vital signs: Containment of novel multidrug-resistant organisms and resistance mechanisms – United States, 2006-2017. Morbidity and Mortality Weekly Report (April 3, 2018/67).

STICHWORTVERZEICHNIS

Acetat 74, 216, 218
Ghrelin 174
Actinobakterien 83
AGE 298
   Krankheiten 219
Akkermansia 147, 223
Alterung 126
   AGE 298
   Endotoxine 227
   Entzündung 166
   Epigenetik 131
   NFκB 197
   Nrf2 .... 127, 269
   sekundäre
      Pflanzeninhaltsstoffe 255
Ammoniak
   Hyperammoniumproduzent
     en 263
   TNFα 221, 263
anaerobe Lebensform
   fakultativ 49
Antibiotika 14, 40, 42, 46, 216
   Biofilm 85
   Chemotherapie 223
   Durchfall 210
   Dysbiose 99, 192, 205
   Fleischkonsum 296
   Mitochondrien 52
   Resistenz 167, 301
   Resistenzen 294
   Resistenzgenaustausch . 302
   Therapie 211
   Tierzucht 229, 290, 294

Verbrauch weltweit 290
verschwindende Mikrobiota
   210
antimikrobielle Peptide 149, 213
Apoptose 52, 125, 258
Archaebakterien 44, 45, 46, 49, 64, 68, 74, 80, 83
ARE 269
Artemisin 254
Arteriosklerose ... 77, 157, 166, 194, 206, 227, 234
   Endotoxine 191
   TMAO 77, 221
Autismus 77, 191, 199, 202, 219, 220, 264
Autoimmunerkrankungen. 135, 169, 191, 199, 201, 215, 218
   Häufigkeit 216
   T-Lymphozyten 160
Autointoxikation 76, 262
autonomes Nervensystem. 170, 178, 236
   Endotoxine 236
   neuroendokrine Stressachse
   170
Bacteroides 83, 169
   Antibiotikaresistenz 302
   B. fragilis 161
   Endotoxine 228
   Polysaccharide 74
Bacteroidesgruppe 63, 220

Bakteriophagen 40, 59, 66, 108, 109, 142
 Antibiotikaresistenz 42
 Endotoxine 229
 IgA 151
 lysogen 41
 lytisch 41
 Mikrobiota 87
 Therapie 42
Ballaststoffe. 62, 73, 256, 258, 262, 264
 Butyrat 268
 TOR 268
Bauchformen, F. X. Mayr . 205
Bifidobakterien 73, 83, 100, 273, 276
 Muttermilch 62
Bindegewebe
 Endotoxine 232
Biofilm
 Herzklappe 153
Biogasanlage
 Endotoxine 230
biogene Amine 76
 Histamin 76, 142
biologische Fitness
 Mikrobiota 89
Biorhythmen 48
black smokers 38
Blattschneiderameise 107
blue zones .. 89, 253, 261, 265, 267
Bodenflora
 Gülle 102
Buchnera 108
Butyrat 74, 218, 256
 Epigenetik 126
 Krebs 125, 257
 Wehentätigkeit 133

cheater 53, 95
Checkpoint-Inhibitoren-Immuntherapie 223
Chinastudie 220, 231, 260, 262, 273
Chloroplasten 22
Clostridium difficile
 Antibiotika 210
 Coevolution 104
 Pflanzen 250
 Corrinoide 274
Cresolsulfat
 Multiple Sklerose 221
Curcumin 127, 256
Darmflora
 Digitoxin 79
 Methotrexat 79
Darmschleimhaut 102, 144
Darmschleimhautdurchlässigkeit 203, 204, 235
Defensin 149
 Leptin 176
Depression ... 10, 93, 166, 191, 194, 197, 206, 219, 220, 231, 284
 Endotoxine 233
Diabetes mellitus
 Darmschleimhaut 202
 Insulinresistenz 194
 Zonulin 202
Diseasome 35, 195
DNA
 Viren 40
Dysbiose 95, 190, 191, 192, 206, 213, 217, 274
 Appetit 273
 Autoimmunerkrankungen 215
 Immunsystem 215

Keimvielfalt 223
Krebstherapie 223
Zonulin 200
Eiweißfäulnisstoffwechsel 218
endocrine disruption .. 137, 291
Endosymbionten 108
   Termiten 67
Endotoxine 197, 206, 228, 229
   Krankheitsbilder ... 232, 233
Energiegewinnung 31, 91
   ATP 72
   Mitochondrien 48
enterales Nervensystem ... 118, 169
   dendritische Zellen 162
Enterotyp 63
Entgiftung
   Nrf2 269
Entzündungsreaktionen 135, 142, 145, 160, 165, 167, 216, 226, 232
   AGE 298
   chronische Krankheiten 166
   Darmflora 171
   Darmschleimhaut .. 201, 263
   Endotoxine 206
   Gehirn 234
   Leistungssport 167
   neuroendokrine Stressachse 170, 172
   NFκB 168, 197, 257
   silent inflammation 206
Epigallocatechinat 256
Epigenetik .. 36, 120, 123, 129, 252
   Butyrat 123, 126
   Chromatinstruktur 130
   Entzündungssystem 131

epigenetische Fenster 36, 133
   Kindheit 121
   MicroRNA 130
   Mikrobiota 118, 122
   Psyche 121
   Übergewicht 122
   Umwelt 132
   Erbinformation . 30, 32, 36, 38, 41, 45, 46, 124
epigenetische Modifikation 124, 133
Meiose 50
Mikrobiom 64
Ernährung
   fast food 286
   industriell gehärtete Fette 286
   mesotroph 247
   unterkalorisch 265
   westlich 261, 284
Ernährungsverhalten
Darmschleimhautdurchlässigkeit 203
Escherichia coli ... 32, 83, 100, 177, 276
   Bakteriophagen 88
   Endotoxine 228
   Muttermilch 277
   Psoriasin 214
   Sauerstoffzehrer 49, 62
Eukaryoten 50, 53
   Ribosome 46
Evolution 37, 44, 50, 218, 227
   Ernährung 248, 249, 297
   Farbsehen 249
   Großübergänge 39, 54
Fibromyalgie 126
Filariose 109

Antibiotikatherapie 110
Firmicutes 73, 235
Fleischkonsum 294
Antibiotika 296
Fraktale 32, 33
Fruktoseintoleranz 102
Gallensäure 77
Gastrin
   Helicobacter pylori 176
Genom 30
   Informationsspeicherung 30
   Transposone 41
   Virus 41
Genotypen 64
Gentechnologie 64
   nanopore sequencing 64
   next generation sequencing
   .... 10, 64
Geschlechtsprogrammierung
   137
Ghrelin 78, 173, 174
   Morbus Parkinson 175
Globalisierung 289
Glucagon-like peptide 1 173
Glutenunverträglichkeit
   Darmschleimhautdurchlässi
   gkeit 204
gnotobiotische Tiere .. 24, 134, 178
   Angstverhalten 179
   Gehirnwachstum 179
Gobletzellen 147
Grundwasserspiegel
   Monokultur 291
Gülle
   multiresistente Keime ... 295
gut brain axis 171, 178
Haemophilus ducreyi
   Schanker 212

Hautflora
   Tätowierung 80
Helicobacter pylori 98, 162, 176
   Tuberkulose 212
Herbizide 136, 290, 293
Herzschlagvariabilität
   autonomes Nervensystem
   236
   Endotoxine 236
   Fraktale 32
Histone 124
   Acetylierung 125
Hitzeschockeiweiße 165
HPHPA 77, 220
human accelerated regions . 73, 249
Immunsystem 98, 117, 118, 134, 144, 154, 161, 201
   adaptiv 54
   Alterung 167
   angeboren 157
   antimikrobielle Peptide . 213
   APC 161
   Autoimmunerkrankungen
   199
   B-Lymphozyten 159
   Butyrat 126
   Darm 178
   dendritische Zellen 157, 161, 162, 169
   Dysbiose 215
   Endotoxine 191, 227
   Epigenetik 131
   Ernährung 255, 271
   Helicobacter 99, 211
   Infektion 143
   Kynurein 71
   Makrophagen 160

Stichwortverzeichnis

Modulation durch
  Darmbakterien 162
Mustererkennung .. 155, 159
Muttermilch 278
NK-Zellen 157
NLR 158
para-Cresolsulfat 264
PRR 156
T-Lymphozyten 159, 161
Toll like Rezeptoren 157
Vitamin D 274
zellulär 54, 157
Impfungen
  Infektionsresistenz 97
Infektionsresistenz .... *Siehe* Kolonisationsresistenz
Insulinresistenz 206, 235
Intelligenz
  Abnahme 292
  Ernährung 292
Interleukine 161, 217, 234, 257
  entzündungshemmend .. 272
  Entzündungsreaktionen 154, 168, 169
  Quorum sensing 162
  TNFα 221, 257
Kaiserschnittgeburt
  Dysbiose 101
Kolonisationsresistenz 92, 150, 210, 211
  antimikrobielle Peptide 214
  Schanker 213
kurzkettige Fettsäuren 74, 268
Laktobazillen 62, 100, 147, 169, 273
  antibiotisch wirkende
    Substanzen 87, 151
  VIP 147
Laktoseintoleranz 102

Lebensbedingungen,
  mikrobiell
  Darm 76, 148
  pH-Wert 90
  Redoxpotential 91
  Salzkonzentration 90
  Wassergehalt 90
lebensmittelbedingte
  Infektionen 297
Lebensstil 138
Dysbiose 99
Leptin 175
Darmflora 176
Gehirnentwicklung 176
GPR41 175
Sättigungssignalweg 139
Leukämie 88, 232
Malaria 109, 254
MAMP 156
NLR 158
Rezeptoren 156
Toll like Rezeptoren 157
Massentierhaltung
  Antibiotikaresistenzen .. 302
Medizinindustrie
  marktkonform 299
  McDonaldisierung 300
Mengenverhältnisse
  Mikrobiota 59
Metabolomik 222
Metagenom 65
Methan 38, 76
  Bildner 74
  Umwelt 289
Methothrexat 136
Mikrobiom 195
  Augen 70
  Darm 64, 258
  Herzklappe 70

313

Lunge 70
Plazenta 70, 133
Mikrobiota 61, 65, 66, 89
Geburt 62
Haut 69
Kern- 63
Kuhpansen 68
Lebensbedingungen 93
Meerschlick 68
Mundflora 69
Pflanzen 68
verschwindende Mikrobiota
    96
Wurzel 253
Xenobiotika 136
Mitochondrien 22, 51, 52, 105, 266
    Atmungskette 48
    freie Radikale 268
    Nrf2 269
Monokultur
    Bodenflora 291
Morbus Alzheimer 179
    Ernährungsgewohnheiten
    219
Mucopolysaccharide 75
Mucus 146, 147
    Gobletzellen 146
    kindliche Entwicklung .. 148
Multiorganversagen 236
Multiple Sklerose 199, 260
multiresistente Keime 295
Muttermilch 276
    Darmflora 100
    Gehirnentwicklung 277
    HMO 276
    Infektionsschutz 277
Myxotricha paradoxa 105
Nahrung

biologische Qualität 103
Gebiss 250
Nahrungsmittelintoleranz. 201, 217
Nahrungsmittelproduktion
    AGE 298
    Antibiotikaeinsatz 290
    biologische Qualität 293
    Darmflora 299
    industriell 286
    Methanbelastung 289
    Monokultur 289
    Pharmaindustrie 289
    Vermassung 288
Nahrungsmittelvergifter
    EHEC-Stämme 177
Netzwerk 34, 160, 195
    Immunsystem .... Siehe
        Immunsystem
    Krankheit 35
    Krankheitsgene 196
    TOR 265, 268
neuroendokrine Stressachse
    .... 170, 171, 172
Neurotoxine 219
    Antibiotikatherapie 220
NFκB 257, 273
    Alterung 197
    Laktobazillen 169
    Osteoporose 233
    Nrf2 268
    sekundäre
        Pflanzeninhaltsstoffe 270
    Zellreparatur 269
Nukleotide 38, 40
Omega-3-Fettsäuren 272
Omega-6-Fettsäuren 272
PAMP 156
Panethzellen 149

Pathobionten 97, 151
antimikrobielle Peptide 149
Peptid YY 173, 174
Peptostreptococcus 263
Pestizide 136, 137, 290
  epigenetische Fenster ... 137
  Verbrauch weltweit 291
Photosynthese 47, 51
  Cyanobakterien 47
pH-Wert
  Boden 103
Polymere
  Abbau 71
Polysaccharid A 161
Präeklampsie 225
Prevotellagruppe 63
Propionat 74, 133, 218
  Ghrelin 174
Propolis 86
Protein G-gekoppelte
  Rezeptoren 34, 133
  bakterielle
  Stoffwechselprodukte
  216
  Propionat 172
Psoriasin 149, 214
Quorum sensing 84, 95, 177
  Immunsystem 162
  Zwergtintenfisch 107
Radixödem 205, 232
Rheuma 91, 126, 232, 257
  rheumatoide Arthritis ... 201
Ribosome 46, 130, 266
RNA 39, 41
  Boten 46
  Mikro 130
  Ribozyme 39
  Viren 39
RNA-Welt 39

Ruminococcusgruppe 63, 73
Sämling
  Mikrobiot 105
Sauerstoffradikal 48
Scheidenflora 62, 69
  antimikrobielle Peptide . 213
  Dysbiose 99, 191
  Geburt 101
Schizophrenie ... 180, 191, 199, 220
HPA 77
Schwangerschaftsabbrüche
  Infektionen 214
segmentierte fadenförmige
  Bakterien 164
  Interleukin 17 215
sekundäre
  Pflanzeninhaltsstoffe 78, 87, 126, 216, 253, 255, 269
  Pflanzenöstrogene 128
  traditionelle chinesische
  Medizin 254
Selbstheilungskräfte . 198, 269
Selbstorganisation 31, 83
Selektion 35
  Umwelt 36
sIgA-Antikörper 150
  Allergie 164
  Auge 151
SFB 164
Sikkim 294
Sozialverhalten 178
Standardbauteile 31, 33, 35, 45
Staphylococcus aureus . 42, 85, 97, 210, 214
Superorganismus 11, 118, 122, 225
Supersize me 246

315

Symbionten 96, 100, 101, 137, 142, 143, 304
  Immunsystem 162
  Interleukin 17 215
  tight junction 145
tight junction 144, 161, 200, 225, 231, 274
TMAO 221
TOR 267
  Insulin 267
  Leucin 267
Toxoplasma gondii
  Delphine 295
  Massentierhaltung 296
Transfettsäuren 272
  Mittelmeerkost 273
  NFκB 273
  Toll-like-Rezeptoren 272
Transkription 30
Transkriptionsfaktoren 124, 130
  NFκB 168
  Nrf2 ....127, 269
  TOR 127, 266, 267, 268
Translation 30
Transposone 41

Übergewicht35, 101, 196, 235, 245, 246, 272, 299
  Folgekosten 245
  Kinder 248
Umwelt
  Epigenetik 132
Vibrio fischeri 106
Virom
  Bakteriophagen 88
Vitamin D
  Darmflora 274
Wolbachien 108
Wuchereria bancrofti 109
Xenobiotika 100, 136, 205
  Epigenetik 136
Zellmembrane 39, 77, 133
Zobellia 63
Zonulin 145, 200
  Chromosom 16 201
  Darmschleimhaut 204
  Krankheitsbilder 201
  tight junction 145, 199
  Zöliakie 201
Zoopharmakognosie 86
Zwergtintenfische
  Mikrobiot 106

Buchempfehlung

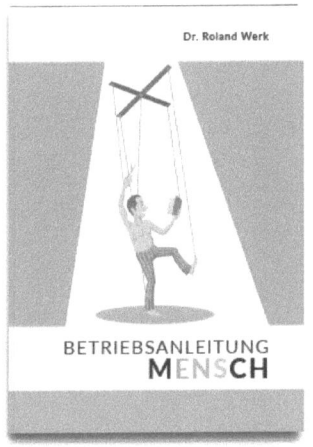

Dr. Roland Werk
Betriebsanleitung Mensch
ISBN 9783740753870
13,85 €

Die meisten von uns bewundern Menschen, die eine charismatische Ausstrahlung haben und anscheinend voller Gesundheit strotzen. Ihr Geheimnis ist ihre innere und äußere Harmonie, die sich in allen Aspekten in Haltung, Bewegung, Aussehen und in dem, was sie sagen und tun, zeigt...

Der Mund ist der Eingang aller Krankheiten und der Ausgang aller Leiden " Als Zahnarzt kann ich die Richtigkeit dieser Aussage nur bestätigen. Es ist aber oft viel Aufklärungs- und Überzeugungsarbeit notwendig, Patienten aus der passiven "Opferrolle" herauszuholen und ihnen Möglichkeiten der aktiven Gesundheitsvorsorge an die Hand zu geben. Diese Aufgabe wird durch Dr. Werks "Betriebsanleitung" wesentlich erleichtert und man kommt mit den Menschen viel leichter ins Gespräch. Verhaltensänderungen sind immer ein Motivationsthema. Nach der Lektüre dieses "Werkes" habe ich sofort mit der Familie besprochen, welche Maßnahmen wir ergreifen wollen, um unser Ziel zu erreichen, gesund 100 Jahre zu werden, wie es die Bewohner von Okinawa vorleben. Diese Betriebsanleitung ist ein "Muss" für alle Gesundheitsinteressierte.

(Dr. H. Streit, Zahnarzt Bd. Neustadt)

www.bakterien.com